编委会

梅毒螺旋体与疾病

主审：王千秋　顾伟鸣

主编：吴移谋　杨天赐

副主编：赵飞骏　曾铁兵　张瑞丽　罗迪青　刘莉莉　林丽蓉

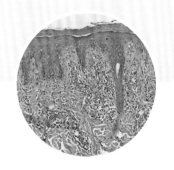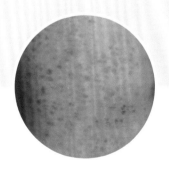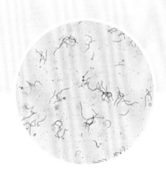

厦门大学出版社　国家一级出版社
XIAMEN UNIVERSITY PRESS　全国百佳图书出版单位

图书在版编目（CIP）数据

梅毒螺旋体与疾病 / 吴移谋，杨天赐主编. -- 厦门：
厦门大学出版社，2023.11
ISBN 978-7-5615-9089-8

Ⅰ．①梅… Ⅱ．①吴… ②杨… Ⅲ．①梅毒-诊疗
Ⅳ．①R759.1

中国版本图书馆CIP数据核字(2023第156284号

出 版 人　郑文礼
责任编辑　李峰伟　黄雅君
美术编辑　张雨秋
技术编辑　许克华

出版发行　厦门大学出版社
社　　　址　厦门市软件园二期望海路 39 号
邮政编码　361008
总　　　机　0592-2181111　0592-2181406(传真)
营销中心　0592-2184458　0592-2181365
网　　　址　http://www.xmupress.com
邮　　　箱　xmup@xmupress.com
印　　　刷　厦门市竞成印刷有限公司

开本　787 mm×1 092 mm　1/16
印张　14.75
插页　2
字数　375 千字
版次　2023 年 11 月第 1 版
印次　2023 年 11 月第 1 次印刷
定价　49.00 元

本书如有印装质量问题请直接寄承印厂调换

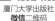

厦门大学出版社
微信二维码

厦门大学出版社
微博二维码

序

　　梅毒是一种由梅毒螺旋体感染所致、人类独有的多阶段发展的慢性性传播疾病。梅毒病程长，如果未经治疗或未治愈，可引起神经、心血管等多系统损害，胎儿感染可导致流产、死产或胎传梅毒（俗称"先天梅毒"），而梅毒感染还可促进艾滋病传播。近年来，梅毒疫情在全球范围内呈上升趋势，尤其是在一些发展中国家和地区，如非洲、南美洲和亚洲等地。梅毒不仅对患者健康产生影响，也对社会造成了沉重负担。因此，加强梅毒研究对于提高梅毒防控能力和治疗水平具有重要意义。

　　中华人民共和国成立前，我国曾饱受梅毒之害。中华人民共和国成立后，党和政府采取果断措施，于1964年宣布基本消除梅毒，但随着改革开放带来的人口流动和性观念改变，梅毒再次出现并呈快速增长趋势。中国一直高度重视梅毒防治，将其纳入乙类防治管理病种，并先后制定了梅毒防控规划和消除行动计划。尽管梅毒疫情的快速增长势头已被有效遏制，但目前其报告病例数仍在中国的甲乙类传染病报告中排名第三，防控形势依然非常严峻。

　　老一辈梅毒学家，如胡传揆、李洪迥、刘蔚同、叶干运、徐文严等人，为中国的梅毒防控事业做出了巨大贡献。进入20世纪90年代后，随着分子生物学、生物信息学、免疫学、各种"组学"的迅猛发展与应用，梅毒研究深入到分子水平与基因水平。然而，梅毒螺旋体体外连续人工培养困难，缺乏基因操作系统等特殊生物学性状，这使其研究进程明显滞后于其他大多数原核微生物。作为"伟大的模仿者"，梅毒螺旋体仍有许多未解之谜。尽管研究困难重重，近二十年来，国内仍涌现了一批以吴移谋、杨天赐、王千秋、尹跃平、周平玉、杨斌、郑和平、赵飞骏等为代表的科研工作者,他们在困境中潜心研究、持之以恒,在梅毒研究领域做了许多有意义的探索并获得了一批原创性成果。既往出版的专著中,梅毒通常与其他性传播疾病一并加以介绍,且内容偏向于临床诊治,目前缺乏一部单独系统全面反映梅毒基础研究与临床研究新进展的专著。

为此,南华大学病原生物学研究所吴移谋教授组织厦门大学、中国医学科学院南京皮肤病医院等单位长期从事梅毒基础和临床研究的中青年学者,结合编者自己的科研与工作实践编写了本书。本书的主要特点是:①内容深入、系统、全面,涵盖了梅毒的流行病学、生物学性状、致病性与免疫性、实验室与临床诊断、预防与治疗等内容;②注重基础研究的介绍,并将基础与临床紧密结合,是一部颇有价值的参考书和工具书;③内容新颖,展示了当今国内外梅毒研究领域的最新进展,诸如梅毒免疫逃逸机制、神经梅毒发病机制、血清固定现象、实验室诊断程序与预后判定、梅毒疫苗研究等等。

总之,本书的问世填补了国内梅毒研究领域的空白,为梅毒的预防、诊断、治疗和防控等方面提供了重要的理论指导和实践支持。同时,本书的出版也表明我国在梅毒研究领域取得了重要进展,并为国内外同行提供了一个分享和交流研究成果的平台,也将对提高我国对该病的研究和防控水平产生积极影响。

军事医学研究院研究员

2023 年 6 月

前　言

　　梅毒是由梅毒螺旋体(*Treponema pallidum*)引起的一种严重危害人类健康的性传播疾病,可引起神经、心血管、骨骼等多系统损害,甚至危及生命。梅毒螺旋体可通过胎盘传染胎儿,导致自发性流产、死产或先天梅毒等。梅毒感染还与艾滋病的传播互相促进。近年来,全球梅毒的发病率明显上升,梅毒依然是我国乃至全球备受关注的公共卫生问题。为加强梅毒预防与控制工作,2010 年,国家卫生和计划生育委员会制定《中国预防与控制梅毒规划(2010—2020 年)》;2022 年,国家卫生健康委员会制定《消除艾滋病、梅毒和乙肝母婴传播行动计划(2022—2025 年)》,助力健康中国战略的实施。

　　现代科学技术的发展为梅毒的病因、发病机制、临床损害、诊断技术以及治疗方法的研究提供了良好的平台,各国学者们付出了不懈的努力,并取得长足的进步。同时,我们也面临不断涌现的新问题、新挑战。我们需要知识的传承,更需要在此基础上不断进行探索,为在我国消灭梅毒的目标而努力。然而,我们在多年的临床工作和科学研究中,深感详细介绍梅毒的专著和参考资料匮乏。为此,我们联合国内长期从事梅毒螺旋体致病机制研究的团队(包括南华大学吴移谋教授团队、国家性传播性疾病控制中心王千秋教授团队和厦门大学杨天赐教授团队等),结合临床实践和科学研究工作,查阅大量国内外迄今为止的相关进展资料,编写了本书。全书力求深入浅出,简洁明了,全面系统地介绍梅毒螺旋体的最新研究进展,并对今后的研究热点和盲点进行翔实的介绍,旨在为从事梅毒螺旋体基础研究、临床诊治,以及公共卫生管理的科研人员、临床医务人员、医学院校师生、健康教育和管理者提供一本具有可读性、参考性和实用性的梅毒专著。

　　由于时间仓促以及编者水平有限,书中难免存在不足之处,敬请读者批评指正。

杨天赐

2023 年 5 月 1 日于厦门

目　录

第一章　概　　述

第一节　梅毒螺旋体的概念与特征

一、基本概念

梅毒螺旋体(*Treponema pallidum*,*Tp*)又称苍白密螺旋体苍白亚种(*Treponema pallidum* subsp. *pallidum*),隶属于螺旋体目(Spirochaetales)螺旋体科(Spirochaetaceae)密螺旋体属(*Treponema*),是一种细长、两端尖直、运动活泼的螺旋形微生物。*Tp* 可感染人类,引起一种主要经性传播的慢性全身性疾病——梅毒。

二、基本特征

(一)菌体透明,不易着色

Tp 长 6~15 μm,直径 0.16~0.20 μm,平均有 8~14 个致密而规则的螺旋,且两端尖直。电子显微镜下,其基本结构由外向内分为:外膜、内鞭毛、细胞壁肽聚糖和细胞膜包绕的原生质圆柱体。*Tp* 菌体透明,革兰氏染色阴性,但是不易着色,使用暗视野显微镜能直接观察到具有较强折光性的菌体;也可采用 Fontana 镀银染色法,将 *Tp* 染成棕褐色。

(二)基因组小,DNA 中 G+C(%)含量高

Tp 基因组比多数原核生物小,为环状双股脱氧核糖核酸(deoxyribonucleic acid,DNA),无染色体外的遗传物质,大小为 1 138 kb,类似于支原体与伯氏疏螺旋体。*Tp* 的 DNA 中 G+C(%)含量高,为 52.8%,远高于伯氏疏螺旋体基因组(39%)。*Tp* 只有 46% 的预测蛋白质产物与伯氏疏螺旋体同源,其中 76% 的蛋白预测具有生物学功能(如管家功能),大约 5% 的基因在其他原核生物中未发现,这表明 *Tp* 与其他原核生物存在显著差异。

(三)微需氧,缺乏抵抗活性氧中间产物的保护作用

Tp 是一种微需氧菌,已有的研究显示其只能在 1.5% O_2、5% CO_2 和 93.5% N_2 环境下生存。*Tp* 缺乏抵抗氧毒性作用的酶,如超氧化物歧化酶、过氧化氢酶及过氧化物酶。还原

型烟酰胺腺嘌呤二核苷酸(NADH)氧化酶是 Tp 唯一与氧利用有关的酶。因此,Tp 能利用 O_2,但抵抗氧毒性作用差,只能在特定的低氧环境中生存。

(四)外膜蛋白稀少,缺乏脂多糖

Tp 属于革兰氏阴性菌,但其外膜的组成与其他的革兰氏阴性菌明显不同。Tp 的外膜基因缺乏脂多糖(lipopolysaccharide,LPS)生物合成的基因,缺乏合成延伸长链脂肪酸的基因,故不产生内毒素与外毒素。冷冻断裂电子显微镜观察显示,Tp 外膜中的膜蛋白稀少,仅含有罕见的整合蛋白,其外膜蛋白数量约为大肠埃希菌外膜蛋白数量的 1%,并且很容易被诸如离心和重悬之类的操作破坏。外膜蛋白作为 Tp 的重要组成部分,在感染的黏附和侵袭中具有重要作用,是诱导宿主保护性免疫的重要靶标。同时,较少数量的外膜蛋白还有助于 Tp 逃逸人体的免疫反应,故得名"隐性病原体"。

(五)生物合成及代谢能力有限

Tp 是一种人类专性寄生菌,其 DNA 复制、转录、翻译和修复系统完整,但其生物合成能力与代谢能力有限。

基因分析表明,Tp 主要通过丙酮酸和草酰乙酸途径进行有限的氨基酸代谢,利用磷酸烯醇式丙酮酸酶或丙酮酸酶合成天冬氨酸。Tp 基因组中有 57 个开放阅读框(open reading frame,ORF),编码 18 种不同的转运蛋白,运输氨基酸、碳水化合物及阳离子,其中大部分转运系统的特异性与伯氏疏螺旋体相似。因此,Tp 需要利用转运蛋白从宿主中获得必需的营养物质。

代谢途径分析揭示,Tp 具有编码所有参与糖分解代谢途径的酶基因,但缺乏参与电子传递链、三羧酸循环或氧化磷酸化作用等的相关编码基因,其不足的能量只能通过磷酸戊糖途径获得。

第二节　梅毒螺旋体认识的发展史

一、梅毒的起源

对于梅毒的起源问题,至今仍然存在争议。第一次有记载的梅毒流行发生在 1495 年的意大利,当时,法国国王查理八世募集士兵入侵那不勒斯,当这些士兵返回家园后,梅毒便传遍了整个欧洲。对于这种疾病的暴发是否与 3 年前哥伦布发现美洲新大陆有关,或者欧洲是否一直存在梅毒,只是之前没有被视作一种独立的疾病,目前尚无定论。目前关于梅毒的起源主要有两种假说:① 哥伦布假说——哥伦布发现美洲新大陆时,哥伦布的船员将梅毒从新大陆传播到欧洲;② 前哥伦布假说——梅毒在新大陆被发现之前就一直存在于欧洲。1998 年,美国马里兰州罗克维尔基因研究所与得克萨斯州立大学健康科学中心的研究人员完成了对 Tp(Nichols 株)全基因组的测序,Tp(Nichols 株)自此成为第二个完成全基因组测序的螺旋体。此外,2020 年,古生物学家 Schuenemann 对古老密螺旋体基因组进行测序,结果发现在哥伦布航行到美洲前,梅毒很可能已经在欧洲存在,为Tp亚种的进化和历史起源提供了新的见解。

二、梅毒的病因、血清学诊断与治疗

1875—1877 年,德国病理学家 Klebs(1834—1914 年)在捷克布拉格的梅毒患者患处观察到螺旋体,并且发现该疾病能传染给猴子;俄国人 Metchnikoff(1845—1916 年)和法国人 E. Roux(1853—1933 年)证实梅毒可传染给黑猩猩。

1905 年 3 月 3 日,德国皮肤科医生 Hoffman(1868—1959 年)和原生动物学家 Schaudinn(1871—1906 年)用吉姆萨染色(Giemsa staining)证实早期梅毒患者皮损中存在 Tp。

1906 年,Landsteiner(1868—1943 年)和 Mucha(1877—1933 年)借助暗视野显微镜观察到 Tp;Wassermann(1866—1925 年)指出补体结合试验在梅毒诊断中的价值。1907 年,Landsteiner 和 Muller 评价了该方法的临床意义。

1949 年,Nelson 和 Mayer 率先开展密螺旋体固定试验,用于检测梅毒特异性抗体以排除梅毒假阳性结果。

在砷化物出现之前,水银一直是梅毒的主要治疗手段。1895 年,奥地利医生 Jarisch(1850—1902 年)描述了Ⅱ期梅毒患者在涂擦水银后几小时可能出现症状加剧的现象。后来,Herxheimer(1861—1944 年)更详细地记录了该现象。1909 年,Ehrlich(1854—1915 年)发现通过砷凡纳明静脉给药来治疗感染梅毒的动物效果不错,并于 1910 年将其用于梅毒患者的治疗。

20 世纪 50 年代,青霉素开始应用于梅毒的治疗。

三、我国梅毒蔓延史

1498 年,梅毒传入印度;1505 年,梅毒从印度、新加坡经广东沿海传入我国,随后蔓延至全国。李时珍 1590 年著成的《本草纲目》中就有关于梅毒流行的记载:"杨梅疮古方不载,亦无病者。近时起于岭表,传及四方。"证实了梅毒是从广东地区向内陆蔓延传播的。1632年,陈司成著成《霉疮秘录》,是一本专门论述梅毒的著作,不仅对之前与梅毒有关的命名方法进行总结、分类,并将当时的"广疮""广东疮""杨梅疮"等梅毒统称为"霉疮",对其症状、病因、治疗等都进行了详细的描述:"方脉颇有秘授,独见霉疮一证,往往处治无法。遂令膏粱子弟,形损骨枯,口鼻俱废,甚则传染妻孥,身孕绝育,深可怜惜。于是遍访专门,亦无灼见的考经书,古未言及。究其根源,始于午会之末,起自岭南之地,至使蔓延通国,流祸甚广。"即梅毒还可以由母亲通过胎盘传给胎儿,从而导致早产、死胎或娩出先天梅毒婴儿。中华人民共和国成立前,梅毒在我国的传播甚为广泛,俗称"杨梅疮""花柳病"。一些大城市的梅毒发病率高达 4.5%~10%,某些少数民族地区甚至高达 48%。中华人民共和国成立后,政府果断采取封闭妓院、改造妓女的措施,大力开展群众性病防治,仅通过十几年的努力就控制了梅毒等性病的流行,梅毒在中国大陆基本消失。1964 年,胡传揆教授在北京科学大会上宣布中国已基本消灭梅毒,获得国际赞誉。但是,自 20 世纪 70 年代中国内地再现一例梅毒病例以来,梅毒和其他性传播疾病一样迅速蔓延。从全世界流行情况看,目前梅毒的发病率正处于明显上升期。近年来,我国发病率有明显回升趋势,梅毒的新发报告病例已经超过了淋病。在国家卫生健康委员会发布的《2020 年全国法定传染病疫情概况》中,全年梅毒发病数为 464435 人,死亡 54 人,梅毒的发病率从 1991 年的 0.09/10 万持续增长到 2020 年的 34.0493/10 万,梅毒这一性传播疾病在我国死灰复燃,且成为一个越来越严重的公共卫生问题。

第三节　梅毒螺旋体对人的致病性

一、致病因素

Tp 具有很强的侵袭力,但目前尚未证实其含有内毒素或外毒素,其致病机制主要与以下几个因素有关。

(1) 荚膜样物质:Tp 表面的糖胺聚糖和唾液酸具有阻止抗体和菌体结合、抑制补体激活、干扰补体杀菌、抵抗巨噬细胞吞噬等作用,有利于 Tp 在宿主体内存活和扩散。此外,荚膜样物质也被认为与梅毒患者的某些免疫抑制现象有关。

(2) 透明质酸酶:Tp 产生的透明质酸酶可分解组织、细胞外基质和血管基底膜的透明质酸,有利于其侵袭扩散。

(3) 黏附素:如 Tp0155、Tp0483、Tp0453、Tp0751、Tp0136、Tp0435(TpN17)、Tp0954 等 Tp 细胞表面暴露脂蛋白,能与多种哺乳动物细胞的细胞外基质(尤其是层粘连蛋白和纤连蛋白)或细胞表面受体相结合,促进 Tp 黏附于宿主细胞;某些黏附素(如 Tp0751)还能降解细胞外基质,有利于其扩散。

(4) 内膜脂蛋白:Tp 的某些锚定于内膜的脂蛋白(如 TpN47)能激活人皮肤微血管内皮上的血管黏附因子-1(VCAM-1)和细胞间黏附分子-1(ZCAM-1)的表达,促进巨噬细胞释放促炎性细胞因子(TNF-α 和 IL-1α),引起血管周围炎症细胞浸润以及内皮细胞异常增殖。病理性体液和细胞免疫反应导致的Ⅲ型和Ⅳ型超敏反应也参与了 Tp 的致病过程,造成梅毒患者组织损伤。

二、临床表现

人类是 Tp 的唯一自然宿主,主要通过性接触传播,也可以通过输血或经医疗器械非性接触的方式感染,或在母体妊娠、分娩过程中传染给婴儿。梅毒各阶段的临床表现见表 1-1。

表 1-1　梅毒各阶段的临床表现

梅毒分期	临床症状	发病期(感染后)
潜伏梅毒	无症状	早期<2 年;晚期>2 年
Ⅰ期梅毒	外生殖器硬下疳、局部淋巴结肿大	2~3 周
Ⅱ期梅毒	皮疹、发热、全身不适、头痛、全身淋巴结肿大、黏膜病变、扁平湿疣、脱发、脑膜炎	2~3 月

续表

梅毒分期	临床症状	发病期(感染后)
Ⅲ期梅毒	与树胶样肿、心血管梅毒、神经梅毒、骨关节梅毒、泌尿生殖系统梅毒、消化系统梅毒、呼吸系统梅毒和眼梅毒相关的症状	2～20年或终身
胎传梅毒	皮肤黏膜病变、骨膜炎、贫血、肝脾肿大、神经梅毒	早期(2岁以内);晚期(2岁以上)

三、免疫性

通常,病原体感染机体导致传染性疾病后,随着病情的发展,机体产生体液或细胞免疫应答,随后临床症状逐渐消退,病变部位的损伤逐渐修复。但梅毒不同,主要表现为以下3点。

首先,Tp 感染可出现一定的免疫反应,机体可产生多种抗体,主要是非特异性的抗心磷脂抗体和特异性的抗 Tp 抗体,当 Tp 在体内被清除后,机体免疫力也随之消失,如再接触到 Tp,可能再次被感染,而且仍可出现Ⅰ期梅毒症状。由于这种免疫力无保护作用,因此梅毒周期性潜伏与再发的原因可能与体内产生的免疫力有关,如机体在正常的免疫应答过程中,Tp 没有完全被清除,其潜伏在体内一些抗体或者抗菌药物浓度较低的部位,一旦机体免疫力下降,则 Tp 又可侵犯体内某些部位而复发。

其次,Tp 膜蛋白抗原变异,如 Tp 重复蛋白(TprK)高度变异,序列变异促进其免疫逃逸。

最后,Tp 为了适应在机体内生存,建立安全的增殖生态位,通过不同机制规避自噬,抑制宿主细胞凋亡,对抗氧化杀伤和补体杀伤等,逃逸免疫以维持其持续感染。因此,梅毒病程能够持续数年乃至数十年之久,甚至终身。

第四节　我国对梅毒螺旋体的研究状况

一、明代梅毒病学家

从16世纪初梅毒传入我国之后,有数位明代医学家做出了杰出的贡献。

(1)韩懋,1522年撰写《韩氏医通》,是明朝首次记载梅毒的专著。

(2)李时珍,1590年著成《本草纲目》,记载应用轻粉(汞剂)、朱砂和土茯苓治疗梅毒,此方法一直延续到清代末年。

(3)申斗垣,1604年著《外科启玄》,详细描述了对Ⅱ期梅毒、Ⅲ期梅毒、胎传梅毒等的认识,内容图文并茂。

(4)陈司成,1632年著《霉疮秘录》,是我国第一部完善论述梅毒的专著,其贡献最大,主要表现为以下几个方面。

① 肯定了我国梅毒从广东开始流行,向周边地区蔓延,传播至全国。

② 明确了梅毒通过性交传播与非性交传播。

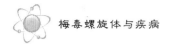

③ 认识到梅毒在人体内传播具有复杂性、广泛性和多变性。

④ 肯定了梅毒的胎传性,并描述了胎传梅毒的临床症状。

⑤ 观察到隔离在梅毒预防中的重要意义。

⑥ 提出用砷剂和汞剂治疗梅毒。

⑦ 认识到梅毒不彻底治疗的危害性。

⑧ 强调滥用药物的危害性。

由此可见,陈司成在梅毒学上有特殊贡献,是我国明代第一位梅毒学家。

二、现代梅毒病学家

进入 20 世纪,我国科学家致力于梅毒的研究,并且在防治梅毒方面取得了优异的成绩,令世界瞩目。

(1)胡传揆:我国现代梅毒病学奠基人。其于 1930 年发表了《人类维生素甲缺乏和皮肤病关系》论文;1932 年揭示了 Tp 是近关节结节的病因,成功在骨骼肌树胶肿中分离出 Tp(1936 年),并对 Tp 的致病性进行研究;1934 年在美国进修期间,进行 Tp 中国株的分离工作,并将其与外国 Tp 株进行对比研究;回国后他提倡使用青霉素治疗梅毒,于 1954 年组建中央皮肤性病研究所,解放妓女并诊治梅毒。仅用了 15 年,我国就基本消灭了梅毒,此成绩获得了国际的广泛赞扬。

(2)李洪迥:精通梅毒诊治,撰写了我国第一本《梅毒学》专著,这本著作成为指导 20 世纪 50—60 年代各科医师诊治梅毒的经典蓝本。

(3)刘蔚同:在梅毒性皮肤病、淋病、麻风病、神经性皮炎等传统皮肤顽疾的防治方面造诣深厚,创建了治疗各种皮肤病的外用药物处方。其主编的《皮肤病与性病学》被卫生部指定为全国高等医学院校皮肤科教材。

(4)杨国亮:曾开办性病防治学习班,创建的上海第一医学院皮肤病学研究所成为中国的皮肤病学学术中心以及训练皮肤科骨干人才的重要基地之一;1992 年编著发行《皮肤病学》,为控制和基本消灭上海地区梅毒做出了突出贡献,是有特殊贡献的皮肤病学及梅毒病学专家。

(5)叶干运:师从胡传揆教授,是我国当代梅毒病和麻风病防治的先驱。进入 20 世纪 80 年代,梅毒再次流行传播。1986 年,卫生部成立全国性病专家咨询委员会,叶干运被任命为主任委员,与众多梅毒学家制定了各项技术标准,编写了性病防治手册。在中华人民共和国成立后,他们为我国梅毒病学研究及防治方面做出了巨大的贡献。

在 20 世纪,为防治梅毒做出贡献的梅毒学家还有很多,如徐文严、邵长庚、叶顺章、刘辅仁、秦启贤、王光超、陈锡唐、孙鹤龄、陈集舟、王双元,这些老一辈专家对梅毒的预防和控制做出了重要的贡献。

三、当代梅毒病学家

进入 21 世纪,随着科技的快速发展,国内涌现出了一大批研究学者,对 Tp 有了更深入的认识,主要集中在 Tp 的致病机制、免疫机制、早期诊断和疫苗研发方面。

(一)吴移谋

吴移谋教授团队是国内较早开展 Tp 家兔感染与小鼠感染动物模型研究的团队,揭示了 Tp 参与致炎、黏附与侵袭及诱导宿主细胞死亡等致病环节的一系列重要致病因子,从中筛选出能诱导动物获得良好免疫保护性的 Tp 外膜蛋白(Tp92、Gpd、Tp0136、Tp0663)与鞭毛蛋白 FlaB;证实了 Tp 外膜蛋白(Gpd、Tp92、Tp0453、TprF)、黏附素蛋白(Tp0136、Tp0751、Tp0663)及鞭毛蛋白 FlaB3 免疫新西兰兔能产生高水平细胞免疫和体液免疫应答;分析并鉴定出 Tp92 和 TprF 的 T、B 表位,制备了 Tp0453 蛋白的单克隆抗体;进一步构建 Tp 优势抗原的 DNA 重组体和(或)重组蛋白,优化免疫佐剂和免疫策略,通过新西兰兔动物实验进一步证实了其中的 Tp92、Gpd 单基因核酸重组体、FlaB3、Tp0136 和 Tp0663 重组蛋白免疫可显著延缓新西兰兔皮损并抑制 Tp 播散;发现了纳米颗粒包裹与 IL-2 基因佐剂的联合应用是有效的免疫佐剂;发现了 pcD/Tp92 核酸疫苗初免与 CpG-ODN[人工合成的含有非甲基化的胞嘧啶鸟嘌呤二核苷酸(cytosine phosphate-guanosine,CpG)的寡脱氧核苷酸(oligodeoxynucleotide,ODN)]联合相应重组蛋白加强免疫的接种策略能诱导更强的免疫效应和免疫保护作用。

(二)杨天赐

杨天赐教授团队首次通过非靶向代谢组学揭示了梅毒患者与健康者在代谢层面存在明显差异,并且打破了"将梅毒非特异性抗体作为梅毒疗效判断指标"的传统理念,打破了"抗梅毒螺旋体特异性抗体不能用于疗效监测"的观念,由此筛选获得梅毒预后监测血清标志物,解决了长期困扰临床的盲区与难点。他们还阐明了 Tp 免疫原性膜蛋白和 M2 型巨噬细胞在梅毒血清固定形成中的作用机制,为深入揭示梅毒血清固定形成机制奠定了基础。在 Tp 诊断方面,该团队提出了第三种梅毒实验诊断程序,筛选出大量的 Tp 诊断抗原,研制出胶体金与化学发光诊断试剂盒,取得良好的社会与经济效益。

(三)王千秋

王千秋教授团队研究发现 Tp 可诱导巨噬细胞释放外泌体,阐明了巨噬细胞源性外泌体在梅毒血管内皮损伤中的作用,为其作为干预靶点提供了理论基础;发现了梅毒的免疫相关基因的单核苷酸多态性,获得与梅毒发病相关的可能的免疫相关基因。该团队还牵头制定了我国梅毒诊疗指南和梅毒诊断卫生行业标准,指导全国的梅毒规范化诊断与治疗。

(四)尹跃平

尹跃平教授团队在 Tp 的分子分型、流行状况、特异性抗原的筛选,Tp 与人类免疫缺陷病毒/艾滋病病毒(human immunodeficiency virus,HIV)共感染,Tp 实验室诊断等方面做了大量的原创性工作。

(五)周平玉

周平玉教授团队对神经梅毒进行了深入的研究,发现了调节性 T 细胞在梅毒的持续性感染及中枢神经系统的损伤中发挥一定的作用;提出中枢神经系统 Th17 细胞免疫反应可能参与神经梅毒中枢神经系统的损伤,且可以作为神经梅毒临床预后的指标之一。该团队还阐明了 CXCL13/CXCR5 轴对 B 细胞中枢趋化和浸润的影响及其在神经梅毒发生发展中的作用机制,为理解神经梅毒中枢损伤分子机制提供了创新性思路,为临床有效治疗神经梅毒提供了新型靶点。

(六)杨斌

杨斌教授团队在神经梅毒的诊断与治疗、男男性行为人群梅毒感染现状、miR-16-5p 在 Tp 血行播散中的作用及机制等方面做了大量的原创性工作。

(七)郑和平

郑和平教授团队对梅毒患者外周血单个核细胞在 Tp 感染不同阶段的 miRNAs 表达及其功能、Tp 感染的 Th1 型细胞免疫及其调节作用和诊断价值等进行了深入的研究。

近年来,我国还涌现出赵飞骏、刘莉莉、林丽蓉、童曼莉、曾铁兵、刘双全、徐嫚、张瑞丽、刘丹等一批优秀的中青年科学家,他们成为梅毒研究领域的主力军,将促进我国 Tp 的研究水平迈入国际前沿。

第五节　梅毒螺旋体的研究发展方向

Tp 是一种古老的病原体。近 30 年来,细胞生物学、分子生物学等学科及电子显微镜、细胞培养、组织化学、标记技术、色谱技术、生物信息等技术的发展与应用,极大地促进了 Tp 的研究,取得了欣喜的成果,但也面临源源不断的新问题、新挑战。在未来的一段时间内,Tp 的研究方向主要包括以下几个方面。

一、梅毒螺旋体的致病物质与致病机制研究

Tp 不产生内毒素与外毒素,不是急性感染代表性病原体,许多感染者无明显临床症状,但持续时间长,机体很难清除。Tp 致病力为几个因素共同作用的结果,包括黏附能力,在机体内繁殖、扩散和持续感染的能力,定向改变机体环境的能力,以及抵抗抗感染免疫与逃逸能力。因此,应充分利用 Tp 基因组学、蛋白组学、免疫蛋白组学、转录组学等的研究成果,进一步揭示 Tp 的变异基因、致病基因、致病物质及可能的致病机制。Tp 与宿主细胞之间复杂的相互作用是感染发生的基础,需进一步深入研究这种相互作用所涉及的基因与蛋白分子、信号转导途径、调控作用与免疫逃逸及其潜在的分子机制等,这将有助于开发新的治疗 Tp 的药物与疫苗,以预防和控制 Tp 感染与传播。

二、抗梅毒螺旋体感染的基础理论及其应用研究

开展抗感染免疫基础理论研究不仅能进一步阐明机体对 Tp 的固有免疫应答和适应性免疫应答的规律,还能揭示有关 Tp 的抗原结构及其表位、抗原递呈机制、免疫应答及其调

控规律,可为疫苗的研发奠定理论基础。

疫苗有望成为控制 Tp 发展与流行的最主要手段之一,但目前还缺乏有效预防 Tp 感染的疫苗。Tp 疫苗的研究多以重组外膜蛋白作为靶抗原,筛选最适合疫苗应从以下几个方面拓展:① 从单一表位合成肽向联合 T/B 细胞表位嵌合肽疫苗发展;② 将特异和多型高度保守表位和中和表位基因片段重组向新型疫苗(如 DNA 疫苗)发展;③ 将特异中和表位基因与具有佐剂作用的 IL-2 或 IL-12 等基因重组以制备疫苗。疫苗免疫原性与免疫保护性的鉴定多在家兔体内进行,但家兔个体间差异较大,为研究带来了困难。需要进一步完善 Tp 感染动物模型,以推进梅毒疫苗的研发。此外,选择新型疫苗佐剂、免疫方式和不同的接种策略,有利于增强抗原的免疫原性,促进免疫细胞对抗原的识别,从而刺激机体产生更强、更持久的细胞免疫、体液免疫和黏膜免疫,获得全面的保护性免疫。

三、梅毒的诊断与治疗

近年来,Tp 感染的实验室诊断方法有了极大的进展。例如,利用分子生物学方法,如聚合酶链式反应(polymerase chain reaction,PCR)技术能够快速、方便地检测 Tp,尤其适用于发病早期的实验室诊断。随着基因工程技术的迅速发展,基于重组 Tp 抗原的免疫标记技术(化学发光标记、酶、胶体金标记等)已广泛用于梅毒的实验室诊断,可快速测定 Tp 抗体。但是,基于 Tp 的生物学特殊性,梅毒的诊断和治疗尚有诸多问题亟待进一步研究和解决。

(一)梅毒的诊断缺乏敏感性与特异性

梅毒的诊断尚需要筛选新的生物标志物,以便更准确地区分过去已治疗的梅毒感染和需要治疗的活动性梅毒感染,能够识别再次感染的患者,并可以提供最佳的治疗方案。此外,需要更准确的诊断技术以确定胎传梅毒,因为基于 IgG 抗体的血清学检测无法区分受感染的婴儿和那些通过母体胎盘或初乳获得被动免疫的婴儿。IgM 检测对有症状的婴儿患者可能较为敏感,但对出生时已被感染但无症状的婴儿来说,其敏感性并不理想。神经梅毒的诊断也仍然是一个挑战,并且 Tp 感染可显著增加感染和传播 HIV 的风险,也使得梅毒患者的临床病情和血清抗体变化更趋复杂,特别是合并感染 HIV 的患者,Tp 与 HIV 可在其体内相互作用,因此仍需要进一步寻找新的诊断标志物。

(二)梅毒"血清固定"现象

梅毒患者经过规范的抗梅毒治疗和一定时间的随访(Ⅰ期梅毒随访 1 年,Ⅱ期梅毒随访 2 年,晚期梅毒随访 3 年),非梅毒螺旋体血清学试验维持在一定滴度(一般在 1:8 或以下,但超过 1:8 也并不鲜见),可排除再感染、神经梅毒、心血管梅毒、生物学假阳性等,称为梅毒"血清固定"。目前,抗梅毒治疗后出现"血清固定"现象在临床上并不少见,其致病机制仍不清楚,而且患者的临床预后往往存在多种不确定因素,已经成为预防和控制梅毒,尤其是梅毒的临床诊断和抗梅毒治疗所面临的疑难问题。

(三)老年群体梅毒血清学检测假阳性率偏高

生物学假阳性与疾病和有关健康问题的国际统计分类第十版(The International Statistical Classification of Diseases and Related Health Problems 10th Revision，ICD-10)中的17个疾病分类相关，涉及60种不同的疾病。老年群体的梅毒血清学检测假阳性率偏高，这可能与其机体的生理状态发生改变、患有基础疾病或经常服用药物等因素有关。但是，做出梅毒生物学假阳性判断的前提是，必须有充足的证据证明其未感染梅毒，做到既不漏诊也不误诊。对于老年患者的梅毒血清学诊断，应在结合病史与实验室诊断的同时，根据临床症状慎重确定可能存在的隐性感染。

(四)梅毒的治疗仍有待改善

迄今尚未发现Tp的青霉素耐药株或突变株，青霉素仍然是治疗梅毒的首选抗生素。然而，由于青霉素在实际临床应用中往往受到个体对青霉素过敏或缺乏依从性的限制，因此，为此类患者寻求疗效可靠的替代治疗是一个不能忽视的临床问题。目前，替代治疗的药物包括大环内酯类与四环素类药物，但随着这些药物应用越来越广泛，已发现了相应的Tp耐药株。大环内酯类耐药程度较高，其机制主要与Tp的23S rRNA基因点突变有关，多西环素耐药可能与Tp的16S rRNA基因点突变有关。随着耐药率逐年提高以及抗生素选择压力越来越大，Tp自身适应性突变等因素可能导致出现更多的Tp耐药突变株，这些都给梅毒的治疗带来巨大的挑战。抗生素的合理应用、突变株的监测，以及新一代抗生素的研发等问题亟待解决。

总之，揭示Tp的致病机制与免疫机制，研发疫苗和新一代抗生素，选择敏感性和特异性高的Tp感染诊断方法，做到早诊断和早治疗，对梅毒的预防和控制至关重要，这些将是未来Tp研究的主要方向。

（王建业　吴移谋）

参考文献

[1] ROTHSCHILD B M. History of syphilis[J]. Clin Infect Dis,2005,40(10):1454-63.

[2] FRASER C M,NORRIS S J,WEINSTOCK G M,et al. Complete genome sequence of *Treponema pallidum*,the syphilis spirochete[J]. Science,1998,281(5375):375-88.

[3] EDMONDSON D G,HU B,NORRIS S J. Long-term *in vitro* culture of the syphilis spirochete *Treponema pallidum* subsp. pallidum[J]. mBio,2018,9(3):e01153-18.

[4] ROMEIS E,TANTALO L,LIEBERMAN N,et al. Genetic engineering of *Treponema pallidum* subsp. pallidum, the syphilis spirochete [J]. PLoS Pathog, 2021, 17(7):e1009612.

[5] 傅志宜. 梅毒的流行:检测与治疗现状(一)[J]. 实用皮肤病学杂志,2009,2(4):193-195.

[6] 江晗,谢碧波,赵思思,等. 梅毒螺旋体的营养物质转运及能量合成相关代谢机制研究[J]. 微生物学报,2022,62(01):57-64.

[7] RADOLF J D,KUMAR S. The *Treponema pallidum* outer membrane[J]. Curr Top Microbiol Immunol,2018,415:1-38.

［8］廖远泉,廖晖,段玉方.梅毒螺旋体感染血清学实验诊断中的几个问题[J].热带病与寄生虫学,2015,13(03):182-186.

［9］RADOLF J D,DEKA R K,ANAND A,et al. *Treponema pallidum*,the syphilis spirochete:making a living as a stealth pathogen[J]. Nat Rev Microbiol,2016,14(12):744-759.

［10］LU S,ZHENG K,WANG J,et al. Characterization of *Treponema pallidum* dissemination in C57BL/6 mice[J]. Front Immunol,2020,11:577129.

［11］LIU D,TONG M L,LIN Y,et al. Insights into the genetic variation profile of tprK in *Treponema pallidum* during the development of natural human syphilis infection[J]. PLoS Negl Trop Dis,2019,13(7):e0007621.

［12］YU Q,CHENG Y,WANG Y,et al. Aberrant humoral immune responses in neurosyphilis:CXCL13/CXCR5 play a pivotal role for B-cell recruitment to the cerebrospinal fluid[J]. J Infect Dis,2017,216(5):534-544.

［13］DAI T,QU R,LIU J,et al. Efficacy of doxycycline in the treatment of syphilis[J]. Antimicrob Agents Chemother,2016,61(1):e01092-16.

［14］WANG C,CHENG W,LI C,et al. Syphilis self-testing:a nationwide pragmatic study among men who have sex with men in China[J]. Clin Infect Dis,2020,70(10):2178-2186.

［15］YANG J,HUANG T,ZHAO P,et al. MicroRNA-101-3p,MicroRNA-195-5p,and MicroRNA-223-3p in peripheral blood mononuclear cells may serve as novel biomarkers for syphilis diagnosis[J]. Microb Pathog,2021,152:104769.

［16］龙振华.梅毒病学[M].北京.北京科学技术出版社,2004.

［17］吴移谋,王千秋.性传播疾病[M].北京.人民卫生出版社,2016.

第二章 梅毒的流行病学

第一节 梅毒的发病率和患病率

1905 年,Schaudinn 和 Hoffmann 共同发现梅毒螺旋体是梅毒的病原体。通过显微镜观察发现,Tp 的直径$\leqslant$0.2 μm,长度为 6~15 μm。性接触是梅毒最主要的传播途径,研究表明,与患有梅毒的个体发生高危性行为而造成感染的概率为 16%~30%。以前认为,口交是一个相对安全、不容易感染性传播疾病(sexually transmitted disease,STD)的途径,但实际上口交也是梅毒传播途径之一。Tp 也可以穿过胎盘感染母体中的胎儿,因此,母婴传播同样是梅毒传播的重要途径。Tp 通过血液传播的概率在发达国家中较低,但在发展中国家中仍然较高。

从流行病学出发,梅毒在世界范围的患病率总体呈现下降趋势,其原因可归结于 STDs 防治措施的落实、性行为改变,以及青霉素的大规模生产和应用。尽管发达国家先前在消除梅毒方面做了许多努力,但近期对 STDs 控制项目和公共卫生监测系统预算的削减造成了梅毒发病率和患病率回升。此外,在西欧各国、美国以及中国,男男性行为人群中的梅毒感染率急剧上升,而发展中国家的梅毒感染始终处于较高的流行态势。

一、欧盟/欧洲经济区国家

梅毒监测报告系统的数据显示,欧盟/欧洲经济区的梅毒患病率总体呈现下降趋势,2000 年的患病率为 8.4/10 万人,2010 年下降到 4.4/10 万人,2016 年上升到 6.1/10 万人。2016 年,28 个国家共计报告 29365 例梅毒患者。尽管总体出现下降趋势,但是各个国家的患病率变化趋势并不一致。最为典型的是,欧盟/欧洲经济区东部的某些国家在 1990—2000 年梅毒的患病率达到较高水平,其后呈现下降趋势,如拉脱维亚 1996 年的梅毒患病率为 126/10 万人,罗马尼亚 2002 年的梅毒患病率为 55/10 万人。而大部分的中部和西部国家在 2000 年处于较低水平,其后出现缓慢且速率不等的增长。不过,尽管出现上升趋势,但这些国家的梅毒患病率仍低于东部国家在 2000 年的水平。梅毒的患病率存在性别差异,其中,女性的患病率在 1997 年达到顶峰,随后处于持续下降的态势。与之相反,男性自 2011 年之后呈现稳定上升的形势。值得注意的是,性别趋势在欧盟/欧洲经济区不同国家之间也存在差异,如 21 世纪初期,东部国家的女性梅毒患病率显著升高,而西部国家的同期患病率却下降到最低。随后,西部和中部国家如捷克、丹麦、法国、德国、英国的女性患病率缓慢上升,但仍然低于同期东部国家的水平。东部国家的男性患病趋势与女性的趋势相近,20 世纪 90 年代中期—21 世纪初达到顶峰,而后呈现缓慢下降和逐渐稳定的趋势。欧盟/欧洲经济区国家的男性梅毒患病率上升可部分归结于男男性行为,尤其是西部国家。尽管中部和东部国家提供的数据较为有限,但是在该地区的一些城市可以观察到相似的现象,如波兰的格但斯克和华沙。除此之外,一项在 2012—2013 年开展的抽样调查显示,布加勒斯特的男男性行为者梅毒血清阳性率超过 16%,提示男男性行为是造成梅毒传播的重要原因。仅 2010—2016 年,欧盟/欧洲经济区的男男性行为者的梅毒发病人数增加超过两倍。这一数字并未将合并 HIV 感染的梅毒患者考虑在内,实际上,梅毒患者数量在 HIV 阳性的男男性行为者中增加更多。另一方面,该地区的异性性行为者的梅毒发病率保持相对稳定的趋势,但在 2015—2016 年呈现轻微增长趋势。

二、美国

美国在 20 世纪 90 年代初曾经出现过暴发性梅毒疫情,但在 2000—2001 年下降到 2.1/10 万人,达到发病率的最低点。在此之后,Ⅰ期梅毒和Ⅱ期梅毒的发病率迅速上升,与欧洲相似,这一现象可归结于男男性行为者的增加。2013—2016 年,男性和女性的梅毒发病率均明显上升,继而造成 2013 年之后的胎传梅毒发病率上升。而 2015—2016 年,几乎 15 岁以上人群的每个年龄组、每个种族、每个地区都出现了梅毒发病率的上升。最新的数据显示,男性的梅毒发病率(15.6/10 万人)比女性(1.9/10 万人)高。在 2016 年报告的 27814 例梅毒患者中,58.1%是男男性行为者。而在这些梅毒病例中,47.0%的病例同时感染了 HIV。从种族的角度来说,非裔美国人的发病率为 23.1/10 万人,夏威夷/太平洋岛民人群为 12.9/10 万人,拉丁裔美国人为 10.9/10 万人,印第安人/因纽特人为 8.0/10 万人,白种人为 4.9/10 万人,亚裔美国人为 3.9/10 万人。

三、非洲

非洲是梅毒流行最为严重的大陆之一,但由于当地经济不发达,且卫生条件较为恶劣,因此关于梅毒流行仅有零星报道,没有较为全面翔实的数据。Kenyon 等人对妊娠期妇女的梅毒患病率进行 Meta 分析,发现非洲中部地区的患病率最高,大于 3%,而大部分非洲国家的妊娠期梅毒患病率在 1%~2.99%之间,提示梅毒仍然是非洲国家严重的公共卫生问题之一。另一个 Meta 分析显示,非洲东南部的妊娠期梅毒患病率为 4.5%,中西非国家为 3.5%。

南非作为非洲较为发达的国家,拥有相对完整的梅毒病例统计数据。对 1985—2015 年的梅毒报告病例进行汇总和预测分析,结果显示南非每年男性梅毒发病率为 316/10 万人,女性为 153/10 万人,患病数占全人口的 0.5%,每年新发梅毒病例数为男性 47500 人、女性 23175 人,与历史数据相比显著下降。上述趋势可归结于政府对 STDs 防控的投入和 1998—2013 年的全国范围的大规模筛查。值得注意的是,南非的梅毒患病率即便出现了下降的趋势,但与世界其他地区相比仍然处于较高水平,而非洲其他国家的梅毒流行状况更加不容乐观。

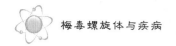

四、拉丁美洲

在妊娠妇女中开展的性病患病率调查显示,拉丁美洲的妊娠妇女梅毒患病率约为 2.6%。一个包含 312 个男男性行为者和 89 个女性(男性变性者)的队列研究显示,男男性行为者的梅毒患病率为 16.8%,变性者为 6.7%,且两个群体都具有较高的 HIV 感染率。另一个在里约热内卢开展的队列研究显示,在 391 个男男性行为者中,梅毒患病率为 9.9%。在布宜诺斯艾利斯开展的针对 1150 个 HIV 阳性的男男性行为者的回顾性分析发现,梅毒患病率约为 14.9%。

五、中国

自 1949 年中华人民共和国成立之后,政府采取了一系列措施控制梅毒的泛滥。1964 年,中国大陆基本消除了梅毒。最具成效的措施是取缔妓院和改造娼妓,在全国范围内开展对梅毒病例的普查普治的卫生运动。改革开放后,卫生部启动法定传染病报告系统,将梅毒列为乙类法定传染病。在中国疾病预防控制中心发布的《2021 年全国法定传染病疫情概况》中,梅毒全年新发病例数为 433974 人,死亡 58 人,发病率约为 31.85/10 万。

2004 年,中国正式启用基于网络的传染病网络直报系统,其规模、传输信息、覆盖率在全世界独一无二,给中国的传染病报告带来了革命性的突破。Zhang 等人分析了 2005—2014 年全国范围内的乙类法定传染病患病率趋势,结果显示梅毒在 2005 年新发 135 210 例,2014 年梅毒新发病例数为 441818 例,为 2005 年的 3.27 倍,这十年间呈现稳定增长的趋势。而从中国疾病预防控制中心每年发布的《全国法定传染病疫情概况》看,梅毒的增长势头显著高于其他法定报告传染病。有研究对 2014—2017 年的 394792 名献血者的血清样本进行梅毒螺旋体明胶凝集试验(treponema pallidum particle agglutination test,TPPA)和甲苯胺红不加热血清试验(tolulized red unheated serum test,TRUST),其中有 733 例为现症感染,728 例为既往感染,总患病率为 370.1/10 万,现症感染为 185.7/10 万人,其中,大于 45 岁人群的总患病率为 621.8/10 万人,现症感染率为 280.5/10 万人,比小于 25 岁人群分别高了 3.8 倍和 2.4 倍,提示 45 岁以上人群是梅毒感染的高危人群。

另一个值得注意的群体是男男性行为者。上海曾对 2008—2014 年访问过 HIV 自愿咨询检测门诊的 50 岁以上男性人群进行检测,共计纳入 12910 名研究对象,从 2010 年开始,男男性行为者的梅毒患病率显著上升,而非男男性行为者的梅毒患病率则不断下降。对中国 61 个城市的 47231 名男男性行为者进行调查,结果显示梅毒患病率达 11.8%,其中内蒙古、陕西、江苏的患病率大于 15%,是梅毒疫情较为严重的地区。在山东 8 个城市开展的针对 15705 名男男性行为者的调查显示,4.5% 患有梅毒,而且流动人口患病率比常住人口高。

暗娼也是梅毒高发的人群之一。对广西壮族自治区 120 049 名暗娼的横断面调查显示,高滴度梅毒患者在 2010 年为 9.2%,2015 年下降到 7.3%,低滴度梅毒患者在 2010 年为 2.6%,2015 年下降到 1.4%。Zou 等人对 9240 名美沙酮门诊就诊者进行前瞻性观察,发现其血清阳性率约为每年 0.77/100 人。在北京开展的横断面调查显示,3859 名女性吸毒者的梅毒患病率为 6.2%,且 2010—2014 年稳定增长。由上述研究结果可见,中国的梅毒高危人群主要包括老年人、男男性行为者、暗娼和吸毒者。

总体来说,中国从1979年开展梅毒病例报告工作后,梅毒的患病人数呈现出逐年增长的趋势,且患病率自1993年后大幅度上升,在空间分布上具有从沿海城市向内陆蔓延、从城市向农村蔓延的特点。从性别比例来看,随着梅毒的流行,男女比例呈现增大的趋势。从发病率的长期趋势来看,中国梅毒的再次流行可归因于经济发展带来的人口流动、性观念的改变、诊断方法的成熟、诊断试剂的大规模应用以及传染病报告系统的发展。

第二节 梅毒感染的危险因素

梅毒是 Tp 感染人体(传播途径包括性接触传播、血液传播和母婴传播)后引起的 STDs。Tp 可直接穿透黏膜或者通过伤口入侵皮肤。Tp 与宿主细胞的细胞外基质结合是 Tp 感染过程的重要环节,一旦入侵上皮细胞以下的部位,Tp 可在局部繁殖并扩散到血液和淋巴系统中,其特有的螺旋结构使得 Tp 能够穿过组织,造成器官功能异常甚至系统性损伤。因此,导致梅毒感染的主要危险因素为无保护的性交、男男性行为、吸毒等行为。

一、多性伴侣

多性伴侣可显著增大感染梅毒的风险,其中最为有力的证据就是梅毒在性工作者中高发。在青岛、合肥、南宁3个城市开展的针对1245名暗娼的调查显示,无保护性交、过去一周接待人数与梅毒感染具有统计学关联。而在尼泊尔开展的研究同样显示,无固定场所、教育程度、平均客户人数、是否使用安全套与梅毒感染密切相关。

二、男男性行为

由于男男性行为通常会造成直肠黏膜破损,因此其比异性性交更容易造成STDs,如梅毒、艾滋病的传播。男同性恋群体多性伴侣的情况亦较为常见,因此该群体是梅毒和艾滋病的高危人群。虽然目前正在不断实施针对这一特殊群体的干预措施,但在重庆的队列研究发现,2013—2017年,男同性恋群体的梅毒患病率稳定上升,而艾滋病的患病率略有下降。虽然这一现象的原因不明,但不可否认的是,健康教育和干预措施具有一定但有限的作用。在杭州开展的研究显示,罹患梅毒的男性性行为者对STDs防病知识的知晓率比未患病者低,采用肛门性交比例者偏高。

三、HIV 感染

梅毒和 HIV 感染具有很强的相关性,自从梅毒重新在世界范围流行后,HIV/梅毒共感染率在许多国家都处于上升态势,如丹麦,58%患有梅毒的男同性恋者同时感染了HIV,前瞻性观察发现约有10%的丹麦男同性恋确诊HIV后在5年内又感染了梅毒。目前有理论认为,梅毒感染率之所以在HIV感染者中升高是因为抗病毒药物效果较好,而病情好转却助长了高危行为,抗病毒药物的应用使得 HIV 感染者更倾向于无保护的性交。尽管如此,研究却未发现男同性恋人群的 HIV 感染率升高,这是因为抗病毒药物可显著降低 HIV 的载量,减少感染的机会,但这反而使得梅毒的感染率上升。但亦有学者认为,梅毒在 HIV 感染人群中高发是吸毒或者药物滥用引起的。

Gassly 等人认为 HIV 感染者中梅毒高发并不是上述原因导致的,而仅是因为疾病发病率的自然波动,但这种说法常常受到质疑。从疾病进展的角度来说,多个研究均观察到梅毒对 HIV 感染具有促进作用,如梅毒感染早期 HIV 载量升高和 CD4$^+$ 细胞计数下降。同时,由于梅毒患者存在硬下疳和皮肤溃疡,因此其感染和传播 HIV 的风险也会相应增大。同样,HIV 感染也会影响梅毒的疾病进展。一个多中心、前瞻性的人群队列研究发现,HIV 对 Ⅰ 期梅毒和 Ⅱ 期梅毒的临床表现有影响,具体来说,HIV 感染的 Ⅰ 期梅毒患者的硬下疳数量和频率均高于无 HIV 感染者。因此,HIV 感染是梅毒感染的重要协同因素。

四、吸毒或滥用药物

吸毒或滥用药物和梅毒感染具有较强的关联性,采取注射吸毒且共用针具可促进 Tp、HIV、丙肝病毒(hepatitis C virus,HCV)、乙肝病毒(hepatitis B virus,HBV)等病原体的传播。即便未采用注射吸毒的方式,吸毒或药物滥用仍然是梅毒感染的危险因素。对 32 个在中低收入国家开展的研究数据进行 Meta 分析,结果显示男性吸毒人群的梅毒患病率为 4.0%,女性为 19.9%,总体为 11.1%。该研究调查的女性研究对象更易感染梅毒,是因为她们往往会以性交易的方式来获得吸毒所需的金钱。该 Meta 分析所得出的数据和结论与其他研究相似,提示女性吸毒者更易感染梅毒。由于缺乏对 STDs 的传播途径、预防措施的认知,女性吸毒者很有可能进行高危性行为,继而增大感染梅毒的风险。此外,吸毒者的桥梁效应可将梅毒或其他 STDs 传播给未吸毒的性伴侣。

在中国广东开展的横断面调查显示,在吸毒人群中梅毒的患病率为 12.6%。Logistic 回归模型显示,性伴侣在过去 12 个月中曾经进入强制戒毒所是感染梅毒的危险因素,其比值比(odds ratio,OR)为 14.31。值得注意的是,女性性工作者常有梅毒和吸毒共存的状况。在中国山东开展的前瞻性观察研究显示,梅毒感染率从 2006 年的 1.0% 上升到 2013 年的 13.5%,与此同时,吸毒率也从 2007 年的 21.8% 上升到 2010 年的 55.5%。虽然消遣性毒品往往被认为危害性不如传统认知上的毒品(如海洛因、甲基苯丙胺等),但纳入了 447 名男男性行为者的研究发现,吸食消遣性毒品同样是梅毒的危险因素,OR 为 1.70,提示这类消遣性毒品的流行可能促进梅毒的传播。

(林　勇)

参考文献

[1] PAGE-SHAFER K,SHIBOSKI C H,OSMOND D H,et al. Risk of HIV infection attributable to oral sex among men who have sex with men and in the population of men who have sex with men[J]. AIDS,2002,16(17):2350-2352.

[2] CLEMENT M E,HICKS C B. Syphilis on the rise:what went wrong? [J]. JAMA, 2016,315(21):2281-2283.

[3] PETERMAN T A,SU J,BERNSTEIN K T,et al. Syphilis in the United States:on the rise? [J]. Expert Rev Anti Infect Ther,2015,13(2):161-168.

[4] SOLOMON M M,MAYER K H. Evolution of the syphilis epidemic among men who have sex with men[J]. Sex health,2015,12(2):96-102.

[5] KENYON C R,OSBAK K,TSOUMANIS A. The global epidemiology of syphilis in the past century-a systematic review based on antenatal syphilis prevalence[J]. PLoS Negl Trop Dis,2016,10(5):e0004711.

[6] CHICO R M,MAYAUD P,ARITI C,et al. Prevalence of malaria and sexually trans-mitted and reproductive tract infections in pregnancy in sub-Saharan Africa:a system-atic review[J]. JAMA,2012,307(19):2079-2086.

[7] KOJIMA N,PARK H,KONDA K A,et al. The PICASSO Cohort:baseline characteris-tics of a cohort of men who have sex with men and male-to-female transgender women at high risk for syphilis infection in Lima,Peru[J]. BMC Infect Dis,2017,17(1):255.

[8] BISSIO E,CISNEROS V,LOPARDO G D,et al. Very high incidence of syphilis in HIV-infected men who have sex with men in Buenos Aires city:a retrospective cohort study[J]. Sex Transm Infect,2017,93(5):323-326.

[9] NING Z,FU J,ZHUANG M,et al. HIV and syphilis epidemic among MSM and non-MSM aged 50 and above in Shanghai,China:A yearly cross-sectional study,2008—2014 [J]. Glob Public Health,2018,13(11):1625-1633.

[10] WU Z,XU J,LIU E,et al. National MSM Survey Group. HIV and syphilis prevalence among men who have sex with men:a cross-sectional survey of 61 cities in China[J]. Clin Infect Dis,2013,57(2):298-309.

[11] ZOU X,LING L,ZHANG L. Trends and risk factors for HIV,HCV and syphilis se-roconversion among drug users in a methadone maintenance treatment programme in China:a 7-year retrospective cohort study[J]. BMJ Open,2015,5(8):e008162.

[12] ZHANG Y,WU G,LU R,et al. What has changed HIV and syphilis infection among men who have sex with men (MSM) in Southwest China:a comparison of prevalence and behavioural characteristics (2013—2017) [J]. BMC Public Health, 2019, 19 (1):1314.

[13] SALADO-RASMUSSEN K,KATZENSTEIN T L,GERSTOFT J,et al. Risk of HIV or second syphilis infection in Danish men with newly acquired syphilis in the period 2000-2010[J]. Sex Transm Infect,2013,89(5):372-376.

[14] STERNE J A,HERNÁN M A,LEDERGERBER B,et al. Swiss HIV Cohort Study. Long-term effectiveness of potent antiretroviral therapy in preventing AIDS and death:a prospective cohort study[J]. Lancet,2005,366(9483):378-384.

[15] COWAN S A,GERSTOFT J,HAFF J,et al. Stable incidence of HIV diagnoses a-mong Danish MSM despite increased engagement in unsafe sex[J]. J Acquir Immune

Defic Syndr,2012,61(1):106-111.

[16] GRASSLY N C,FRASER C,GARNETT G P. Host immunity and synchronized epidemics of syphilis across the United States[J]. Nature,2005,433(7024):417-421.

[17] COFFIN L S,NEWBERRY A,HAGAN H,et al. Syphilis in drug users in low and middle income countries[J]. Int J Drug Policy,2010,21(1):20-27.

[18] LIAO M,SU S,YAN K,et al. Dual epidemics of drug use and syphilis among Chinese female sex workers:results of eight consecutive cross-sectional surveys from 2006 to 2013 in Qingdao,China[J]. AIDS Behav,2016,20(3):655-666.

第三章 梅毒螺旋体的基因分型及其分布

梅毒螺旋体(Tp)的基因分型是研究 Tp 菌株多样性和分子流行病学的重要手段。随着新一代测序技术的成熟,新的 Tp 亚种在世界各地逐渐被发现,Tp 双基因分型方法或三基因分型方法也得到了广泛认同。基因分型方法的成熟有力地推动了 Tp 分子流行病学的发展。近年的研究发现,Tp 亚种的某些型别可能与一些临床特征存在一定的关联,如 14f/f 型别的菌株毒力可能更强,而感染 14a/i 型别的梅毒患者更易发生血清固定现象。此外,Tp 23S rRNA A2058G 和 A2059G 的点突变与 Tp 菌株大环内酯类抗生素的耐药性密切相关。

第一节 梅毒螺旋体基因分型方法

梅毒是由 Tp 感染引起的一种慢性性传播疾病,其 DNA 复制、转录、翻译和修复系统完整,但其生物合成能力与代谢能力有限,需要利用转运蛋白从宿主中获得必需的营养物质。随着分子生物学技术的发展,Tp 的全基因组 DNA 序列已被解析出来,其全长为 1138006 个碱基对(bp),包含 1041 个开放阅读框(open reading frame,ORF),可能的致病因子主要包括 12 种膜蛋白和一些潜在的溶血素。尽管目前 Tp 持续体外培养取得突破,但难以对其进行基因操纵,这阻碍了对 Tp 致病机制、诊断方法、疫苗研制等方面的深入研究。基因分型是开展 Tp 分子流行病学研究的重要方法。梅毒分型系统的研究是近几十年各国学者极力攻克的焦点之一。本节主要介绍当前研究公认的关于 Tp 菌株的分型方法。

一、双基因分型方法

1998 年,美国疾病控制与预防中心(Centers for Disease Control and Prevention,CDC)的 Pillay 等人首次提出操作简便、实用性强的双基因分型方法,从而推动了 Tp 分子流行病学的快速发展。该方法选择具有菌株间高度异质性的酸性重复蛋白(acidic repeat protein,Arp)编码基因 arp($tp0433$)以及梅毒螺旋体重复蛋白(*Treponema pallidum* repeat,Tpr)编码基因 tpr,包括 $tprE$($tp0313$)、$tprG$($tp0317$)与 $tprJ$($tp0621$)基因作为目的基因,利用 PCR 分别扩增 arp 基因和 tpr 基因。其中,arp 基因在不同菌株间存在不同数目的约 60 bp 的重复序列,根据目的扩增产物大小相对于标准株 Nichols(已知该菌株 arp 基因有 14 个重复序列)的差距进行以 60 bp 为整数倍的计算,从而得到 7~21 个不同数目的 60 bp 的 arp 基因重复序列。另外,将 tpr 基因扩增产物经 Mse I 酶切后,将其酶切产物置于琼脂糖凝胶上电泳,得到 9 个长度不同的限制性片段长度多态性(restriction fragment length polymorphism，RFLP）。该分型方法的命名采用阿拉伯数字表示 *arp* 基因重复序列的数目，以小写英文字母 a～i 表示 *tpr* 基因的 RFLP 类型，再将 2 种基因的分型结果相结合，即该菌株的 CDC 双基因型，如 *Tp* Nichols 菌株 CDC 基因型为 14a。

（一）*arp* 基因

Tp Nichols 株的 *arp* 基因的 ORF 为 1 647 bp。Arp 蛋白分子量为 59.4 kD，G＋C 含量（62.1%）高于 *Tp* 基因组 G＋C 含量（52.8%），等离子点为 4.63，谷氨酸占 18.1%，故命名为酸性重复蛋白。Pillay 等通过提取 DNA 进行巢式 PCR，扩增出的产物大小为 735～1575 bp，分别重复了 7～21 倍的 60 bp 序列，这些重复序列之间仅存在细微的差别。根据其重复数量的不同，发现了 12 个亚型，分别被标识为 7～9、11～16 与 19～21 亚型。其中，14 亚型占所有标本的 54.2%，*arp* 基因长度约为 1000 bp，含 2～22 个不等的 60 bp 重复基因序列。以 *arp* 基因重复序列个数表示该 *Tp* 的 *arp* 型，共 21 个亚型。

Arp 蛋白具有潜在的跨膜结构域和信号肽酶 I 位点，具有 *Tp* 所含的一个 60 bp 的序列，它占据的基因长度约 51%。*arp* 基因氨基端和羧基端含有一些具有发卡结构的保守序列，基因中心部位则含有不同数目的 60 bp 相似重复序列，具有高度异质性。同时，基于氨基酸的变异性，该重复序列又可被分为 4 型，即 I 型、II 型、III 型和 II/III 型。以 I 型为基础，II 型、III 型分别与其有 1 个和 4 个碱基的差异；II/III 型是 II 型、III 型的重组型，是 *Tp* 串联重复序列兼并的结果。

（二）*tpr* 基因

tpr 基因是一组在基因内部和各基因成员之间发生多基因转换而形成的共生同源基因家族。Pillay 等的研究中得到了 7 种亚型，d 亚型占所有标本的 60.8%。目前，研究表明 Tpr 蛋白家族由 12 个重复蛋白组成，*tpr* 基因包括 A～L 12 个亚基因，按照氨基酸的同源性又分为 3 个亚家族，即 I 亚家族（*tprC*、*tprD*、*tprF* 与 *tprI*）、II 亚家族（*tprE*、*tprG* 与 *tprJ*）和 III 亚家族（*tprA*、*tprB*、*tprH*、*tprK* 与 *tprL*）。*tpr* 占 *Tp* 总 DNA 含量的 2%，提示其在 *Tp* 的生存方面具有重要的作用。其中，I 亚家族和 II 亚家族氨基端和羧基端均为保守序列，基因中心为可变区；III 亚家族的同源性较低，保守区和可变区混合出现。

对于 *tpr* 基因的功能，目前尚未完全阐明，其中 3 个基因编码的蛋白主要存在于 *Tp* 分子的外膜，即 2 个 I 亚家族（*tprF* 与 *tprI*）与 1 个 III 亚家族（*tprK*）。在 *Tp* 的不同菌株之间，*tpr* 基因具有高度异质性，可能是 *Tp* 在感染和传播过程中发生变异的结果。

Pillay 等人提出的基因分型系统主要通过对 *tpr* 基因 II 亚家族基因位点的差异进行识别。*tpr* 基因家族均具有不同程度的变异性，*tpr* I 和 *tpr* II 编码的 N-末端与 C-末端序列高度保守，中间部分则出现序列和长度各异的可变区。

二、三基因分型方法

自 Pillay 等人提出基于 *arp*/*tpr* 基因的 CDC 双基因型分型之后，大量临床研究证实该方法具有重复性高、稳定性好、特异性高等优点。2012 年，Azzato 等人在 CDC 双基因分型方法的基础上引入 *tp0548* 基因 131～215 bp 的序列检测，根据菌株在该序列之间的多态性，得到 a～i 9 个不同序列。截至目前,研究发现 *tp*0548 基因存在 c-g 型与 i 型序列。将 *arp*、*tpr*Ⅱ、*tp*0548 三个基因的分析结果综合组成一个完整的基因型别(strain type),从而建立以 *arp/tpr/tp*0548 为靶基因的三基因分型方法,以进一步提高区分度。随后,国内外学者通过一系列研究验证该分型方法的科学性和临床实用性。尽管三基因分型方法比 CDC 双基因分型方法更具优势,临床使用价值更大,但 CDC 双基因分型方法仍然是目前公认的 *Tp* 基因分型方法。

第二节　梅毒螺旋体基因亚型分布

研究发现,*Tp* 最常见的 27 种基因亚型的分布存在很大的地理差异,其中 14d、14f、14a、13d 与 15d 是最普遍的 *Tp* 基因亚型。其中,14d 亚型在马达加斯加广泛流行;14f 亚型在亚利桑那州、南卡罗来纳州和美国北部为最主要的流行菌株;14a 亚型在欧洲广泛流行,并且研究发现,14a 亚型是南非比勒陀利亚神经梅毒患者中最主要的流行菌株,但 14d/f 亚型却是整个南非的 *Tp* 优势流行株。

目前,多项研究表明,14d 亚型为中国最常见的基因型。郑和平等人根据 Pillay 等人提出的标准基因分型方法对广州地区的 *Tp* 流行菌株进行分型,发现了 7 个基因型,其中 14d 亚型占 66.0%,13d 亚型占 10.6%,说明广州地区 *Tp* 基因型以 14d 亚型为优势型别。周平玉等人通过三基因分型方法对上海地区的 *Tp* 流行菌株进行分型鉴定,结果发现其主要基因型为 14d/f 亚型(88.8%),其次为 15d/f 亚型(3.6%),表明 14d/f 亚型是上海地区最常见的亚型。此外,他们还发现 14d/f 亚型与 19d/c 亚型的基因型与神经梅毒有关。其他研究发现台湾地区流行的 *Tp* 菌株以 14f/f 亚型为常见型别,而湖南、山东与重庆地区均以 14d/f 亚型为常见型别。

第三节　梅毒螺旋体耐药菌株的基因型和分布

青霉素是治疗梅毒的首选药物。虽然其治疗梅毒失败的报道并不罕见,但目前尚没有发现对其耐药的 *Tp* 菌株。由于阿奇霉素被广泛用于许多感染的治疗,因此,对大环内酯类抗生素耐药的 *Tp* 流行程度出现惊人的上升。1977 年,首例对大环内酯类抗生素耐药的 *Tp* 菌株(ss14)被成功分离,发现其 23S rRNA 基因出现一个新的突变位点 A2058G。随后,2002—2003 年,美国旧金山报告了多例阿奇霉素治疗失败的病例,并且加拿大和爱尔兰的失败病例也逐渐增加。随后,英国、中国等多个国家也发现了 *Tp* 对阿奇霉素耐药的现象。2009 年,捷克共和国报道了一例经螺旋霉素治疗无效的梅毒患者,检测其标本发现 *Tp* 23S rRNA 基因出现另一个新的突变位点 A2059G。而随后的研究发现,在捷克共和国的梅毒患者标本中,*Tp* 23S rRNA 基因 A2058G 和 A2059G 突变的概率均为 18.2%,提示 23S rRNA 的 A2059G 突变已经在小范围内流行。随后,在英国伦敦男男性行为的梅毒患者体内分离出的 *Tp* 菌株中也同时检测出 A2058G 和 A2059G 突变,证实 *Tp* 23S rRNA 基因 A2059G 突变已不是某一地理区域所特有的。

此外,特殊的 Tp 亚型可能与大环内酯类抗生素耐药存在关联。在一项针对上海 38 例 Ⅰ 期梅毒患者的研究中发现,大环内酯类抗生素耐药率为 100%,耐药菌株主要以 14f 亚型为主,占总数的 79%。在加拿大西部,大环内酯类抗生素耐药率为 19.4%,耐药菌株以 14d 亚型为主。研究发现,14f/f 亚型是在台湾地区梅毒患者中最常见的 Tp 菌株型别,但没有发现 23S rRNA 基因突变导致的耐大环内酯类抗生素的 Tp 菌株。

新基因突变位点的出现提示 Tp 对大环内酯类抗生素耐药形势越来越严峻,使得对青霉素过敏的梅毒患者的治疗面临新的挑战。准确的 Tp 基因分型有助于指导梅毒患者的药物治疗,减轻梅毒患者的经济成本与心理压力。Tp 基因分型研究有助于研究和分析梅毒传播范围、梅毒流行特征、传染源与流行菌株,确定高危人群,制定防治策略等。通过完整的基因组分析,获得对 Tp 生化特征和发病机制的全面理解,为 Tp 的分子研究和疫苗的研制提供更可靠的依据,这对梅毒防治具有重要意义。

第四节　展望

Tp 基因分型不仅可以揭示梅毒传播的规律,还能从分子水平区分不同的菌株型别,判断梅毒患者的感染状态,了解不同基因型别与特定临床症状的关系。尽管 Tp 基因分型研究已取得长足进步,但仍存在许多亟待解决和探索的问题,如是否存在新的基因可以纳入基因分型系统,基因分型是否与 Tp 的其他特征存在关联。

随着生物工程技术的发展以及 Tp 致病机制的进一步阐明,Tp 基因分型方法将不断完善,进而指导临床合理用药,助力梅毒的预防与控制。横跨多个国家和地区的交流与合作对推动 Tp 基因分型具有重要的作用。各国流行病学专家、基础科学家与临床研究人员需要携手在 Tp 基因分型研究的过程中发挥作用。虽然目前存在一些困难,但 Tp 基因分型的不断完善最终会对促进梅毒的防控起到重要的作用。

（谢亚锋　肖勇健）

参考文献

[1] PENG R R,WANG A L,LI J,et al. Molecular typing of *Treponema pallidum*：a systematic review and meta-analysis[J]. PLoS Negl Trop Dis,2011,5(11)：e1273.

[2] 马虎,余先华,张仲毅. 梅毒螺旋体基因分型的相关性研究[J]. 中国艾滋病性病,2015,21(3)：257-259,262.

[3] FERNÁNDEZ-NAVAL C,ARANDO M,ESPASA M,et al. Novel tp0548 sequence-type of *Treponema pallidum* identified in Barcelona,Spain[J]. Sex Transm Dis,2019,46(5)：e50-e52.

[4] XIAO Y,LIU S,LIU Z,et al. Molecular subtyping and surveillance of resistance genes *in Treponema pallidum* DNA from patients with secondary and latent syphilis in Hunan,China[J]. Sex Transm Dis,2016,43(5)：310-316.

［5］ VENTER J M E,MÜLLER E E,MAHLANGU M P,et al. *Treponema pallidum* macrolide resistance and molecular epidemiology in Southern Africa,2008 to 2018［J］. J Clin Microbiol,2021,59(10):e0238520.

［6］ PILLAY A,LIU H,CHEN C Y,et al. Molecular subtyping of *Treponema pallidum* subspecies pallidum［J］. Sex Transm Dis,1998,25(8):408-414.

［7］ MARRA C,SAHI S,TANTALO L,et al. Enhanced molecular typing of *Treponema pallidum*:geographical distribution of strain types and association with neurosyphilis ［J］. J Infect Dis. 2010,202(9):1380-1388.

［8］ AZZATO F,RYAN N,FYFE J,et al. Molecular subtyping of *Treponema pallidum* during a local syphilis epidemic in men who have sex with men in Melbourne,Australia ［J］. J Clin Microbiol,2012,50(6):1895-1899.

第四章 梅毒螺旋体的形态与结构

梅毒螺旋体(Tp)的基本形态结构与其他细菌相似,但比一般细菌小,未染色用暗视野和相差显微镜可以观察到其形态,但其超微结构需用电子显微镜观察。了解 Tp 的形态结构特点对研究其生理活动、鉴别 Tp、诊断和防治梅毒感染等具有重要的理论和实际意义。

第一节 梅毒螺旋体的形态

Tp 是螺旋体目的成员,形态独特,呈螺旋状或波浪状。在宿主体内,Tp 以旋转式和波浪式运动。Tp 长度为 $6\sim15\ \mu m$,直径约为 $0.16\sim0.20\ \mu m$。其正弦形轮廓的波长和振幅分别约为 $1.1\ \mu m$ 和 $0.4\ \mu m$。Tp 革兰氏染色阴性,不易着色,用 Fontana 镀银染色呈棕褐色[图 4-1(a)],通常用暗视野显微镜直接观察悬滴标本中的 Tp[图 4-1(b)]。

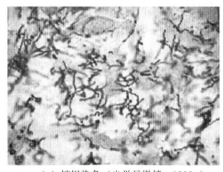 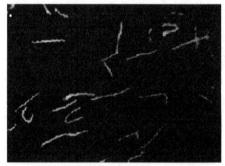

(a) 镀银染色(光学显微镜,1000×)　　　　(b) 未染色(暗视野显微镜,1000×)

图 4-1　兔睾丸组织中梅毒螺旋体(a)和纯化后悬滴中梅毒螺旋体(b)(标尺 100 μm)

(资料来源:吴移谋. 人类衣原体螺旋体立克次体[M].北京:人民卫生出版社,2009.)

Tp 横截面超微结构与革兰氏阴性细菌类似,包括外膜(outer membrane,OM)、周质间隙、肽聚糖层、内膜(inner membrane,IM),如图 4-2 所示。然而,Tp 的 OM 缺乏脂多糖,这与革兰氏阴性菌的 OM 存在明显差异。众所周知,OM 界定了菌体的外层细胞膜表面,而细胞膜(cell membrane,CM)包围着原生质体。与革兰氏阴性菌不同,Tp 的运动细胞器完全位于周质间隙内,介于 CM 和 OM 之间,被称为周质鞭毛(periplasmic flagellum,PF)或内鞭毛。周质鞭毛包绕在螺旋形原生质体周围,并在菌体中心附近相互交错。电子显微镜观察到细胞壁肽聚糖与 CM 紧密相连,并且其生化特征表明 Tp 含有典型的肽聚糖。

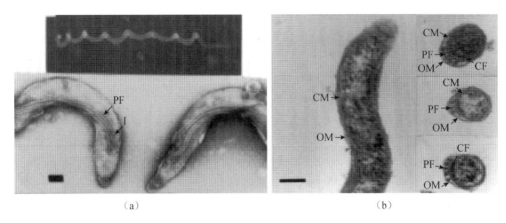

（a）　　　　　　　　　　（b）

注:CM—细胞膜;OM—外膜;PF—周质鞭毛;CF—胞质丝

图 4-2　梅毒螺旋体的超微结构(标尺 0.1 μm)

（资料来源:NORRIS S J,et al. Biology of Fteponema pallidum:correlation of funtional adivities with gen sequence dat[J]. J Mol Microbiol Biotechnol,2001,3(1):37-62.）

一、梅毒螺旋体体外生长形态特征

Tp 在含氧量为 3%～4% 的微需氧环境(34 ℃)中孵育时生长迟缓,最早可以在第 3 天检测到小幅增加(2～3 倍)。此期菌体增大,代谢活跃,为对数期生长积累充分的酶/辅酶和中间代谢产物。从第 3 天到第 12 天,Tp 保持对数生长,此期菌体的形态、染色性、生理活动等均较典型,对外界环境因素的作用敏感。Tp 培养的生长稳定期通常较短,只持续 1～2 天。由于培养基中营养物质消耗,有害代谢物积累,该期菌体繁殖减慢,死亡数逐渐增加,形态不典型。随后,有活动性、存活的 Tp 迅速减少。

二、梅毒螺旋体分裂形态特征

在正常生长过程中,Tp 中间收缩,呈对称分裂。与大肠埃希菌($E.coli$)一样,胞质分裂是一个收缩过程,该过程涉及外膜、肽聚糖层和内膜。外膜破裂是胞质分裂的最后一步。在 Tp 生长的早期和对数期,可观察到两个独立旋转的胞质圆柱体,每个胞质圆柱体位于同一外膜下,但每个胞质圆柱体都有自己的动力装置。周质肽聚糖层被分解和重建,为每个子细胞提供其自身的外层结构。

在 Tp 的分裂周期中,胞质圆柱体可延伸至单个菌体长度的 2 倍左右,且分裂的隔膜位于其中部区域。在微管蛋白环(FtsZ)定位和形成期间或之前,胞质细丝被切断,其末端锚定在膜中。显微镜下观察 Tp 分裂隔膜时,可以在隔膜两侧观察到两束独立的细丝,且隔膜两侧的细丝数量相同。在此过程中还可观察到一个新生的鞭毛,鞭毛含一个基体、一个钩和一个短的鞭毛细丝。当隔膜收缩时,鞭毛细丝伸长。当 Tp 分裂的隔膜关闭且两个胞质圆柱体在共同的外膜下分离时,鞭毛细丝可继续伸长,最后形成两个独立的菌体。

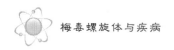

三、梅毒螺旋体对宿主细胞形态的影响

在 Tp 的早期体外培养中,每个棉尾兔上皮细胞含 40～50 个 Tp,尚未观察到细胞病变效应。生长高峰期的 Tp 密度增加到每个棉尾兔上皮细胞含 150～200 个 Tp。在这些培养物中,组织单层的形态随着培养物的生长而退化,细胞单层不融合[图 4-3(a)]。单层细胞相对稀疏,可见大量变性组织灶。扫描电镜显示许多细胞出现皱缩、高度空泡化和脱落。组织病灶是一个包含大量 Tp 的结节状斑块[图 4-3(b)]。细胞病变效应出现在培养的第 7～10 天,此时 Tp 密度达到 100 个/细胞或更多。这表明在没有完整免疫系统的情况下,Tp 本身能造成组织损伤,导致细胞病变效应。

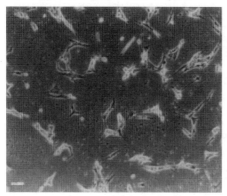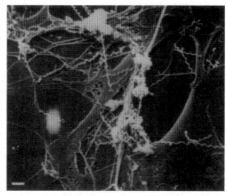

（a）培养物在低倍率下的相差显微照片　　　　（b）同一培养物的扫描电镜照片

图 4-3　梅毒螺旋体生长对棉尾兔上皮细胞的病理影响（标尺为 2 μm）

（资料来源：HAYES N S,et al. Parasitism by virulent Treponema pallidum of host cell surface[J].
Infect Immun,1977,17(1):174-186. ）

第二节　梅毒螺旋体的结构

Tp 基本结构由外至内分别为外部结构、细胞壁、3 根或 4 根内鞭毛,以及细胞膜包绕的原生质体(图 4-4)。内鞭毛能使 Tp 以移行、屈伸、滚动等方式运动。

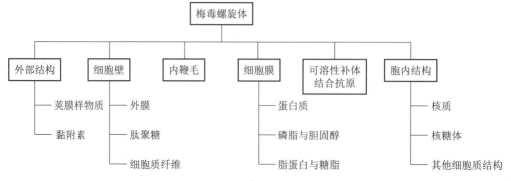

图 4-4　梅毒螺旋体的超微结构组成及成分

一、外部结构

(一)荚膜样物质

Tp 在人和动物体内能形成荚膜样物质,其化学成分主要为糖胺聚糖和唾液酸。荚膜样物质可抑制补体激活以及补体溶菌作用,抵抗单核-巨噬细胞吞噬,并且阻止抗体等大分子物质与菌体结合,从而有利于 *Tp* 在宿主体内生存和扩散。梅毒患者有时会出现免疫抑制等现象,被认为与荚膜样物质有关。

(二)黏附素

Tp 强大的侵袭力特性与其菌体表面的黏附素密切相关。可借助黏附素对表皮细胞、内皮细胞和(或)细胞外基质(extracellular matrix,ECM)成分,如纤连蛋白(fibronectin,FN)、层粘连蛋白(laminin,LN)、纤维蛋白原(fibrinogen,FG)等的黏附,介导 *Tp* 的侵入和定植。*Tp* 黏附素大多为脂蛋白,具有较强的免疫原性,有潜在血清学诊断价值。*Tp* 的黏附素主要有以下几种。

(1)Tp0751:发现最早和研究最多的 *Tp* 脂蛋白黏附素,其编码基因全长 714 bp,全蛋白含 237 个氨基酸,相对分子质量约为 25 kD。其 C-端区域为 8 条 β 链组成的 β-桶状结构,属于脂质运载蛋白家族成员;在 C-端有一个 HEXXH 金属蛋白酶基序,能结合 Zn^{2+},是一个锌依赖膜相关金属蛋白酶。

(2)Tp0136:属 *Tp* 脂蛋白黏附素,编码基因全长 1488 bp,含 495 个氨基酸(Nichols株),相对分子质量约为 50 kD。

(3)Tp0750:近年发现的具有黏附功能的膜蛋白,编码基因全长 672 bp,含 223 个氨基酸,相对分子质量约为 $26×10^3$,在结构和功能上与 Tp0751 密切相关。

(4)Tp0435:由 156 个氨基酸组成的脂蛋白,编码基因全长 471 bp,相对分子质量约为 17 kD(故又名 Tp17),为 8 条 β 链组成的桶状结构。

(5)Tp0155:较早鉴定的 *Tp* 黏附素,编码基因全长为 1116 bp,含 365 个氨基酸,相对分子质量约为 35.8 kD。

(6)Tp0483:较早鉴定的 *Tp* 黏附素,编码基因全长为 1212 bp,含 374 个氨基酸,相对分子质量约为 40 kD。

(7)Tp0954:最近发现的一个 *Tp* 胎盘黏附素,编码基因全长 1437 bp,含 478 个氨基酸,相对分子质量约为 49 kD。

二、细胞壁

Tp 细胞壁较薄,但结构较复杂,除含有 1 层或 2 层肽聚糖结构外,尚有其特殊组分外膜。外膜由脂蛋白和脂质双层组成。

Tp 的细胞结构类似于常规革兰氏阴性菌,具有细胞质膜、周质空间和外膜。但是,可借助一些关键特征将 *Tp* 与其他细菌区分开:① *Tp* 含有位于原生质圆柱和外膜之间的内部鞭

毛;② 与传统的革兰氏阴性菌不同,Tp 外膜不含脂多糖;③ Tp 外膜中的肽聚糖层能覆盖细胞质膜;④ 胞壁质层容易被洗涤剂等破坏,是导致 Tp 外膜极度不稳定的主要原因。这些局限性阻碍了对 Tp 外膜蛋白差异性特征的鉴定。

(一)外膜

外膜由脂蛋白、脂质双层和糖脂组成。从结构上看,Tp 外膜为一个不对称的双层结构,其内层与细胞膜内层结构相似,但其外层缺乏脂多糖结构。

脂质双层的内层类似细胞膜,双层内镶嵌着少量的蛋白,称为外膜蛋白(outer membrane protein,OMP)。Tp 外膜中完整膜蛋白的密度为大肠埃希菌的 1%。冷冻断裂电子显微镜显示,Tp 的凹面和凸面 OM 均只含有少量稀疏分布的膜内颗粒,表明完整的跨膜蛋白很少。相比之下,大肠埃希菌 OM 凹面的膜内颗粒形成一个二维的阵列,基本上覆盖了膜小叶的整个表面(大肠埃希菌 10000 颗粒/平方毫米和 Tp 90 颗粒/平方毫米)。目前,Tp 中已证实的完整外膜蛋白主要有以下几种。

(1)梅毒螺旋体重复蛋白(Tprs):Tp 的 Tprs 与齿垢密螺旋体的主要外鞘蛋白(major outer sheath protein, MOSP)相似,主要有 TprC(Tp0117)、TprD(Tp0131)和 TprI(Tp0620),将 TprC/TprD 和 TprI 整合到脂质体后导致膜通透性增加,与大肠埃希菌孔蛋白 ompF 产生的通透性作用相同。这些蛋白相互作用,使 Tp 能够摄取营养成分。

(2)BamA(Tp0326/Tp92):具有双域体系结构,由一个两亲性的表面暴露 C-端的 β-桶状结构和一个包含 5 个多肽转运相关重复序列的周质区域组成,穿梭于周质之间,调节外膜蛋白的组成与含量。

(3)LptD(Tp0515):Tp0515 是革兰氏阴性菌 OM 成分 LptD 的结构同源物,其可溶性 N-端与 Tp0784(LptC)和 Tp0785(LptaA)共同形成连接 IM 与 OM 的结构,将糖脂从其 IM 的合成部位输送到 OM 的外部小叶中。

(4)FadL:Tp 含有 5 个 FadL 结构同源物(Tp0548、Tp0856、Tp0858、Tp0859 和 Tp0865),FadL 家族是底物特异性转运蛋白,与相关转运蛋白 Tp0956/TatT 和 Tp0957/TatP 相互作用,通过周质转运长链脂肪酸等营养物质,以满足菌体需要。

(5)外排泵蛋白:Tp 含有大肠埃希菌 TolC 的同源物 Tp0969,与铜绿假单胞菌的 OprJ 同系物 Tp0966 和 OrpN 同系物 Tp0967 形成一个完整的 TolC 样 RND 泵,在大量共生微生物部位,外排泵具有抵抗共生微生物的入侵、保障自身生存的功能。

(6)OmpWs 蛋白:Tp 基因组编码两个 OmpW 同源基因(Tp0126 和 Tp0733),可以保护菌体免受外部环境的压力。

Tp 外膜脂蛋白主要为黏附素:① Tp0751 是粘连蛋白结合黏附剂,也是锌依赖性金属蛋白酶,能降解血凝块和细胞外基质,其活性可促进 Tp 传播和黏附;② Tp0136 是 Tp 外表脂蛋白,被认为是纤连蛋白结合脂蛋白黏附素;③ Tp0435 是 Tp 的主要表面抗原,为 Tp 诊断抗原,也具有细胞黏附作用。

Tp 外膜的脂质由磷脂酰胆碱、磷脂酰甘油、磷脂酰丝氨酸和一种无特征性且免疫原性弱的糖脂组成。此外,Tp 外膜糖脂含有短链分枝状聚糖组分,类似于淋病奈瑟菌脂寡糖,是该菌的毒力因子之一,可逃逸宿主的免疫监视。

Tp 的细胞膜与外膜的脂质双层之间有一个空隙,占细胞体积的 20%～30%,称为质浆间隙。该间隙内含有多种水解酶,对有害物质的降解具有重要作用。

(二)肽聚糖

Tp 肽聚糖厚度约 5 nm,由氨基葡萄糖、胞壁酸、D-谷氨酸、L-丙氨酸、D-丙氨酸、鸟氨酸和甘氨酸组成,紧贴在细胞膜上。这种不寻常的细胞结构形态导致其外膜结构疏松,易被洗涤剂降解。

(三)细胞质纤维

Tp 的异常形态特征表现为存在细胞质纤维,该纤维与周质鞭毛并列存在于 CM 下方。它们起源于周质鞭毛的基体附近,某些情况下可附着于周质鞭毛。目前尚不清楚纤维是随菌体延伸至等长,还是像鞭毛一样在中间结束。纤维细丝呈带状结构,其矩形横截面长 7.0~7.5 nm,宽 1 nm。*Tp* 横截面的电子显微图显示,几根细胞质纤维可沿平坦表面聚集形成紧密排列。*Tp* 胞质纤维蛋白(cytoplasmic filament protein,CfpA)编码基因的鉴定主要通过密螺旋体的细胞质纤维和 *Tp* 相应蛋白的 N-端序列分析完成。CfpA 在大肠埃希菌中过量表达可形成短而不规则的束,表明 CfpA 在表达过程中可实现部分自我组装。齿垢密螺旋体的 CfpA 定向突变可导致螺旋体的运动性改变,表明细胞质纤维能以某种方式参与螺旋体运动,也有研究表明细胞质纤维与染色体分离及细胞分裂有关。这些结构在大多数螺旋体中均未发现,因此对螺旋体的运动和细胞分裂过程来说并不是必需的。

三、细胞膜

细胞膜或称胞质膜(cytoplasmic membrane),位于细胞壁内侧,紧包着细胞质,厚度约 7.5 nm,柔韧,致密,富有弹性,占细胞干重的 10%~20%。*Tp* 细胞膜的结构与真核细胞结构基本相同,由磷脂和多种蛋白质组成,但不含胆固醇。目前,已证实的完整膜蛋白主要有 Tp47(Tp0574)、Tp17(Tp0435)、yidD(Tp0883)、yidC(Tp0949)、mreD(Tp0499)、lolE (Tp0582)、TpN35(TmpC/Tp0319)和 Tp15(Tp0171)。*Tp* 细胞膜是其赖以生存的重要结构之一,其主要功能包括物质转运、呼吸和分泌、生物合成,以及参与菌体分裂。

(一)细胞膜结构

Tp 的细胞膜结构与革兰氏阴性杆菌的细胞膜结构有很大的不同。通过透射电子显微镜获得的固定、嵌入的生物体图像显示,OM 和 CM 并列,肽聚糖层夹在中间。然而,对 CM 原始状态进行冷冻电子断层扫描观察发现,两层膜被肽聚糖层分开,在周质腔中形成两个不同的区域。较低密度的区域包含 CM 整合蛋白的周质部分(各种渗透酶)和脂蛋白的多肽部分,其中许多是 ATP 结合盒蛋白的底物结合蛋白(substrate-binding protein,SBP)。在细胞的两极附近是化学感受器阵列,其中包含 *Tp* 的 4 种接受甲基受体趋化蛋白(methyl-accepting chemotaxis protein,MCP):MCP1(Tp0040)、MCP2(Tp0488)、MCP3(Tp0639)和 MCP4(Tp0640),这些感受器与周质中外源性的配体结合并将趋化信号传递给更远的鞭毛。细胞尖端的锥状晶格通过细纤维连接到外膜,可以作为细胞器介导末端连接。这一尖端结构与鞭毛发动器及化学感受器的相互作用使 *Tp* 的黏附、环境感知和定向运动之间能够紧

密协调。通过菌体上分布的受体,黏附素可以使菌体在黏附宿主细胞之前获得"立足点"。

(二)跨细胞膜转运

Tp 使用不同的 ATP 结合盒蛋白家族和共转运体(编码基因占其基因组的 5％)将细胞生存所需分子从周质转到胞质。在葡萄糖通过外膜上的非选择性孔蛋白被动扩散后,甲基半乳糖苷(Mgl)葡萄糖-半乳糖 ABC 转运体(由 Tp0545 与 Tp0684、Tp0685 与 Tp0686 组成)可介导高亲和力的跨膜转运。Tp 缺乏生物合成能力,但有一个广泛的氨基酸转运系统。ABC 转运体 MetI-MetN-MetQ 专门用于蛋氨酸的摄取。Tp 的基因组编码 3 个假定的 SBP,这些假定的 SBP 可能有特异性寡肽(OppA/Tp0585、组氨酸/Tp0308 和极性氨基酸/Tp0309)。完成 Tp 氨基酸摄取的可能是天冬氨酸和谷氨酸(Tp0555 和 Tp0934)、丙氨酸和甘氨酸(Tp0414 和 Tp0998)以及支链氨基酸(Tp0265)的转运体。另外,Tp0144 可作为硫胺 ABC 转运蛋白(TbpAPQ)的 SBP。

结构生物学已成为研究 Tp 细胞膜组分的重要工具。通过晶体结构分析,Troa(Tp0163)最初被认为是一种稀有的外膜蛋白(outer membrane protein,OMP),后来证实其属于一类新发现的与过渡金属 ABC 转运蛋白有关的 SBP。晶体学和结合学研究表明,TmpC(Tp0319)是所有细菌中描述的第一个 ABC 型嘌呤核苷转运系统(PnrABCDE)的 SBP。另一种脂蛋白 PotD(Tp0655)被证明是多胺转运体(PotABCD)的 SBP,该多胺转运体与腐胺和亚精胺有纳摩尔级别的结合亲和力。Tp0298 是一种脂蛋白,X 射线结构显示其是核黄素转运体(RfuABCD)的 SBP,该转运体与双功能黄素腺嘌呤二核苷酸(FAD)焦磷酸酶-黄素单核苷酸转移酶合作,以满足 Tp 对黄素辅因子的巨大需求。脂肪酸营养缺陷型的 Tp 如何获得必需长链脂肪酸(long-chain fatty acid,LCFA)?这是一个长期未解决的问题。最新的结构分析描述了一种由四肽重复序列(TPR)-蛋白质相关转运体组成的多聚脂蛋白复合物(TatT-TatP,Tp0956-Tp0957),该复合物中的转运体能够将 LCFA 运送到周质。

四、周质鞭毛

Tp 的独特之处在于它的鞭毛位于胞质内,因此被称为周质鞭毛(periplasmic flagellum,PF),每个 PF 附着在菌体的一端,并向另一端延伸。

(一)PF 的结构和组成

Tp 的菌体末端有 2～4 个 PF,这些 PF 在菌体中心重叠,和其他螺旋体一样,有助于 Tp 在悬浮的凝胶状介质中加快运动速度。Tp 的 PF 具有与其他细菌鞭毛相鉴别的重要特征(图 4-5)。Tp 鞭毛丝核心周围有独特的蛋白质鞘,其鞭毛丝比其他细菌更厚。该鞘由 FlaA 蛋白质组成,其序列在螺旋体之间非常保守。PF 核心由 FlaB 蛋白家族组成。FlaB 蛋白与其他细菌的鞭毛蛋白序列相似,尤其是 N-端和 C-端。Tp 由 3 种不同的 FlaB 蛋白(FlaB1、FlaB2 和 FlaB3),以及 FlaA1、FlaA2 两个鞘膜蛋白亚单位组成,其中 3 个 FlaB 蛋白分别由单独的基因编码($tp0868$、$tp792$ 和 $tp0870$)。FlaB3 与钩端相邻,FlaB2 在中心区域,而 FlaB1 在远端区域。此外,FlaB 蛋白在同一物种内及不同属的物种之间也存在广泛的序列相似性。

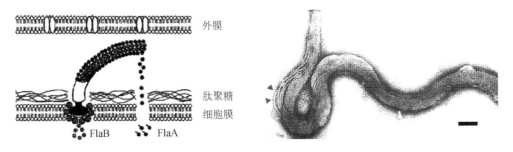

图 4-5 梅毒螺旋体周质鞭毛的结构模式(标尺 0.1 μm)

(资料来源:NORRIS S J. Polypeptides of Treponema pallidum:progress teward understanding them structural,functional,and immuologic roles[J]. Microbiol Rev,1993,57(3):750-779.)

(二)PF 的功能

1. 运动器官

目前,对 Tp 运动和趋化分子知之甚少,但其具有 5%的趋化性和运动性基因。Tp 主要以螺旋式和平波浪式运动,具有运动化学趋向性,可向营养物质处运动,并逃离有害物质。这种功能可能在其宿主生存和疾病进展中发挥重要作用。

2. 与致病有关

在 Tp 通过皮肤黏膜部位感染机体的早期,Tp 鞭毛核心蛋白可经 TLR5/MyD88 依赖的 NF-κB、MAPK 等信号通路,激活角质形成细胞释放基质金属蛋白酶(matrix metalloproteinase,MMP)或激活人单核细胞白血病细胞(THP-1)释放促炎性细胞因子 IL-6 和 IL-8。

(1)通过诱导促炎性细胞因子、MMP 等基因的转录与表达,促进炎性反应,引起皮肤的免疫病理损伤。

(2)通过诱导 MMP 的合成与表达,降解细胞外基质,进而促进 Tp 在皮肤黏膜中的运动与侵袭,并使其进入血液循环而播散至全身。

(3)Tp 鞭毛核心蛋白经 TLR5/My D88 依赖的 MAPK 和 NF-κB 信号途径诱导 THP-1 细胞表达 IL-6 和 IL-8,诱导炎性反应,造成组织病理损伤。

五、胞内结构

(一)核质

Tp 的遗传物质称为核质(nuclear material)或拟核(nucleoid),集中于细胞质的某一区域,多在菌体中央,无核膜、核仁和有丝分裂器。Tp(Nichols 株)包含一条长 1138006 bp 的环状染色体,无染色体外遗传物质,是最小的原核基因组之一,G+C 平均含量为 52.8%,预测有 1041 个平均大小为 1023 bp 的开放阅读框,占总基因组 DNA 的 92.9%。

(二)核糖体

Tp 的核糖体(ribosome)以电子致密体的形式存在于柠檬酸铅和醋酸铀酰染色的 Tp

薄片的细胞质中。其基因组包含典型细菌中 16S-23S-5S 排列的两个拷贝的核糖体 RNA 基因，而伯氏疏螺旋体基因组包含两个 23S-5S 基因操纵子和一个单独的 16S rRNA 基因拷贝。*Tp* 基因组包含编码核糖体蛋白质的全套基因，它们排列在大小操纵子以及分离基因中。

其他细胞质结构如中介体、空泡和核区，通过薄切片电镜检查已有报道，但这些结构没有详细的报道而且需要注意的是，它们很难与制片过程中由制剂引起的伪影区分开。

（郑　康　吴移谋）

参考文献

[1] LAFOND R E,LUKEHART S A. Biological basis for syphilis[J]. Clinical microbiology reviews,2006,19:29-49.

[2] RADOLF J D,DEKA R K,ANAND A,et al. *Treponema pallidum*,the syphilis spirochete:making a living as a stealth pathogen[J]. Nat Rev Microbiol,2016,14:744-759.

[3] RADOLF J D,KUMAR S. The *Treponema pallidum* outer membrane[J]. Curr Top Microbiol Immunol,2018,415:1-38.

[4] OSBAK K K,HOUSTON S,LITHGOW K V,et al. Characterizing the syphilis-causing *Treponema pallidum* ssp. *pallidum* proteome using complementary mass spectrometry [J]. PLoS Negl Trop Dis,2016,10(9):e0004988.

[5] JIANG C,XU M,KUANG X,et al. *Treponema pallidum* flagellins stimulate MMP-9 and MMP-13 expression via TLR5 and MAPK/NF-κB signaling pathways in human epidermal keratinocytes[J]. Exp Cell Res,2017,361(1):46-55.

[6] XU M,XIE Y,JIANG C,et al. *Treponema pallidum* flagellins elicit proinflammatory cytokines from human monocytes via TLR5 signaling pathway[J]. Immunobiology, 2017,222(5):709-718.

[7] TONG M L,LIU D,LIU L L,et al. Identification of *Treponema pallidum*-specific protein biomarkers in syphilis patient serum using mass spectrometry[J]. Future Microbiol,2021,16:1041-1051.

[8] NORRIS S J,COX D L,WEINSTOCK G M. Biology of *Treponema pallidum*:correlation of functional activities with genome sequence data[J]. J Mol Microbiol Biotechnol, 2001,3(1):37-62.

[9] 曾铁兵,陈德军,何宇星,等. 梅毒螺旋体黏附素的研究进展[J]. 中国病原生物学杂志, 2021,16(7):859-862.

第五章　梅毒螺旋体的生理学

第一节　梅毒螺旋体的化学组成

一、脂类

脂类的主要组分是脂肪酸,脂肪酸含有高度疏水区域和高度亲水区域。因此,脂类的化学特征使其成为细胞膜的理想结构组分。梅毒螺旋体(Tp)的细胞膜含有较多的脂类物质,含量约占膜成分的 1/3,主要包括胆固醇、磷脂等。

磷脂是细胞膜的主要结构物质,是一种非常重要的复合脂,含有高度疏水(脂肪酸)和相对亲水(甘油)部分,因而能以不同的化学形式存在。Tp 外膜的脂质成分由磷脂酰胆碱、磷脂酰甘油、磷脂酰丝氨酸,以及一种无特征性、免疫原性弱的糖脂组成。与传统的革兰氏阴性菌不同,Tp 细胞壁较薄,但结构较复杂,含有 1 层或 2 层肽聚糖结构,不含脂多糖(LPS)。

二、糖类

糖类是碳、氢和氧之间以 1：2：1 组成的有机化合物,与生物学相关性最大的糖类是含有 4 个、5 个、6 个和 7 个碳原子的糖类。单糖能以 α 或 β 两种糖苷键相连而形成多糖,多糖除了是碳和能源的储存物质外,还能和其他类型的大分子结合,如与蛋白质和脂类结合分别形成糖蛋白和糖脂,这些化合物在细胞膜中起重要作用。Tp 含有鼠李糖、阿拉伯糖、木糖、甘露糖、半乳糖、葡萄糖等多种糖类物质。

Tp 肽聚糖厚度约 5 nm,由氨基葡萄糖、胞壁酸、D-谷氨酸、L-丙氨酸、D-丙氨酸、鸟氨酸和甘氨酸组成,紧贴在细胞膜上,这种不寻常的细胞结构导致其外膜结构疏松,易被洗涤剂降解。

除参与糖脂、糖蛋白等组成外,糖类还能形成膜外的一些附属物。例如,Tp 细胞壁外的荚膜样物质主要是由 N-乙酰半乳糖胺和 N-乙酰葡糖胺组成的己糖胺聚合物。

三、蛋白质

(一)膜蛋白

已知在原核生物和真核生物中含有两类膜蛋白:α-螺旋蛋白和 β-桶样蛋白。革兰氏阴性菌,包括大肠埃希菌都含有这两类膜蛋白。这类细菌具有双层细胞膜结构(内膜和外膜)。具有磷脂双分子层的细胞膜称为内膜,内膜主要含有 α-螺旋蛋白和脂蛋白;外膜为不对称的双层结构,内小叶由磷脂构成,外小叶则主要由 LPS 构成。外膜含有 β-桶蛋白和脂蛋白,β-桶蛋白在外膜上形成孔样结构,有利于营养物质进入细胞和代谢产物排出细胞。内膜和外膜之间的间隙称为周质间隙,包含肽聚糖和一些可溶性蛋白。Tp 的外膜缺少 LPS,也非常缺乏整合膜蛋白,因此,对宿主免疫系统来说,其缺少抗原靶点。由于 Tp 难以体外培养,因此其外膜蛋白的鉴定一直困扰着科学家。目前已知的外膜蛋白非常稀少。近年来,随着一些新技术的应用,部分曾被认为位于外膜的脂蛋白如 Tp0574(TpN47)、Tp0435(TpN17)、Tp0171(TpN15)、Tp0684(TpN38/MglB)被证实位于内膜。近年来,Tp 的一系列外膜蛋白被证实,如 β-桶外膜蛋白,包括 Tp0326(BamA/Tp92),梅毒螺旋体重复蛋白(Tprs)家族成员 TprC(Tp0117)、TprD(Tp0131)、TprI(Tp0620)、TprK(Tp0897)、FadLs,Tp0126,Tp0733,Tp0969 等。此外,一些外膜表面脂蛋白如 Tp0751、Tp0136、Tp0155、Tp0483、Tp0453(有外膜表面脂蛋白和内膜脂蛋白两种存在形式)、Tp0954 等黏附素也相继被发现。

(二)抗氧化相关蛋白

Tp 被认为是微需氧微生物,因此,和所有病原微生物一样,其在人体内扩散时必须面对外源性和内源性的氧化压力。Tp 能在宿主体内持续生存,但是对于其应对氧化压力的机制目前尚不清楚。Tp 的基因组中缺少编码谷胱甘肽和超氧化物歧化酶(superoxide dismutase,SOD)的基因,仅含有编码少数几种抗氧化蛋白的同源基因。$tp0509$ 基因编码产物为烷基过氧化物还原酶(alkyl hydroperoxide reductase,AhpC),其能够直接分解过氧化物。虽然 Tp 的过氧化物还原酶(Prx)与 AhpC 非常相似,但是 Tp 缺少这一家族中的典型代表 AhpF。在功能上,Tp 的 AhpC 与真核生物相似,属于非典型 2-Cys Prx 家族,利用硫氧还蛋白(Trx,Tp0919)作为电子供体,对底物过氧化氢具有广泛的特异性。$tp0823$ 的编码产物为 Neelaredoxin 的同源物,Neelaredoxin 最先从一种嗜高温硫酸盐还原厌氧菌中纯化分离,具有超氧化物还原酶活性。$tp0991$ 的编码产物为红素氧还蛋白(rubredoxin),红素氧还蛋白为 1 类小分子量的含铁蛋白,其 4 个 Cys 螯合一个铁离子,作为电子受体参与氧化还原反应。Tp0991 具有 NADH 氧化酶活性,能够氧化分子 NADH,使 O_2 失去 4 个电子而形成水,从而解除 O_2 的毒性作用。$tp1038$ 编码产物为 TpF1,属于 DNA 结合蛋白家族(Dps),是由 12 个亚基构成的十二聚体,每个亚基由 4 个螺旋束构成。Dps 在微生物体内广泛存在,具有三个特性:DNA 结合、铁离子螯合和亚铁氧化酶活性。

(三)运动相关蛋白

运动性是许多病原菌的一个重要的毒力因子。Tp 具有活跃的运动能力,能够绕自己的纵轴旋转,和其他螺旋体一样能够在凝胶样介质中自由游动,而其他有鞭毛的细菌却不能。因此,Tp 能在宿主体内传播、扩散,这个特征在其慢性感染过程中起到重要的作用。采用电子显微镜观察,发现 Tp 的丝状体样结构缠绕着胞质体。这些丝状体现在称为内鞭毛或周质鞭毛,位于细胞质膜和外膜之间的细胞周质区域。Tp 两端均有 3 根或 4 根纤丝插入菌体并延伸到细胞中心。

许多细菌的鞭毛纤维由一种蛋白构成,而 Tp 的鞭毛由几种纤维蛋白构成。FlaB1(Tp0868,34.5 kD)、FlaB2(Tp0972,33 kD)、FlaB3(Tp0870,31 kD)组成鞭毛的核心,外面包有一层由 FlaA(Tp0249,37 kD)蛋白构成的鞘。Mcgill 等人最近的研究显示,在兔感染血清中能够检测到 FlaB1 抗体、FlaB2 抗体、FlaB3 抗体和 FlaA 抗体,在Ⅰ期、Ⅱ期、潜伏早期及晚期的梅毒患者血清中也能同时检测到 FlaB1 抗体、FlaB2 抗体、FlaB3 抗体和 FlaA 抗体,表明鞭毛蛋白具有很强的抗原性。

(四)趋化相关蛋白

有运动能力的细菌能通过趋化反应逃避不利的环境,并迁移至有利于生长的环境,病原菌的趋化性使其在组织中的扩散更加容易。甲基受体趋化性蛋白(methyl-accepting chemotaxis protein,MCP)和胞质趋化蛋白(Che)构成革兰氏阴性菌的趋化系统,Tp 也含有这些蛋白的同系物。在 Tp 基因组中有 4 个基因编码 MCPs:$tp0040$、$tp0488$、$tp0639$、$tp0640$ 分别编码 MCP-1、MCP-2、MCP-3、MCP-4。MCP 在环境中作为诱导剂和防护剂,Tp 的 MCPs 对葡萄糖和组氨酸具有较高的亲和力。MCP-2 的氨基酸序列 C-端与细菌 MCP 的 C-端具有较高的同源性,其 N-端缺少疏水性的跨膜结构域。MCP-1 的 C-端与其他细菌 MCPs 的 C-端具有高度的同源性,但其 N-端具有 6 个潜在的跨膜结构域,2 个 α-螺旋卷曲形成的部位至少含有 3 个潜在的甲基化位点。Tp 的致病过程,如穿越内皮屏障到达血液系统,可能就是依赖此机制,从而使 Tp 能够到达营养丰富的环境中进行生长繁殖。

四、遗传物质

Tp(Nichols 株)包含一条长 1138006 bp 的环状染色体,无染色体外遗传物质,是最小的原核基因组之一,G+C 平均含量为 52.8%,预测有 1041 个平均大小为 1023 bp 的开放阅读框(ORF),占总基因组 DNA 的 92.9%。根据 Riley 分类法,Tp 有 577 个 ORF 预测有生物学特性,177 个 ORF 与来源于其他种属的细菌蛋白同源,而 287 个 ORF 没有数据库与之匹配,可能为 Tp 特有的新基因。基因组中 64% 的编码序列沿着复制方向排列。

Tp 预测蛋白的平均分子量为 37.771 kD,等电点为 3.9~12.3,平均等电点为 8.1,与其他细菌相似。对预测蛋白的分析表明,Tp 中存在含 129 个 ORF(占 12%)的 42 个平行进化同源基因家族(paralogous gene family),其中 15 个家族含有 44 个与生物学作用无关的基因,30 个家族仅有 2 个成员,最大的家族有 14 个成员,由带有 ABC 转运系统中的 ATP 结合盒蛋白组成。在 13 个基因家族内存在 16 个相邻基因的集簇,这些基因在 Tp 基因组内可能重复出现。

Tp 使用所有 61 个三联密码子,三联密码子第三位密码子偏倚使用 G 或 C,而伯氏疏螺旋体(*Borrelia burgdorferi*,Bb)在此位点偏倚使用 A 或 T,故 Tp 基因组 G+C 含量几乎是 Bb 的 2 倍。

第二节　梅毒螺旋体的新陈代谢

Tp 仅具备有限的生物合成能力，必须有一套转运蛋白帮助其从环境中获得必需的营养物质。Tp 基因组有 57 个 ORF(占总数 5%)编码 18 种不同的转运蛋白，运输氨基酸、碳水化合物及阳离子，其中大部分转运系统的特异性与生殖支原体(*Mycoplasma genitalium*，Mg)及 Bb 相似，但也有重要差异，如 Tp 有多种氨基酸转运蛋白，而 Bb 没有。Tp 对谷氨酸或天冬氨酸的转运蛋白与哺乳动物的谷氨酸转运蛋白极为相似。Tp 不含摄入碳水化合物的磷酸烯醇丙酮酸(phosphoenolpyruvate，PEP)-磷酸转移酶系统(phosphotransferase system，PTS)。Tp 有 3 个 ATP 结合盒式蛋白(cassette transportor)，分别为转运半乳糖(mgl-BAC)、核糖(rbsAC)和多糖(y4oQRS)。与其他细菌不同，Tp 缺乏无机磷(Pi)摄取系统，因此通过多糖转运蛋白吸收甘油-3-磷酸可能为 Tp 获得 Pi 的主要方式。Tp 含有一种硫胺特异性 ATP 结合盒式转运蛋白。在大肠埃希菌中，硫胺及硫胺素焦磷酸(thiamine diphosphate，TPP)均为硫胺转运蛋白底物。许多螺旋体(如生殖器密螺旋体、奋森氏螺旋体及钩端螺旋体)在体外生长时需要 TPP，提示 Tp 的生长也可能有 TTP 依赖性。Tp 唯一可识别的 TPP 依赖性酶是酮醇基转移酶，该酶能将磷酸戊糖通路与糖酵解途径联系起来。

Tp 中转运蛋白的存在提示其可能用几种碳水化合物(如葡萄糖、半乳糖、麦芽糖和甘油)作为能源，但实验证据表明仅葡萄糖、甘露糖和麦芽糖在培养系统中支持 Tp 的繁殖。对于 Tp 能否利用氨基酸作为碳源和能源尚不明确，但 Tp 缺乏分解及合成代谢途径中所需的相关蛋白，提示 Tp 可能无法利用这些替代化合物。代谢途径分析揭示，Tp 具有编码所有参与糖分解代谢途径的酶基因，包括 Mg 和 Bb 缺乏的己糖激酶基因，但缺乏任何参与三羧酸循环或氧化磷酸化作用的蛋白编码基因，其不足的能量可能通过戊糖磷酸途径获得。与 Bb 一样，Tp 缺少呼吸电子传递链，其膜电位必须靠 ATP 合成酶的逆反应来建立。Tp 和 Bb 的 ATP 合成酶均为 V1V0 型。Tp 中有两种 V1V0 型 ATP 合成酶操纵子，每种含 7 个基因，其中一种操纵子中的基因序列与 Bb 的 ATP 合成酶的操纵子相同，另一种则不同。操纵子间亚单位基因组成的差异提示，ATP 合成酶在细胞中具有不同的功能。Tp 中草酰乙酸脱羧酶转运蛋白的存在为阐明 ATP 合成酶的功能提供了线索。此转运蛋白可参与细胞 Na^+ 的外排，形成的 Na^+ 梯度能驱动 Na^+ 依赖性转运蛋白，也能用于合成 ATP，这与 F1F0 型 ATP 合成酶利用 H^+ 梯度合成 ATP 的方式相同。

Tp 和 Bb 的运动相关基因均高度保守，这与两者侵袭时需要一定的运动性一致。Tp 的 36 个鞭毛结构和功能蛋白的编码基因大多与 Bb 的相似，两者仅在外周质膜鞭毛丝的蛋白数目上有差异。Tp 有 3 种核心蛋白(FlaB1、FlaB2 和 FlaB3)、1 种鞘蛋白(FlaA)及 2 种未定类别的蛋白，Bb 只有 1 种核蛋白和鞘蛋白，大多数其他菌仅有 1 种核蛋白。Tp 和 Bb 均含 2 个拷贝的鞭毛运动开关蛋白 FliG，对这种基因重复的重要性尚不清楚。Tp 的大多数鞭毛基因位于 4 个操纵子内，每个操纵子含有 2~16 个基因，其排列也与 Bb 相似。Tp 保留 1 个 δ28 直系同源基础(orthologous qene)，以及 Ⅱ 类和 Ⅲ 类运动启动子，而 Bb 运动性基因的转录受 δ70 启动。Tp 含有 13 个化学趋化基因，其中包括 4 个 MCP 基因，其编码蛋白可能对一些氨基酸(天冬氨酸、谷氨酸及组氨酸)和碳水化合物(葡萄糖、核糖及半乳糖)有特异性。

　　Tp 是一种微需氧菌，仅能在低浓度氧中生长。Tp 需要氧气用于能量生成，又缺乏抵抗活性氧中间产物的保护机制。与同样微需氧的 Bb 不同，Tp 缺乏超氧化物歧化酶、过氧化氢酶及过氧化物酶，这些酶有抵抗氧毒性的作用。NADH 氧化酶是 Tp 唯一与氧利用有关的酶，因此认为 Tp 能利用氧。Tp 缺乏在其他细菌中参与热休克蛋白（heat shock protein，HSP）转录的 δ32 因子，尽管至少有 2 种热休克蛋白（GroEL 和 Dnak）出现组成性高表达，但 Tp 缺乏有效的热休克反应。

　　Tp 参与 DNA 复制的基因与其他小基因组的微生物，如 Mg 和 Bb 相似。Tp 有大肠埃希菌 DNA 聚合酶Ⅲ的 α、β、γ、ε 和 τ 亚单位的直系同源基因，有一个Ⅰ型拓扑异构酶（topA）和一个Ⅱ型拓扑异构酶（gyrAB）的旁系同源基因（paradog），但缺乏拓扑异构酶Ⅳ基因（parC 和 parE），该酶在其他细菌中与染色体分离有关，Tp 的染色体分离可能通过半甲基化 DNA 与细胞膜结合相关的一种替代机制进行。Tp 的基因组编码 recF 重组途径的同系物，但不编码 sbcB（exoⅠ）、recB、recC 及 recD 的同系物，因此，Tp 的同源重组与大肠埃希菌的 recF 途径相似。Tp 中 DNA 的修复包括如下几个已知途径：uvr 剪切修复、mut L/mut S 错配修复、mutY 和 dat 修复。Tp 含有一个 A 或 G 特异的腺嘌呤糖基化酶（mutY），能识别双链 DNA 中的 GC 错配和剪切腺嘌呤，而在 Mg 及 Bb 中均未发现有类似活性的酶，这可能是 Tp 基因组的 G＋C 含量高于 Mg 及 Bb 的原因。Tp 中未发现能识别编码限制性酶或修饰性酶的基因。

　　Tp 中含有一系列基本的用于转录和翻译的基因，包括核心 RNA 聚合酶的 α、β 和 β′ 3 种亚单位类似物编码基因，5 个 δ 因子（δ24、δ28、δ43、δ54 和 δ70）及 5 个参与转录延伸和终止的蛋白编码基因（nusA、nusB、nusG、greA 和 rho）。Tp 缺乏 δ38（rpoS）和 δ32。δ38 是一种重要的 δ 因子，在静止期能激活对氧压和渗透压的反应能力，δ32 则主要参与 HSP 的转录。已发现 Tp 有 44 种 tRNA 及 2 个 rRNA 操纵子，rRNA 操纵子均沿复制的方向转录，组成与真细菌相似（16S-tRNA-23S-5S），但与 Bb 的特殊排列不同。与 Bb 相似，Tp 除谷氨酰胺酰基-tRNA 合成酶外，还存在其他所有的 tRNA 合成酶。此外，Tp 中有 2 种特异的赖氨酰 tRNA 合成酶（LysS），一种为Ⅰ型，与阔古生菌（euryarchaea）和 Bb 的相似；另一种为Ⅱ型，与细菌和真核生物的十分相似，但可能无功能。

　　以前的研究表明，Tp 不产生内毒素和外毒素，Tp 不能合成真正意义上的 LPS，基因组分析显示其不存在 LPS 样的生物合成基因，缺乏合成延伸长链脂肪酸的能力。但基因组分析显示，Tp 有 5 种与细菌溶血素相似的蛋白编码基因，其中一个与蜡样芽孢杆菌（$Bacillus$ $cereus$）的溶血素Ⅲ相似，另外 4 个与猪痢疾蛇形螺旋体（$Serpulina$ $hyodysenteriae$）的 tlyC 溶血素相似。这些假想的溶血素同源物氨基酸序列也与 Bb 相应蛋白有不同程度的相似度。但是，Bb 中预测的与 Tp 序列相似的溶血素在纯化状态未显示有溶细胞作用，Tp 的蛋白是否具有溶细胞作用尚需进一步研究。曾有报道称 Bb 中有一种蛋白（BlyA）有溶血活性，但在 Tp 中没有发现该蛋白的进化同源基因序列。

　　许多关于 Tp 分解代谢和能量产生的实验证据来源于 20 世纪 70 年代在考克斯和贝斯曼的实验室中进行的研究。虽然丙酮酸盐也可以被利用，但显然葡萄糖才是 Tp 的主要碳源和能量来源。在测试的 22 种碳水化合物中，只有葡萄糖和丙酮酸降解为二氧化碳。在菲尔德斯蒂尔等人的系统中，只有 D-葡萄糖、麦芽糖和甘露糖能够支持 Tp 的增殖，而己糖、戊糖和丙酮酸在这方面是无效的。Tp 不能通过 β 氧化代谢脂肪酸，这进一步限制了可用于能量生产的底物。

第三节　梅毒螺旋体的增殖

Tp 的代谢能力十分有限，目前尚难以在纯人工培养基中生长繁殖。将其接种于纯种新西兰大白兔的睾丸，Tp 能够保持其繁殖力和毒力，平均约 30 h 增殖一代。如果将有毒力的 Nichols 标准株接种在含有丰富氨基酸的兔睾丸组织匀浆培养基中，在厌氧条件下培养，繁殖子代就逐渐成为无致病力的 Reiter 株。1981 年，Fieldsteel 等人采用棉尾兔（cotton-tail rabbit）单层上皮细胞，在微氧条件下（1.5% O_2、5% CO_2、93.5% N_2）培养，可有限繁殖，子代仍保持毒力，但此法不适用于临床实验室诊断。近年来，也有将 Tp 成功感染小鼠进行相关研究的报道。

一、体内增殖

目前，Tp 菌株无法在体外连续生长，因此，几乎所有对 Tp 的研究都是通过其在感染实验动物体内增殖来获得病原体。Tp Nichols 标准株最初于 1912 年从一个神经梅毒患者的脑脊液中分离出来，并保留了对人类的毒力，是最常用的 Tp 菌株。Tp 菌株在家兔组织中很容易繁殖。家兔的早期和潜伏期表现与人类梅毒非常相似，但在家兔中没有观察到类似人类Ⅱ期和Ⅲ期梅毒的表现。豚鼠和仓鼠对 Tp 感染和病变发展的敏感性较低。然而，这些动物已被证明是地方性梅毒（地方亚种）和雅司病（极细亚种）分离株的有效感染模型。有研究表明，Tp 可感染灵长类动物，但这些动物感染症状的多样性和高成本使其不适用于 Tp 的增殖。将受感染家兔组织中的 Tp 定量和感染剂量与病变发展时间相关联发现，Tp 的体内增殖速度极其缓慢，估计繁殖一代为 30～33 h。

二、体外存活

自 1905 年发现 Tp 是梅毒的病原体后，科学家们一直尝试在体外连续培养 Tp。1948 年，尼尔森等人系统地研究保持 Tp 活力和毒力的因素。他们发现，牛血清（或组织提取物）、牛血清白蛋白、丙酮酸钠、二氧化碳、三种巯基化合物（巯基乙酸钠、半胱氨酸和谷胱甘肽）以及在 30 ℃下培养有利于 Tp 的体外存活。在这些条件下，Tp 的活力和毒力可以维持 6～8 天。尼尔森培养基提供的生存条件使得 Tp 制动试验（$T. pallidum$ immobilization test，TPI）得以发展，这是最早的检测患者血清中抗 Tp 抗体的试验之一。韦伯使用改良的尼尔森氏培养基在空气下培养，并用含有油溶性抗氧化剂的石蜡覆盖层，使 Tp 能够维持动力长达 18 天。Kimm 等人报道，葡萄糖和镁的加入可使 Tp 的存活时间稍微延长，而 Graves 等人强调了低氧化还原电位的重要性。

20 世纪 70 年代中期有两个重要的发现：一是，Tp 在其代谢过程中利用氧气，并且它在微氧环境中比在厌氧环境中存活的时间更长，随后的研究证实 Tp 是一种微需氧菌，而不是最初认为的专性厌氧菌;二是,在培养过程中发现 Tp 很容易黏附在哺乳动物细胞表面,而且组织培养细胞的存在延长了它的存活时间。

三、体外增殖与传代培养

Tp 体外培养研究的主要目标:① 连续体外传代;② 最终用体外培养物取代家兔作为研究和诊断 Tp 试剂的来源;③ 阐明 Tp 的生物学特征及其致病机制。

1981 年,Fieldsteel 等人利用棉尾兔单层上皮细胞建立 Tp 组织培养体系。Tp 增殖一代的时间为 $35 \sim 40$ h,在体外培养 $10 \sim 12$ 天后增殖停止。在这个培养系统中,Tp 只有在哺乳动物细胞存在的情况下才会生长,Sf1Ep 棉尾兔上皮细胞和 RAB-9 兔成纤维细胞尤其有效。Tp 能够黏附在哺乳动物细胞上,并在细胞表面形成微菌落繁殖。另外,血清、葡萄糖和二硫苏糖醇是最关键的培养基成分。

Fieldsteel 培养系统的另一个重要组分是睾丸提取物。睾丸提取物是通过将感染了 Tp 的睾丸组织离心或过滤制备而成的。在没有睾丸提取物的培养基中,Tp 的增殖率比有睾丸提取物的培养基低 $30\% \sim 50\%$。通过热灭活使睾丸提取物中的补体或其他成分失活,则 Tp 的增殖率会提高 $50\% \sim 75\%$。

现在已经证实 Tp 是一种微需氧生物,最适合生存和繁殖的氧浓度范围是 $1.5\% \sim 5\%$,睾丸提取物中含有 3 种高浓度的强效抗氧化剂,即肌肽、高肌肽和鹅肌肽。

Cox 等人在组织培养体系的基础上发展出一种悬浮培养体系,可在微孔板中对 Tp 进行增殖培养。采用兔皮肤成纤维细胞 RAB-9 的培养体系,Tp 可连续传代 3 次,经过 28 天的体外培养,95% 以上的 Tp 仍保持活力。

第四节　梅毒螺旋体的抵抗力

一般认为,Tp 对温度、干燥均特别敏感,离体干燥 $1 \sim 2$ h 即死亡,50 ℃中 5 min 即死亡,血液中 4 ℃放置 3 天即死亡,因此血库冷藏 3 天以上的血液一般无传染梅毒的危险。Tp 对升汞、石炭酸(苯酚)、乙醇等化学消毒剂亦敏感,在 $1\% \sim 2\%$ 石炭酸中数分钟即死亡,对青霉素、四环素、红霉素及砷剂等敏感。但是,以上有关 Tp 对外界抵抗力的认识,可能需要更多、更好的实验证据支持。

(蒋传好　顾伟鸣)

参考文献

[1] 吴移谋,王千秋.性传播疾病[M].北京.人民卫生出版社,2016;114-133.

[2] 吴移谋.人类衣原体螺旋体立克次体[M].北京.人民卫生出版社,2009;92-171.

[3] LAFOND R E,LUKEHART S A. Biological basis for syphilis[J]. Clinical microbiology reviews,2006,19;29-49.

［4］RADOLF J D,DEKA R K,ANAND A,et al. *Treponema pallidum*,the syphilis spirochete:making a living as a stealth pathogen［J］. Nature Reviews Microbiology,2016,14:744-759.

［5］RADOLF J D,KUMAR S. The *Treponema pallidum* outer membrane［J］. Curr Top Microbiol Immunol,2018,415:1-38.

［6］OSBAK K K,HOUSTON S,LITHGOW K V,et al. Characterizing the syphilis-causing *Treponema pallidum* ssp. *pallidum* proteome using complementary mass spectrometry ［J］. PLoS neglected tropical diseases,2016,10:e0004988.

［7］FRASER C M,NORRIS S J,WEINSTOCK G M,et al. Complete genome sequence of *Treponema pallidum*,the syphilis spirochete［J］. Science,1998,281(5375):375-388.

［8］SMAJS D,NORRIS S J,WEINSTOCK G M. Genetic diversity in *Treponema pallidum*: implications for pathogenesis,evolution and molecular diagnostics of syphilis and yaws ［J］. Infection,Genetics and Evolution,2012,12(2):191-202.

［9］PARSONAGE D,DESROSIERS D C,HAZLETT K R O,et al. Broad specificity AhpC-like peroxiredoxin and its thioredoxin reductant in the sparse antioxidant defense system of *Treponema pallidum*［J］. Proceedings of the National Academy of Sciences,2010,107(14):6240-6245.

第六章　梅毒螺旋体的菌体蛋白

Tp 的菌体蛋白是依据革兰氏阴性菌菌体蛋白的分类来划分的。革兰氏阴性菌菌体蛋白分为外膜蛋白(outer membrane protein,OMP)、内膜蛋白(inner membrane protein,IMP)以及周质蛋白(periplasmic protein)。本章节将对 Tp 的外膜蛋白、内膜蛋白以及周质蛋白进行阐述。

第一节　梅毒螺旋体外膜蛋白

一、基本概念

Tp 的外膜蛋白是存在于外膜上的菌体蛋白,是菌体与周围环境之间的第一道防线。外膜蛋白上具有非常重要作用的成分:毒性黏附因子、营养物质吸收通道、铁载体受体、酶(如蛋白酶、脂肪酶)等;同时,外膜蛋白也是宿主黏附和免疫的主要靶点。因此,关于外膜蛋白的研究一直是梅毒致病机制及宿主免疫研究的重点。虽然外膜蛋白是 Tp 中很重要的菌体蛋白,但其含量很低,导致 Tp 的抗原性较差,使其在体内具有免疫逃避的能力,Tp 由此得名"隐性病原体"。

二、结构

Tp 的外膜蛋白具有 β-桶状结构,β-桶状结构是外膜蛋白的标志性结构。因此,检测是否存在 β-桶状结构是确定蛋白是否为外膜蛋白的最关键步骤。β-桶状结构需要具备 3 个基本生物物理特性。

(1)双亲性,是指能够插入脂质双层的能力。可以运用 Triton X-114(一种非离子洗涤剂,可用于膜蛋白的提取)将天然蛋白分离出来,再折叠出相应的重组蛋白,最后检测折叠重组蛋白插入脂质双层的能力。

(2)大量 β-折叠的二级蛋白结构。可通过圆二色光谱技术(测定蛋白质二级结构的方法)定量测定 β-折叠的二级蛋白结构含量。

(3)具有封闭环状结构。可通过透射电子显微镜(transmission electron microscope,TEM)观察重组蛋白是否具有封闭环状结构。

满足以上 3 点就可以初步判断其为 β-桶状结构。β-桶状结构能维持外膜结构的稳定,具有转运底物的功能,且可能参与了 Tp 免疫逃逸和免疫清除等生理过程。

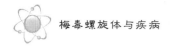
三、分类

近年来,研究人员鉴定出许多 Tp 的外膜蛋白,按照性质和结构把外膜蛋白分为两类:稀有外膜蛋白(包括 Tprs、Tp0326、Tp0155 等)和外膜脂蛋白(包括 Tp0751、Tp0136、Tp0435、Tp0453 等)。

(一)稀有外膜蛋白

稀有外膜蛋白是存在于外膜上的蛋白质,早期通过冷冻断裂电子显微镜观察到 Tp 外膜上仅含有极少的蛋白,其外膜蛋白的含量大约是大肠杆菌外膜蛋白含量的 1%,因此,将这些蛋白命名为稀有外膜蛋白。

1. Tp 重复蛋白家族(Tprs)

Tprs 是 Tp 的一个重复蛋白家族,基因序列占 Tp 总 DNA 的 2%。Tprs 含同源基因 A~L,编码 12 种蛋白。根据氨基酸同源性,Tprs 分成 3 个亚群:TprⅠ亚群(C、D、F、I),TprⅡ亚群(E、G、J)和 TprⅢ亚群(A、B、H、K、L)。TprⅠ亚群和 TprⅡ亚群具有保守的 N-端和 C-端,连接可变的中央区。与 TprⅠ、TprⅡ亚群不同,TprⅢ亚群具有有限的同源性,保守区和可变区混合出现,推测其在生存和致病性方面具有重要作用。并且,TprⅢ亚群与齿垢密螺旋体(人类及黑猩猩口腔中的一种非致病螺旋体)主要外膜蛋白(major surface protein,MSP)具有高度的同源性,MSP 可以参与细胞黏附并具有孔蛋白功能,推测 TprⅢ亚群也具有与 MSP 相似的功能。在研究 Tp 的致病机制和相关疫苗研发等方面,Tprs 具有重要意义,其中 TprK(Tp0897)是 TprP 家族中研究较为清楚的一种蛋白。

(1) TprK(Tp0897):TprK 的 N-末端含有 73 个氨基酸,C-末端含有 54 个氨基酸,中间为高度保守区域。TprK 具有 7 个可变区(V1~V7 区),V 区的多样性源于编码框内碱基对的改变、缺失或插入。其中,V6 区的多样性高于其他 V 区,由此推测 V6 区比其他序列更容易发生基因突变,从而逃避宿主的免疫识别。

TprK 的序列变异性强。V 区的多样性使得 TprK 氨基酸序列变化较大,不仅在菌株之间产生较强的变异性,菌株内部的碱基序列也存在高度变异性。当宿主产生免疫应答时,TprK 产生相应的持续性变异,原有的或新产生的 TprK 抗体均不能识别不断变化的 TprK 抗原,使得机体无法发挥有效的免疫清除作用,从而使 Tp 能够逃避机体的特异性免疫应答。

TprK 具有较强的免疫原性、免疫反应性以及一定的保护作用。TprK 的恒定区具有 T 淋巴细胞识别表位,而 V 区则具有 B 淋巴细胞识别表位,因此,TprK 能诱导机体同时产生体液免疫和细胞免疫,被认为是 Tprs 中细胞免疫反应最强的攻击靶点。进一步研究发现,重组蛋白 TprK 免疫后的实验兔体表溃疡出现更晚,且溃疡的面积小于正常对照组,数量也少于正常对照组,这说明 TprK 诱导实验兔产生的免疫反应具有一定的保护作用。因此,可考虑将 TprK 的编码基因作为梅毒疫苗研究的候选基因。

(2) TprC/D/I:TprC/D/I 都具有 Tp 外膜蛋白的显著特征——β-桶状结构,这些蛋白在 Tp 上的表达都非常低。TprC/D/I 属于 TprⅠ亚群的蛋白,TprⅠ亚群在机体感染 Tp 后,可使其产生较强的免疫反应并诱发免疫保护,这些免疫反应主要由 N-末端保守区域引起。

　　TprC(Tp0117)的突变率较高。通过对 TprC 的 Tp 菌株与非 Tp 菌株进行比较,发现 Tp 菌株中存在大量非同义突变,这些突变以集群的形式存在,而不是分散分布,说明 TprC 可以发生聚集且高频率的基因转换事件。同时,TprD(Tp0131)通常通过与 TprC 的相互转换来引起基因转换,使 Tp 产生抗原变异,从而逃避机体的免疫清除。

　　TprI(Tp0620)与 TprC 和 TprD 不同,在不同种菌株中是高度保守的,在 Tp 中的变异也是分散的,与其他的 Tpr 基因在特定区域发生基因突变不同。关于这个现象的最合理解释:所有的 Tpr 基因的突变率普遍较低,而 $TprI$ 可逃过频繁的基因转换事件,基因转换事件主要导致 $TprC$ 和 $TprD$ 发生聚集突变,从而可能使 Tp 逃避机体的免疫清除。

　　2. Tp0326(Tp92)

　　Tp0326 全长 2 562 bp,编码 853 个氨基酸,相对分子量约为 96 kD。据报道,Tp0326 是唯一与 β-桶组装机械蛋白 A(β-barrel assembly machinery protein A,BamA)同源的 Tp 外膜蛋白,也是唯一由 Tp 基因组编码的与已知的革兰氏阴性外膜蛋白具有序列同源性的蛋白。Tp0326 具有特征性的 BamA 二分拓扑结构,其编码产物属 BamA 蛋白家族,BamA 蛋白家族成员具有细胞表面暴露、β-桶状结构的特点。同时,Tp0326 也属于 Omp85 超家族,Omp85 的家族成员由 β-桶状结构和与多肽转运相关(polypeptide transport-associated,PO-TRA)的 5 个重复区域组成,且呈低表达的状态。

　　Tp0326 具有较强的免疫原性和免疫反应性,以及一定的免疫保护作用。Tp0326 可通过 MyD88/NF-κB 途径促进促炎性细胞因子(TNF-α、IL-1β 和 IL-6)的分泌,并促进巨噬细胞分泌 IL-8。此外,Tp0326 还可以通过识别人单核细胞表面的 CD14(脂多糖受体)/TLR2(Toll-like receptor 2)与细胞进行特异性结合,诱导机体发生免疫应答。通过与疫苗结合的细胞因子佐剂联合免疫新西兰兔,发现 Tp0326 能诱导较强的特异性免疫应答,并具有一定的免疫保护作用,为进一步研究疫苗在动物体内的生物学功能建立有效的抗梅毒感染动物模型提供了实验依据。

　　Tp0326 能够诱导趋化素的分泌,进而参与内皮细胞活化过程。Tp0326 能诱导活化的内皮细胞产生趋化素,趋化素可以通过趋化素样受体 1(chemerin chemokine-like receptor-1,CMKLR-1)上调内皮细胞中 TNF-α 和细胞间黏附分子 1(intercellular cell adhesion molecule-1,ICAM-1)的表达,促进巨噬细胞向内皮细胞迁移,在内皮细胞的活化过程中发挥重要作用。

　　3. Tp0515

　　Tp0515 是脂多糖转运体 D(lipopolysaccharide transporter D,LptD)的直系同源物。LptD 是革兰氏阴性菌的外膜组成成分,负责将脂多糖从其内膜的合成位点传递到外膜的外部小叶中。研究显示,Tp0515 由一个采用 β-卷曲折叠的周质 N-端结构域和一个 26 链 β-桶状结构域组成,其中 β1 链和 β26 链之间以不完全氢键的方式结合,使得 β-桶通道可以横向打开,从而有利于底物的进入和后续的释放。正因为 Tp0515 与革兰氏阴性菌中的 LptD 途径类似,所以推测 Tp 自身有一种独特的转运装置。

　　4. Tp0548/Tp0856/Tp0858/Tp0859/Tp0865

　　Tp0548、Tp0856、Tp0858、Tp0859、Tp0865 是 FadL(一种转运蛋白)结构直系同源物。

FadL 蛋白家族具有将疏水化合物运输到细菌外膜的功能，其含有一个侧向开口的 14 链 β-桶状结构，可以将疏水性分子运输到外膜脂质双层中。因为在革兰氏阴性菌中，其外膜具有严格的选择性渗透作用，长链脂肪酸的外膜转运需要利用专用的转运蛋白 FadL，所以，根据革兰氏阴性菌的外膜结构推测 Tp 的外膜也需要与 FadL 类似结构的蛋白来转运长链脂肪酸。根据结构模型预测，Tp0548/Tp0856/Tp0858/Tp0859/Tp0865 的 β-桶内腔中均具有一个 FadL 特征性的 N-末端结构域，这对正确转运疏水性分子至关重要。但由于 Tp 与革兰氏阴性菌在外膜成分、结构等方面存在差异，Tp 的外膜对长链脂肪酸的渗透性应该更高，因此，推测 Tp 可能是通过扩散的方式来获得长链脂肪酸的。

5. Tp0965/Tp0790/Tp0969

Tp0965、Tp0790、Tp0969 三种蛋白可以组成一种与生物膜上的外排泵（efllux pump）具有同样功能的泵。外排泵是由外膜蛋白、细胞质膜蛋白和连接两者的"融合蛋白"或适配器组成的细胞包膜跨越机制，用来保护细菌自身，使其不受细胞毒性分子（如抗生素）的侵害。Tp 能形成一种由外膜蛋白组成的与外排泵同源的泵，其中 AcrA（膜融合蛋白家族中的一种蛋白）接头（Tp0965）和 AcrB（一种内膜转运蛋白）细胞质膜蛋白（Tp0790）的同源基因，可以与 Tp0969 复合体形成一个完整的类似 Tolc（一种外膜通道）的耐药-结节化细胞分化（resistance-nodulation-cell division，RND）泵。研究发现，Tp 不存在外排泵，所以与外排泵同源的外膜蛋白可能是 Tp 使自己免受细胞毒性化合物侵袭的一种方式。

6. Tp0126

Tp0126 是外膜蛋白 W（OmpW）的直系同源物。OmpW 是一种常见于革兰氏阴性菌中的小型单体外膜蛋白，其具有 8 链 β-桶状结构，并带有长而窄的疏水通道。OmpW 被证实是功能多样的蛋白，可以帮助细菌对抗环境压力，增强细菌毒力，通过替代补体途径消除有毒、有害物质等。研究发现，折叠重组 Tp0126 具有许多 β-折叠的二级蛋白结构，证明其可能是外膜蛋白。

（二）外膜脂蛋白

外膜脂蛋白是存在于外膜上的脂蛋白，能作为黏附素发挥相应的作用，影响梅毒感染期间病原菌的传播、黏附等过程。而且，少数外膜脂蛋白能通过感知压力信号调控基因转录，用来对抗压力以及维持细菌包膜结构和功能的完整性。此外，外膜脂蛋白位于 Tp 表面可作为抗生素靶点被识别，从而有助于治疗 Tp 药物的研发。

1. Tp0751

Tp0751 全长 714 bp，编码 237 个氨基酸，相对分子量约为 25 kD。Tp0751 是近年来发现的一个 Tp 的主要黏附蛋白，能与层粘连蛋白及纤维蛋白原发生特异性结合。此外，Tp0751 还是一种依赖锌的金属蛋白酶。研究显示，Tp0751 可能通过诱导宿主产生保护性抗体，从而发挥免疫保护作用。因此，Tp0751 可能是 Tp 潜在的疫苗候选靶标。

Tp0751 能与层粘连蛋白以及纤维蛋白原发生特异性结合。由于层粘连蛋白在调节内皮细胞形态中起重要作用，因此，推测 Tp0751 与层粘连蛋白特异性结合可以启动内皮细胞活化，促进 Tp 穿透内皮细胞，对组织进行侵蚀，进而侵袭全身多种组织和器官。此外，酶联免疫吸附测定（enzyme-linked immunosorbent assay，ELISA）实验证明，重组 Tp0751 与人纤维蛋白原可以发生特异性结合,由此认为 Tp0751 可在 *Tp* 与宿主凝血蛋白(纤维蛋白原)的相互作用中发挥重要作用,从而促进 *Tp* 在宿主体内的传播。

Tp0751 是一种依赖锌的金属蛋白酶。Tp0751 的 C-端含有一个 HEXXH(锌依存性蛋白酶结构域)金属蛋白酶模体,且其 N-端存在凝血酶裂解位点和自身催化裂解位点,可通过宿主凝血酶介导的催化裂解和自身催化裂解两种途径获得完整的金属蛋白酶活性。

2. Tp0136

Tp0136 全长 1 488 bp,编码 495 个氨基酸,相对分子量约为 50 kD。Tp0136 是一种序列变异性较强的脂蛋白黏附素。此外,Tp0136 还具有较强的抗原性以及不完全的免疫保护作用。

Tp0136 是一种序列变异性较强的脂蛋白黏附素。Tp0136 能引起 *Tp* 各菌株序列间的变异,使 *Tp* 产生抗原变异,从而有助于 *Tp* 逃避宿主免疫系统的识别和清除。此外,Tp0136 还能与宿主细胞外基质(extracellular matrix,ECM)的成分层粘连蛋白充分接触,并与可溶性纤连蛋白聚合体发生特异性结合,使 *Tp* 黏附于宿主细胞表面,促使 *Tp* 增殖扩散,最终导致宿主发生全身性感染。

Tp0136 具有较强的抗原性以及不完全的免疫保护作用。通过观察 Tp0136 与早期感染患者或感染兔的血清反应,发现 Tp0136 与这些血清抗体的反应强烈,提示 Tp0136 有望成为早期诊断 *Tp* 感染的候选抗原;在此基础上,对 Tp0136 的免疫保护性作用进行检测,发现使用 Tp0136 免疫新西兰兔后能明显推迟感染部位皮损病灶溃疡的形成,但其他病理损伤出现的时间并没有发生明显改变,结果表明 Tp0136 并不能阻止实验兔受 *Tp* 感染,只能改变其部分病理进程,提示 Tp0136 具有不完全的免疫保护作用。

3. Tp0435

Tp0435 全长 468 bp,编码 156 个氨基酸,相对分子量约 17 kD。Tp0435 以 β-桶状结构为主体,其 N-端具有 α-螺旋结构。但 Tp0435 与常见的跨膜 β-桶状结构不同,其中心没有可供底物进出的通道,而是充满氨基酸侧链,这表明 Tp0435 似乎具有非常特殊的功能,可能代表 *Tp* 中的一种新型外膜蛋白。

Tp0435 是一种炎性介质(介导炎性反应的化学因子)。Tp0435 可刺激巨噬细胞产生 TNF-α,从而促进单核细胞的迁移。Tp0435 还能增加 ICAM-1、E 选择素(E-selectin)以及单核细胞趋化蛋白 1(monocyte chemoattractant protein-1,MCP-1)的表达和基因转录,推进内皮细胞的黏附过程。

Tp0435 具有黏附功能。研究发现,伯氏疏螺旋体经长时间体外培养后会丢失内源性质粒,进而失去黏附能力,但成功表达 rTp0435(Tp0435 可溶性变体)的伯氏疏螺旋体却仍然能与人胚肾上皮细胞、胎盘细胞和神经胶质瘤细胞结合。这一结果表明,Tp0435 可能参与 *Tp* 和多种宿主细胞的黏附,在梅毒的致病过程中发挥重要作用。

4. Tp0453

Tp0453 全长 863 bp,编码 287 个氨基酸,相对分子量约为 31 kD。Tp0453 是一个整合膜蛋白(又称膜内在蛋白),位于外膜内叶且不暴露于菌体表面。Tp0453 与经典的外膜蛋白的不同之处在于:其二级结构主要为 α-螺旋(占 28%),而 β-折叠(占 18%)则较少。因为 Tp0453 缺乏表面暴露的结构域,所以 Tp0453 有可能与 *Tp* 逃避宿主免疫反应有关。

Tp0453 具有较强的免疫原性和免疫反应性。早期通过基因工程技术制备重组蛋白Tp0453,并用其对实验兔进行免疫反应实验,发现实验兔产生特异性免疫应答;进一步通过蛋白印迹法和 ELISA 方法将 Tp0453 片段与患者血清进行反应,发现血清学特异性和灵敏度均很高,推测其或许可以作为梅毒血清学诊断的新型候选抗原。

Tp0453 参与 Tp 渗透吸收营养的过程。Tp 脂蛋白的多肽成分通常是亲水性的,但对Tp0453 进行 Triton X-114 分离和脂质体渗入实验,结果发现 Tp0453 具有双亲性,推测其能够促进物质在外膜中的运输,可能与 Tp 营养物质的摄取代谢相关。此外,Tp0453 的结构与结核分枝杆菌两种脂蛋白(LprG 和 LppX)的结构具有相似性,由于这两种蛋白能够将复杂的脂质转运到外膜,因此 Tp0453 或许可以作为脂质、糖脂或外膜衍生物的载体。

第二节　梅毒螺旋体周质蛋白

周质蛋白是位于周质(介于外膜下和内膜上的一层空间)的菌体蛋白,根据其性质、结构和分布位置不同分为两类,即周质脂蛋白和鞭毛蛋白。周质脂蛋白锚定于外膜的周质小叶(通过各自氨基末端的脂酰基共价附着);鞭毛蛋白位于外膜和内膜的间隙中。

一、周质脂蛋白

周质脂蛋白可发挥转运小分子化合物及结合金属离子的作用,且大部分周质脂蛋白在梅毒血清学诊断中被列为优势抗原。目前公认的周质脂蛋白有 TpF1、Tp0971、Tp0655 等。本节将从结构和功能两方面对 TpF1、Tp0971 和 Tp0655 进行阐述。

(一)TpF1

TpF1,编码基因为 tp1038,全长 177 bp,分子量为 19.361 kD。TpF1 在激活巨噬细胞炎性小体、调节单核细胞炎性因子的释放和促进Ⅱ期梅毒血管生成方面起到关键作用。此外,TpF1还是一种具有较强免疫原性和免疫反应性的蛋白,对梅毒的诊断和筛查具有重要意义。

TpF1 可以诱导 M0 巨噬细胞向 M1 极化,并激活巨噬细胞中的 NLRP3 炎性小体,释放炎性因子 IL-1β,在早期 Tp 感染中促进炎性反应发生。Tp 感染取决于局部的先天性和适应性免疫应答,且巨噬细胞在其中发挥重要作用。虽然巨噬细胞参与 Tp 所致早期炎性反应的机制并不清楚,但在早期感染兔中。此外,活性氧的产生、钾离子的外流和组织蛋白酶B 的释放,可能参与了 NLRP3 的激活和 IL-1β 的产生。

TpF1 可以促进血管生成,并导致晚期梅毒血管炎症的发生。TpF1 经 CREB/NF-κB(cAMP responsive element binding protein,CREB;nuclear factor κB,NF-κB)途径诱导人脐静脉血管内皮细胞(human umbilical vein endothelial cells,HUEVC)分泌 IL-8,进而促进血管生成,且血管生成的类型由 IL-8 的下游信号介导。此外,在Ⅲ期梅毒患者中可观察到一种具有 TpF1 特异性的 T 细胞,这些 T 细胞可与 TpF1 发生特异性结合,并刺激 HUEVC 释放组织因子(tissue factor,TF)。TpF1 对 HUEVC 具有致炎和促凝作用,从而导致晚期梅毒血管炎症的发生。

以 TpF1 作为抗原进行感染兔的免疫印迹试验,检测到特异性抗 TpF1 抗体在第一次免疫后的第 14 天出现,并在整个免疫过程中保持升高,在第 45 天达到峰值(试验组最高为第 45 天)。另外,以 TpF1 作为抗原进行梅毒患者血清样本的免疫印迹试验和间接免疫球蛋白 IgG 酶联免疫吸附试验,结果显示 TpF1 对所有阶段的梅毒感染都呈阳性反应。因此,TpF1 具有良好的抗原特性,有望作为梅毒的诊断筛查抗原。

(二)Tp34

　　Tp34,编码基因 $tp0971$,全长 204 bp,分子量为 22.085 kD。Tp34 具有结合锌离子和人乳铁蛋白(human lactoferrin,HLF)的能力,可以维持 Tp 的金属稳态。此外,Tp34 是一种良好的诊断抗原。

　　Tp34 可与锌离子结合。通过结晶学的方法测定 Tp34 结合锌离子的能力,其晶体结构由两个单体组成,锌离子与 Tp34 的结合发生在两个单体中的金属离子结合界面上。此外,锌离子与该结构发生结合使其二聚化(即单-二聚体转变成二聚体),且该蛋白的 N-端有助于其二聚化的发生。因此,天然蛋白 Tp34 在 Tp 中呈二聚体结构。

　　Tp34 可以结合 HLF,并转运铁离子以维持自身金属稳态。Tp34 二聚体中的单体与 HLF(含三价铁离子)单体进行结合。Tp34 的单体含两个反向平行的 β-折叠,拓扑学显示其与经典的免疫球蛋白折叠相似,可将三价金属铁离子转入 Tp。此外,rTp34 与铁氧合酶(CJp19)、铁还原酶(FetP)具有相似的二聚体结构。在序列研究中发现,Tp34 的基因组中含有 $ftr1$ 基因特征同源基因,$ftr1$ 基因具有过渡三价铁离子的特性。可见,Tp34 具有转运铁离子的能力,从而维持 Tp 的金属稳态。

　　Tp34 为感染期依赖性抗原。以 Tp34 作为抗原建立 Tp 颗粒凝集试验和 ELISA 检测试剂盒(设定已知诊断抗原的试剂盒为参照),前者的敏感性为 96.4%,特异性为 97.7%,一致性为 97.1%;后者的一致性为 95.1%。可见,Tp34 具有良好的免疫反应性,可用于梅毒的血清学诊断。

(三)Tp0655

　　Tp0655,基因全长 348 bp,分子量为 39.752 kD。Tp0655 的单体模型(rTp0655)在结构上与大肠杆菌中的亚精胺/腐胺结合蛋白(potD)和腐胺结合蛋白(potF)高度类似。Tp0655 偏向于与腐胺结合以发挥大肠杆菌 potD 的生物效应,结合率是亚精胺的 40 倍。

　　大肠杆菌中的 ABC 转运系统由三磷酸腺苷结合蛋白(potA)、通透酶(potB)、渗透酶(potC)和 potD 蛋白组成,其功能是从细胞外环境输入多胺。多胺中的腐胺、亚精胺和精胺在细菌细胞生长以及转录和翻译过程中发挥重要作用。虽然从头合成通常有助于提高细胞内多胺的水平,但细菌通常也拥有一个多胺摄取系统,在需要时可以替代从头合成。现在已知的多胺转运系统有两种——鸟氨酸脱羧酶(ornithine decarboxylase,ODC)和精氨酸脱羧酶(arginine decarboxylase,ADC),可利用鸟氨酸和精氨酸合成腐胺。另外,腐胺可被亚精胺合成酶和精胺合成酶分别转化为亚精胺和精胺。

　　在 Tp 中,Tp0655 具有大肠杆菌 PotD 的同源序列基因。然而,目前并未发现 Tp 在宿主体内的定植位置,也并没有发现 Tp 具有 ODC 和 ADC 介导的生物合成途径,Tp 缺乏将腐胺转化为亚精胺的亚精胺合成酶。因此,Tp0655 通过调节腐胺和亚精胺的摄取来满足

Tp 的代谢需求。因此,可通过检测梅毒感染不同阶段中宿主细胞内外的多胺含量来揭示 Tp 入侵宿主细胞的过程。

二、鞭毛蛋白

Tp 的鞭毛蛋白可分为鞭毛外鞘蛋白和鞭毛核心蛋白。目前发现的鞭毛外鞘蛋白有 FlaA1(Tp0249)和 FlaA2(Tp0664),鞭毛核心蛋白有 FlaB1(Tp0868)、FlaB2(Tp0792)、FlaB3(Tp0870)和 FilW(Tp0658)。本节主要阐述鞭毛外鞘蛋白 FlaA2 和鞭毛核心蛋白 FlaB1、FlaB2、FlaB3。

(1) 鞭毛外鞘蛋白 FlaA2:基因全长 241 bp,分子量为 26.821 kD,可以通过髓细胞分化因子 88(myeloid differentiation factor 88,MyD88)及 TLR2 产生 IL-6,促进炎症发生。FlaA2 可刺激 THP-1 以浓度依赖和时间依赖的方式表达炎性因子 IL-6,并在 72 h 达到峰值。进一步发现,IL-6 的产生与 NF-κB 信号通路相关,FlaA2 可通过 TLR2 模式识别受体介导 THP-1 分泌。此外,FlaA2 刺激单核细胞产生 IL-6 是由 MyD88 介导的。MyD88 是信号转导途径中的关键接头分子,在天然免疫细胞中几种 TLR 的下游信号转导过程中起关键作用,可诱导炎性反应。Tp 在侵入人体时,可以激活单核/巨噬细胞并上调炎性细胞因子表达,进而导致组织损伤和炎性细胞浸润。

(2) 鞭毛核心蛋白:FlaB1 的编码基因全长为 286 bp,分子量约为 31 kD;FlaB2 的编码基因全长 448 bp,分子量约为 31 kD;FlaB3 的编码基因全长 285 bp,分子量约为 32 kD。FlaB1、FlaB2 和 FlaB3 可以诱导细胞免疫并促进免疫细胞释放炎性因子。鞭毛核心蛋白可以通过 TLR5 丝裂原活化蛋白激酶(mitogen-activated protein kinase,MAPK)NF-κB 信号通路激活 THP-1 细胞产生 IL-6 和 IL-8。鞭毛核心蛋白是宿主炎性反应的主要诱因。此外,Tp 可通过鞭毛获得附着和迁移的能力,最终可能导致慢性炎症。

建立使用 3 个核心蛋白 FlaB1、FlaB2 和 FlaB3 检测梅毒患者血清 IgG 抗体和 IgM 抗体的 ELISA 试验,结果显示 FlaB1、FlaB2、FlaB3 具有较高的敏感性和特异性,有望在梅毒筛查方面发挥重要作用。

第三节　梅毒螺旋体内膜脂蛋白

内膜脂蛋白是一类锚定于内膜上的蛋白质。Tp 中的内膜脂蛋白可发挥转运小分子营养物质的功能,从而满足 Tp 自身的代谢需求。此外,内膜脂蛋白具有良好的抗原特性,在梅毒的诊断和筛查中具有重要意义。

一、Tp47

Tp47,编码基因 $tp0574$,全长 434 bp,分子量为 47.665 kD。Tp47 具有 D-羧基肽酶活性,且其中包含青霉素结合蛋白(penicillin-binding protein,PBP)基因序列,能刺激人真皮微血管内皮细胞(human dermal microvascular endothelial cell,HDMEC)合成细胞间黏附分子。

Tp47 羧基肽酶活性的表达在大肠杆菌中有所表现。Tp47 序列启动子导入大肠杆菌后,能去除大肠杆菌外膜中的 D-丙氨酸,造成大肠杆菌外膜肽聚糖的交联减少。在序列研究中发现,Tp47 含有 PBP 的基因序列。PBP 是参与细菌细胞壁肽聚糖生物合成的酶,包含羧基肽酶,可见,Tp47 是一种具有羧基肽酶活性的 PBP。此外,Tp 的运动方式与肽聚糖的交联相关,程度较小的肽聚糖交联有利于 Tp 对人体细胞的侵袭。

THP-1 的迁移黏附是发生血管炎性反应的关键步骤。Tp47 通过激活 PI3K/Akt、p38MAPK 和 NF-κB 通路,诱导 MCP-1 和 ICAM-1 的表达,从而促进 THP-1 对 HDVSMC 的迁移和黏附。Tp47 介导 THP-1 与 HDVSMC 的相互作用,可以引起血管功能障碍和炎性反应。因此,了解免疫细胞与 HDVSMC 的相互作用,通过抑制异常的白细胞迁移,减少白细胞黏附于微小动脉,有助于预防和治疗 Tp 引起的血管炎症。

二、Tp0684 (TpMglb-2)

Tp0684,基因全长 408 bp,分子量 43.052 kD。Tp0684 与大肠杆菌的序列相似,是一种具有与大肠杆菌(MglB)不同拓扑结构的 D-葡萄糖结合蛋白,并发挥类似 ABC 转运蛋白结构的功能。此外,Tp0684 被证实是具有高度特异性的抗原。

Tp0684 可结合 D-葡萄糖。结晶学发现,Tp0684 晶体结构有类似于其他 ABC 转运蛋白的配体结合蛋白(ligand-binding protein,LBP)的双叶折叠。但与 LBP 不同的是,Tp0684 有一种不同的循环拓扑结构。这种循环拓扑结构也存在于其他细菌的糖结合蛋白中,发挥糖结合蛋白功能。通过扫描荧光法及等温滴定量热法(isothermal titration calorimetry,ITC),证实了 Tp0684 双叶结构可结合 D-葡萄糖,且显示出其物理特性与作为 D-葡萄糖 ABC 转运体的物理特性一致。目前并未检测出 Tp 利用其他碳源作为生长的必需原料。因此,Tp0684 对 Tp 的生存有重要影响。

Tp0684 是一种高特异性抗原。以 Tp0684 作为抗原靶标,进行免疫芯片印迹试验,并与筛选出的梅毒患者血清样本进行特异性检测,结果显示特异性为 100%。

三、Arp 蛋白 (酸性重复蛋白)

Arp 蛋白是以 Nichols 菌株中编码的酸性重复序列为标准,编码基因全长 1815 bp,共 604 个氨基酸,分子量为 72.000 kD。Arp 蛋白基因最显著的特征是由 14 个几乎相同的 60 bp 的序列组成。此外,Tp 的重复序列抗原对机体免疫的影响有两个:一方面,Arp 蛋白质若是一种重要的毒力因子,则往往是保守的,但可以随着免疫压力的变化而重复进化;另一方面,Arp 蛋白的重复序列的长度影响宿主对 Tp 的免疫作用。

四、Tp32

Tp32,编码基因 $tp0821$,基因全长 268 bp,分子量 29.081 kD。Tp32 是蛋氨酸摄取转运蛋白系统的组成部分,并与其他梅毒筛查抗原具有良好的相关性。

Tp32 是一种蛋氨酸摄取转运蛋白。在电子密度图中发现,Tp32 的晶体结构与其他周质配体结合蛋白(periplasmic ligand-binding protein,PLBP)结构相似,且能够结合 *L*-蛋氨酸。该结构显示出的两个结构域中含有一个 *L*-蛋氨酸的结合位点。结合位点可分为两节:主链捆扎和侧链捆扎。主链捆扎结合部分排列着极性和带电残基,结合 *L*-蛋氨酸的电荷由带电残基 Glu-87 和 Arg-119 提供。侧链捆扎含有疏水性残基和极性残基的混合物,疏水残基(Phe-61 和 Tyr-44)提供范德华力,与 *L*-蛋氨酸结合。因此,Tp32 与 Tp0120(ATPase)和 Tp0119(渗透酶)相互作用,将蛋氨酸转运至 *Tp* 中。

Tp32 具有良好的梅毒诊断抗原特异性。进行 Tp32 IgM 和 IgG 的酶联免疫吸附试验,其灵敏度分别为 91.0% 和 98.3%,并具有较高特异性。进一步与临床上常用的梅毒诊断试验比较,提示 Tp32 的 ELISA 检测结果与 TPPA、CIA 的结果相关性良好。因此,Tp32 具有良好的筛查前景。

(谢小平　刘双全)

参考文献

[1] BRAUTIGAM C A,DEKA R K,NORGARD M V. Purification,crystallization and preliminary X-ray analysis of TP0435（Tp17）from the syphilis spirochete *Treponema pallidum*[J]. Acta Crystallogr Sect F Struct Biol Cryst Commun,2013,69（4）:453-455.

[2] GIACANI L,BRANDT S L,KE W,et al. Transcription of TP0126,*Treponema pallidum* putative OmpW homolog,is regulated by the length of a homopolymeric guanosine repeat[J]. Infect Immun,2015,83(6):2275-2289.

[3] GIACANI L,SAMBRI V,MARANGONI A,et al. Immunological evaluation and cellular location analysis of the TprI antigen of *Treponema pallidum* subsp. *pallidum*[J]. Infect Immun,2005,73(6):3817-3822.

[4] GRAY R R,MULLIGAN C J,MOLINI B J,et al. Molecular evolution of the tprC,D,I,K,G,and J genes in the pathogenic genus Treponema[J]. Mol Biol Evol,2006,23(11):2220-2233.

[5] HAZLETT K R,COX D L,DECAFFMEYER M,et al. TP0453,a concealed outer membrane protein of *Treponema pallidum*,enhances membrane permeability[J]. J Bacteriol,2005,187(18):6499-6508.

[6] HOUSTON S,HOF R,FRANCESCUTTI T,et al. Bifunctional role of the *Treponema pallidum* extracellular matrix binding adhesin Tp0751[J]. Infect Immun,2011,79(3):1386-1398.

[7] HOUSTON S,HOF R,HONEYMAN L,et al. Activation and proteolytic activity of the *Treponema pallidum* metalloprotease,pallilysin[J]. PLoS Pathog,2012,8(7):e1002822.

[8] HOUSTON S,RUSSELL S,HOF R,et al. The multifunctional role of the pallilysin-associated *Treponema pallidum* protein,Tp0750,in promoting fibrinolysis and extra-

cellular matrix component degradation[J]. Mol Microbiol,2014,91(3):618-634.

［9］ LAFOND R E,MOLINI B J,VAN VOORHIS W C,et al. Antigenic variation of TprK V regions abrogates specific antibody binding in syphilis[J]. Infect Immun,2006,74 (11):6244-6251.

［10］ LIN L R,LIU W,ZHU X Z,et al. *Treponema pallidum* promotes macrophage polarization and activates the NLRP3 inflammasome pathway to induce interleukin-1β production[J]. BMC Immunol,2018,19(1):28.

［11］ MORGAN C A,LUKEHART S A,VAN VOORHIS W C. Protection against syphilis correlates with specificity of antibodies to the variable regions of *Treponema pallidum* repeat protein K[J]. Infect Immun,2003,71(10):5605-5612.

［12］ POZZOBON T,FACCHINELLO N,BOSSI F,et al. *Treponema pallidum* (syphilis) antigen TpF1 induces angiogenesis through the activation of the IL-8 pathway[J]. Sci Rep,2016,6:18785.

［13］ VAN VOORHIS W C,BARRETT L K,LUKEHART S A,et al. Serodiagnosis of syphilis:antibodies to recombinant Tp0453,Tp92,and Gpd proteins are sensitive and specific indicators of infection by *Treponema pallidum*[J]. J Clin Microbiol,2003,41 (8):3668-3674.

［14］ XIE Y,XU M,WANG C,et al. Diagnostic value of recombinant Tp0821 protein in serodiagnosis for syphilis[J]. Lett Appl Microbiol,2016,62(4):336-343.

［15］ XU M,XIE Y,JIANG C,et al. *Treponema pallidum* flagellins elicit proinflammatory cytokines from human monocytes via TLR5 signaling pathway[J]. Immunobiology, 2017,222(5):709-718.

第七章　梅毒螺旋体基因组学

第一节　梅毒螺旋体基因组

基因组(genome)是一个细胞或生物体所载的全部遗传信息,它代表一种生物所具有的全部遗传信息,既有编码序列,也有大量的非编码序列。这些序列中蕴含的遗传信息决定了生物体的发生、发展,以及各种生命现象的产生。基因组学(genomics)是阐明整个基因组的结构、结构与功能的关系,以及基因之间相互作用的科学。换言之,基因组学以生物体全部基因为研究对象,通过基因组作图、大规模测序,以及模式生物基因组之间的比较与鉴定,揭示生物体基因组的全部 DNA 序列及其组成,预测新基因的功能以及鉴定基因组中所有基因的功能。

梅毒螺旋体,学名苍白密螺旋体苍白亚种(*Treponema pallidum* subsp. *pallidum*, *Tp*),只有依赖哺乳动物宿主才能持续生长和生存,因此难以对其进行常规实验研究。对 *Tp* 基因组进行分析,能够更全面地了解其生物化学性质,加速 *Tp* 体外培养技术和基因操纵技术的发展,并且可以深入地了解 *Tp* 的致病机制,为未来彻底消除梅毒打下坚实基础。

Tp 的基因组是环状染色体,有着最小的螺旋体基因组,大小约为 1.14 Mb,G+C(%)平均含量为 52.8%。*Tp* 预测蛋白质的平均分子量大小为 37 771 kD,范围为 3 235～172 869 kD,所有预测蛋白质的平均等电点(isoionic point,pI)为 8.1,范围为 3.9～12.3,这与在其他细菌物种中观察到的值相似。Nichols 株是第一个完成全基因组测序的 *Tp* 菌株,目前已相继完成了 SS14 株、Chicago 株、DAL-1 株、Mexico A 株、Sea81-4 株的全基因组测序(表 7-1)。*Tp* 菌株间基因序列的同一性水平＞99.8%(表 7-2)。同时,我国研究者也相继完成了 Amoy 株、X-4 株、SMUTp_01 株、SMUTp_02 株等菌株的测序(表 7-3)。

表 7-1　梅毒螺旋体标准株基因组特征

菌株	GenBank 登录号	基因大小 /bp	基因数/	CDSs	G+C /%	rRNA	tRNA	更新日期	完成国家
Nichols	AE000520.1[①]	1 138 011	1 064	1 010				2022-06-29	美国
	CP004010.1[②]	1 139 633	1 041	987	52.8	6	45	2022-07-17	捷克
SS14	CP000805.1[③]	1 139 457	1 068	1 014				2022-06-29	美国
	CP004011.1[④]	1 139 569	1 041	987				2022-06-29	捷克

续表

菌株	GenBank 登录号	基因大小/bp	基因数/	CDSs	G+C/%	rRNA	tRNA	更新日期	完成国家
Chicago	CP001752.1	1 139 281	1 043	989				2022-06-29	美国
DAL-1	CP003115.1	1 139 971	1 040	986				2022-06-29	美国
Mexico A	CP003064.1	1 140 038	1 040	986	52.8	6	45	2022-06-29	捷克
Sea81-4	CP003679.1	1 139 203	1 054	1 000				2022-01-20	美国

注：① 使用全基因组随机测序方法对 Nichols 株第一次测序结果。

② 使用 454 和 Illumina 测序方法对 Nichols 株和 SS14 株进行重测序结果。

③ 使用比较基因组测序方法对 SS14 株第一次测序结果。

④ CDS(coding sequence)：编码一段蛋白产物的序列，即蛋白质编码序列。

表 7-2 与全基因组测序的 Nichols 相比，梅毒螺旋体菌株之间的遗传同一性

菌株	GenBank 登录号	分离的地点和时间	与 Nichols 株基因组序列的同一性/%
SS14	CP000805.1	亚特兰大，1977 年	99.89
Chicago	CP001752.1	芝加哥，1951 年	99.95
DAL-1	CP003115.1	达拉斯，1991 年	99.97
Mexico A	CP003064.1	墨西哥，1953 年	99.88
Sea81-4	CP003679.1	西雅图，1980 年	—

表 7-3 我国已完成测序的梅毒螺旋体菌株基因组特征

菌株	GenBank 登录号	基因大小/bp	基因数	CDS	G+C/%	rRNA	tRNA	提交日期
Amoy	CP015162.1.	1 139 223	1 063	995	52.8	3	43	2016-04
X-4	CP040555.1	1 139 838	1 069	1015		6	45	2019-05
SMUTp_01	CP051885.1							
SMUTp_02	CP051886.1							
SMUTp_04	CP051887.1							
SMUTp_07	CP051890.1	1 139 569	—					2020-04
SMUTp_08	CP051888.1							
SMUTp_09	CP051889.1							

一、Nichols 株

1912 年，从华盛顿特区的一名神经梅毒患者的脑脊液中分离出了 Tp 的 Nichols 株，并于 1998 年 3 月完成首次测序工作。Nichols 株共有 1041 个开放阅读框，平均大小为 1 023 bp，占基因组总 DNA 的 92.9%。根据 Riley 的分类方案，577 个 ORFs(55%)承担预测的生物学功能；177 个 ORFs(17%)与其他物种的假定蛋白质匹配；287 个 ORFs(28%)没有数据库匹配，可能代表新基因。Tp 还存在 90 个功能未知的 ORFs 与伯氏疏螺旋体(Bb)的染色体编码蛋白相匹配。

二、SS14 株

1977 年,从亚特兰大一名因对青霉素过敏而红霉素治疗无效的Ⅱ期梅毒患者身上分离出了 SS14 株。2007 年 8 月,SS14 株首次全基因组测序工作完成。2012 年 12 月,研究者使用新的测序技术更新了 SS14 株的全基因测序结果。在使用新的测序方法分别纠正 Nichols 株和 SS14 株基因组中的 134 个和 191 个基因错误后,重新定义了这两个 *Tp* 亚种在基因组水平上的遗传距离(图 7-1)。SS14 株基因组含有 1 139 569 个碱基,编码 1 035 个 ORFs。相对于 Nichols 株,SS14 株具有 5 个高变区,分别编码 3 种假定蛋白、Tpr 蛋白(TprC、TprL)和被预测为毒力因子的外膜蛋白 Tp0326(表 7-4)。SS14 株是目前发现的可以编码缩短的 FlaB 蛋白的菌株。

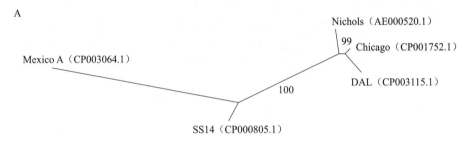

(a) 将菌株 Chicago (CP001752.1)、DAL-1 (CP003115.1) 和 Mexico A (CP003064.1) 的基因组与初始测序的 Nichols (AE000520.1) 和SS14 (CP000805.1) 全基因组序列进行进化树分析

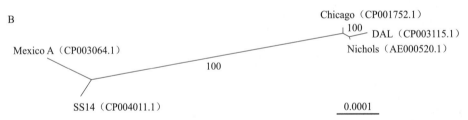

(b) 将菌株 Chicago (CP001752.1)、DAL-1 (CP003115.1) 和 Mexico A (CP003064.1) 的基因组与重测序 Nichols (CP004010.2) 和SS14 (CP004011.1) 全基因组序列进行进化树分析

图 7-1　由梅毒螺旋体菌株的全基因组序列构建的无根树

表 7-4　SS14 株中 SNP 数量最多的 ORFs

ORF	SNP	蛋白
Tp0117	10	Tpr protein C(TprC)
Tp0136	49	假定蛋白*
Tp0362	12	外膜蛋白
Tp0515	10	保守的假定蛋白
Tp0548	30	假定蛋白
Tp1031	31	Tpr protein L(TprL)

注:ORF——open reading frame,开放阅读框。

SNP——single nucleotide polymorphism,单核苷酸多态性。

*:纤连蛋白和层粘连蛋白结合蛋白。

此外,SS14 菌株的测序显示其有 327 个单核苷酸变化、14 个缺失和 18 个插入,这些变异并不包括高度可变的 *tp*0897 基因。而在这些点突变中,发现 23S rRNA 存在 A2058G 点突变,研究认为,该突变为菌株对大环内酯类药物耐药的原因。并且体外测试表明,SS14 株对各种抗生素的敏感性均低于 Nichols 株。通过计算,SS14 株和 Nichols 株之间的核苷酸多样性为 0.000 6±0.000 03,其基因组测序结果首次揭示了 *Tp* 菌株间的全基因组变异性。

三、Chicago 株

　　1951 年,从一名黑人的原发性硬下疳中分离出了 Chicago 株,在兔子体内生长良好。2009 年 9 月,研究者成功完成 Chicago 株的基因组测序。Chicago 株基因组含有 1139281 个碱基,编码 1035 个 ORFs。与 Nichols 株基因组相比,其有 44 个核苷酸替换、21 个缺失(涉及 30 个核苷酸)和 75 个插入(涉 1303 个核苷酸)。Chicago 株与 SS14 株之间的核苷酸多样性为 0.000 03±0.000 02。

四、DAL-1 株

　　1991 年,从达拉斯的一名 Ⅱ 期梅毒孕妇的羊水中分离出了 DAL-1 株。2011 年 11 月,美国研究者使用组合 454 测序、Solexa 测序和 Sanger 测序确定了完整的 DAL-1 基因组序列。其基因组含有 1 139 971 个碱基,包含 986 个 CDSs。

五、Mexico A 株

　　1953 年,从居住在墨西哥的一名患有原发性梅毒的 18 岁男性中分离出了 Mexico A 株。与 Nichols 株相比,在体外条件下培养的 Mexico A 株生长速率较低,并且具有运动性降低的特点,推测可能是该菌株与其他 *Tp* 菌株之间的遗传差异所致。Mexico A 株在目前研究的所有 *Tp* 菌株中拥有最大的基因组,其基因组含有 1 140 038 个碱基,包含 1 033 个 ORFs,占 Mexico A 株基因组的 93.5%。其中,161 个(15.6%)ORFs 参与一般代谢,125 个(12.1%)ORFs 参与细胞结构和细胞过程,51 个(4.9%)ORFs 参与 DNA 复制、修复和重组,173 个(16.7%)ORFs 参与调控、转录和翻译,113 个(10.9%)ORFs 参与转运,31 个(3%)ORFs 与毒力相关,剩余 327 个 ORFs(31.6%)功能未知。Mexico A 株的两个基因 *TPAMA_0326* 和 *TPAMA_0488*(*mcp*2-1)被发现与苍白密螺旋体极细亚种(*T. pallidum* subsp. *pertenue*)的特异性核苷酸序列存在重组现象,这可能是宿主同时感染两种菌株的结果;同时也证明了密螺旋体亚种之间可以进行水平基因转移。根据对 G+C 含量、密码子和氨基酸使用以及基因位置的分析,预测 Mexico A 株有 77 个(8.32%)*Tp* 基因能水平转移。

　　该基因组与 SS14 株基因组关系最密切,只有 175 个替换、85 个插入和 28 个缺失;与 Chicago 株基因组相比有 419 个替换、18 个插入和 20 个缺失;与 Nichols 基因组相比有 438 个替换、94 个插入和 38 个缺失。

六、Sea81-4 株

1980 年,从西雅图的一名原发性梅毒患者的硬下疳中分离出了 Sea81-4 株,且在 2012 年完成测序。Sea81-4 株基因组含有 1139203 个碱基,包含 1054 个 ORFs。与其他 5 种 Tp 分离株不同,Tp Sea81-4 株通过静脉接种实验兔模型后会导致感染兔的中枢神经系统(central nervous system,CNS)持续感染。此外,在感染 Sea81-4 株的兔子中出现的皮肤损伤比感染其他 Tp 菌株出现的皮肤损伤要轻。

七、Amoy 株

2011 年,在中国厦门首次从一名原发性梅毒患者的硬下疳中分离出了 Amoy 株。Amoy 株毒性相对较低,在兔模型中,其感染持续时间平均为 18 天,远长于其他菌株的感染时间。根据基因组相似性分析,该菌株与 SS14 类群的亲缘关系最近。参照 SS14 菌株对 Amoy 株基因组进行共线性分析,结果显示 Amoy 菌株中缺乏 arp、$tprC$、$tprD$、$tprE$、$tprG$、$tprI$、$tprJ$、5S rRNA、16S RNA、23S RNA、tRNA-Ala、tRNA-Ile 和一个编码假定蛋白的基因,可能与 Amoy 菌株序列含有 1.17%Ns(未被完全测序的序列)有关。值得关注的是,借助一代测序手段,发现 Amoy 株的 23S rRNA 无 A2058G 或 A2059G 突变,这是其与 SS14 株明显的不同之处。

第二节　梅毒螺旋体比较基因组学

近年来,全基因组测序结果的积累表明,密螺旋体是高度克隆的生物,其基因组的细微差异可导致临床疾病表现和宿主范围的深层次差异。因此,可以通过比较 Tp 与其他螺旋体基因组之间的差异来进一步揭示 Tp 的生物学特性(表 7-5)。

表 7-5　螺旋体基因组的特征

性质	梅毒螺旋体	伯氏疏螺旋体	问号钩端螺旋体	齿垢密螺旋体
染色体构象	单个环状染色体	线性染色体	一大一小两个环状染色体	单个环状染色体
基因组大小/bp	1 138 011	910 725	433 241/358 943	2 843 201
染色体外成分	无	12 个线性和10 个环状质粒	无	1 个环状质粒
染色体外含量	—	609 132	—	2 647
G+C 含量/%	52.8	28.6	36	37.9
前噬菌体或噬菌体残留物	无	有	有	有
总蛋白编码基因	1 010	853	4 727	2 786
总编码序列/%	93.0	93.5	78.4	92.1
rRNA	6(2-23S,2-16S,2-5S)	5(2-23S,2-16S,1-5S)	5(1-23S,2-16S,2-5S)	6(2-23S,2-16S,2-5S)
tRNA	45	34	37	44

一、梅毒螺旋体基因组与其他致病性密螺旋体基因组比较

密螺旋体分为苍白密螺旋体（T. pallidum）和品他密螺旋体（T. carateum）。苍白密螺旋体分为 3 个亚种，分别为苍白亚种、极细亚种和地方亚种。苍白密螺旋体苍白亚种又称为梅毒螺旋体，已完成全基因组测序的菌株有 Nichols 株、SS14 株、Chicago 株、DAL-1 株、Mexico A 株、Sea81-4 株等。苍白密螺旋体极细亚种又称为雅司螺旋体（Treponema pallidum subsp. pertenue），引起雅司病，现有 CDC-2 株、Gauthier 株、Samoa D 株完成了全基因组测序。苍白密螺旋体地方亚种又称地方密螺旋体（Treponema pallidum subsp. endemicum），引起地方性梅毒，目前只有 Bosnia A 株完成了全基因组测序。其中，Tp 是最具侵袭性的，雅司螺旋体是中等侵袭性的，而其他螺旋体是非侵袭性的，还有一种未分类的类人猿密螺旋体分离株（Fribourg-Blanc）。由于致病性密螺旋体关系密切，因此无法通过形态学、蛋白质电泳、细菌生理学或宿主免疫反应来区分它们。

(一)梅毒螺旋体和雅司螺旋体

雅司螺旋体是雅司病的病原体。雅司病是一种热带病，主要以皮肤、关节、软组织和骨骼影响为特征，人类是唯一已知的雅司病宿主。一般认为与 Tp 相比，雅司螺旋体毒性较小。1980 年的 DNA 杂交实验表明，Tp Nichols 株和雅司螺旋体 Gauthier 株在技术分辨率范围内是相同的，只有约 2% 的基因组差异。使用下一代测序技术确定了 3 种雅司螺旋体菌株（Samoa D 株、CDC-2 株和 Gauthier 株）的完整基因组序列，基因组长度为 1 139 330～1 139 744 bp，G＋C 含量为 52.8%（表 7-6）。3 种菌株基因组的测序结果揭示，983 个雅司螺旋体蛋白质编码基因中的 692 个（70.4%）编码相同的蛋白质或具有菌株特异性变化的相同蛋白质；194 个（19.7%）基因编码有 1 个氨基酸替换的蛋白质；97 个（9.9%）基因编码包含两个或多个氨基酸替换和/或其他主要序列变化的蛋白质，这些不同的蛋白质主要包括被预测为毒力因子的蛋白质。在雅司螺旋体的不同菌株之间，以及 Tp 和雅司螺旋体菌株之间发现了相似的基因组结构，并且发现 Tp 和雅司螺旋体菌株基因组之间的同一性超过 99.8%。

表 7-6　与全基因组测序的 Nichols 相比，雅司螺旋体菌株之间的遗传同一性

菌株	基因大小/bp	基因数	融合基因数/Nichols 株中对应基因数	G＋C/mol%	rRNA	tRNA	GenBank 登录号
Samoa D	1 139 330	1 125（包括 54 个非翻译基因）	25/52	52.8	6	45	CP002374.1
CDC-2	1 139 744		24/50				CP002375.1
Gauthier	1 139 417		24/50				CP002376.1

单个梅毒螺旋体菌株和单个雅司螺旋体菌株之间的大部分遗传差异累积在 6 个基因组区域中，包括第 122 位的 tp0138 基因、16S rRNA 基因、tp0171 的 5′侧翼区域和 3′侧翼区域、第 579 位的 gpd 基因（tp0257）、tp0326 以及 tprI 和 tprC。这些基因组差异可能导致梅毒螺旋体和雅司螺旋体之间的致病性差异。在 tp0326 基因座中，有 8 个单核苷酸位点和一

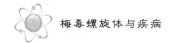

个 15 bp 缺失将梅毒螺旋体菌株（Nichols 株、SS14 株、Chicago 株）与雅司螺旋体菌株（Samoa D 株、CDC－2 株和 Gauthier 株）区分开来。另外，还发现了梅毒螺旋体和雅司螺旋体菌株基因组之间的十几个核苷酸变化。

(二)梅毒螺旋体和地方密螺旋体

地方密螺旋体引起地方性（非性病性）梅毒。地方性梅毒是一种通过直接接触和消化道传播，但不通过性传播途径传播的地方流行性疾病，其阿拉伯名称为"Bejel"。使用下一代测序技术确定了地方密螺旋体 Bosnia A 菌株的基因信息，发现 Bosnia A 菌株基因组为 1 137 653 bp，比 Tp 和雅司螺旋体菌株的基因组短 1 628～2 828 bp，这是由 $tprF$ 和 $tprG$ 基因座中 2 300 bp 的缺失引起的。G＋C 含量为 52.77％。Bosnia A 菌株共有 1 125 个编码基因，其中包括 54 个编码 rRNA、tRNA 和其他 ncRNA（未翻译成蛋白质的短细菌 RNA 分子）的非翻译基因。这 1125 个编码基因中有 640 个基因（56.9％）编码具有预测功能的蛋白质，137 个基因编码螺旋体保守假设蛋白（12.2％），141 个基因编码保守假设蛋白质（12.5％）。Bosnia A 株基因组与 Tp 和雅司螺旋体基因组的同源性分别为 99.79％～99.82％和 99.91％～99.94％。

BosniaA 株与 Tp 和雅司螺旋体基因组之间的导致蛋白质截断或延长的最显著的遗传变化仅位于 14 个基因上。这些基因编码 TprA 蛋白、TprF 蛋白、TprG 蛋白、TprL 蛋白、RecQ 蛋白、乙醇胺磷酸转移酶和密螺旋体保守假定蛋白或假定蛋白。$tprA$ 基因在 Bosnia A 株和雅司螺旋体菌株中具有相应的功能，而在 Tp 菌株中无功能（Sea 81-4 菌株除外）。Bosnia A 株与 Tp 和雅司螺旋体基因组相比，$tprF$ 和 $tprG$ 被部分删除。而 Bosnia A 株的 $tprL$ 基因被拉长，这与 Tp 菌株相似。

BosniaA 株的基因组有几个与 Tp 序列相同的遗传位点。Bosnia A 株的 TENDBA_0577 基因与 Tp 菌株的同源基因完全相同，编码密螺旋体保守的功能未知的假设蛋白，预测其定位在细胞质膜上。在 Tp 基因组中，$tp0577$ 与 σ 因子 RpoE（Tp0092 编码）存在综合位点，受 σ 因子 RpoE 调控。RpoE 对的莼应对各种环境威胁起到重要的调节作用。因此，在感染后的最初几天，TENDBA_0577 可能编码一种整合在应激反应通路中的蛋白质。与其类似的是，在 Bosnia A 株的其他基因（TENDBA_0968、TENDBA_0858）中，发现了与一株或多株 Tp 菌株相同的 50 个 70 bp 长序列。虽然 Bosnia A 株的整体基因组序列与雅司螺旋体更相关，但水平基因转移似乎引入了至少 7 个与 Tp SS14 株、Tp Mexico A 株和其他 Tp 菌株相关的序列。

(三)梅毒螺旋体和类人猿密螺旋体

1962 年，从非洲几内亚的一只狒狒中分离出了 Fribourg-Blanc 株。尽管这只受感染的狒狒没有表现出感染迹象，但从它身上分离出的密螺旋体能够感染仓鼠。此外，实验表明（1971 年）人类也可能被其感染，并且会出现类似于雅司病的症状。Fribourg-Blanc 株在所有不可培养的密螺旋体中包含最大的基因组（1 140.4 kb）。由于在基因 $tp0696$ 和 $tp0697$ 之间的区域中鉴定出 DNA 重复，因此，Fribourg-Blanc 分离株不太可能包含 Tp 和雅司螺旋体菌株中缺失的任何独特 DNA 区域。在 $tprK$ DS（供体位点）所在的基因组区域中，Fribourg-Blanc 分离株和梅毒螺旋体之间存在高度的同一性和序列保守性(99.57%)。这种程度的序列同一性表明这些分离株之间存在非常密切的进化关系。但在基因组水平上,Fribourg-Blanc 分离株与雅司螺旋体的关系比其与 *Tp* 的关系更为密切。

二、梅毒螺旋体基因组与问号钩端螺旋体基因组比较

问号钩端螺旋体(*Leptospira interrogans*)可引起钩端螺旋体病,它的基因组由两条环形染色体组成,比 *Tp* 和 *Bb* 大得多。一条为 433 241 bp 的大染色体(CⅠ),另一条为 358 943 bp 的小染色体(CⅡ),平均 G+C 含量为 36%。问号钩端螺旋体共有 4 727 个蛋白质编码序列(CDSs),4 360 个位于 CⅠ上,367 个位于 CⅡ上,所有 rRNA 和 tRNA 基因都位于 CⅠ上。问号钩端螺旋体上只有 315 个 CDSs 是 *Tp* 和 *Bb* 的直系同源物。

与 *Tp* 不同的是,问号钩端螺旋体缺乏编码己糖激酶的基因,但问号钩端螺旋体有完整的长链脂肪酸利用系统,以及三羧酸循环和呼吸电子传递链的基因组,这是 *Tp* 中不存在的。因此,*Tp* 中的 ATP 产生方式与问号钩端螺旋体十分不同,*Tp* 通过糖酵解途径生成 ATP,而问号钩端螺旋体通过氧化磷酸化产生 ATP。除此之外,问号钩端螺旋体具有氨基酸和核苷酸生物合成的完整代谢系统,而 *Tp* 通过编码广泛的转运体从宿主中获取营养。与 *Tp* 一样的是,问号钩端螺旋体使用 FlaA 鞘蛋白和 FlaB 核心蛋白作为其内鞭毛细丝的基本成分。

三、梅毒螺旋体基因组与伯氏疏螺旋体基因组比较

Bb 是莱姆病的病原体,其最显著的特征之一是具有不同寻常的基因组,基因组中包含一个线性染色体和许多线性/环状质粒。*Bb* 的线性染色体为 910 725 bp,平均 G+C 含量为 28.6%,其中包含 853 个基因,编码一组用于 DNA 复制、转录、翻译、物质转运和能量代谢的基本蛋白质,编码序列占 *Bb* 基因组的 93.5%。*Bb* 中染色体编码蛋白的平均相对分子质量为 37529 Da,范围为 3 369~254 242 Da,蛋白质的中值 pI 为 9.7。同时,*Bb* 的 11 个质粒上的 30 个基因中,大多数没有已知的生物学功能。

Tp 中的 476 个 ORFs(46%)在 *Bb* 中具有直系同源物,这些 ORFs 中有 76% 具有预测的生物学功能。*Tp* 和 *Bb* 中超过 40% 的种间同源基因在其他细菌中高度保守并参与管家功能,如 DNA 复制、转录、翻译、基本能量代谢、鞭毛结构和功能、细胞分裂和蛋白质分泌。它们共有的 115 个 ORFs 编码生物学功能未知的蛋白质,其中近 50% 似乎是螺旋体属独有的。这组系统发育分布有限的蛋白质可能决定了螺旋体结构和生理的特殊性,如与 *Tp* 和 *Bb* 感染人类并引起慢性、传播性疾病的能力有关。在 *Bb* 染色体编码区中,含有 90 个与 *Tp* 相同的 ORFs,这些 ORFs 在 *Tp* 基因组上还未得到注释。而在 *Bb* 质粒编码区中,未找到与 Tp 相同的 ORFs,表明这些质粒编码的蛋白可能是 *Bb* 所特有的。

所有的 61 个三联体密码子在 *Tp* 和 *Bb* 中都有使用,但 *Tp* 的第三密码子位置有 G 或 C 偏向,*Bb* 在该位置有 A 或 T 偏向,这使得 *Tp* 基因组中的 G+C 含量几乎是 *Bb* 基因组中的两倍。螺旋体基因组之间不同的 G+C 含量造成了总体密码子使用的偏差,导致预测编码序列中的氨基酸组成不同。

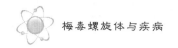

四、梅毒螺旋体和齿垢密螺旋体基因组比较

齿垢密螺旋体(*Treponema denticola*,*Td*)是一种与牙周病相关的口腔螺旋体,其基因组构象与 *Tp* 一致,但其基因组比 *Tp* 大得多。*Td* 基因组大小为 2 843 201 bp,平均 G+C 含量为 37.9%,预计编码 2 786 个 CDSs,其中 26.5%(734 个 CDS)是独特的。尽管 *Tp* 和 *Td* 基因组大小差异很大,但它们之间存在的稳定 RNA 的数量几乎相同。*Tp* 基因组与 *Td* 基因组共享有限的核苷酸同一性,大约 1/4 的 *Td* 基因(728 个 CDSs)与 *Tp* 基因组中 68% 的 CDSs 最匹配。*Tp* 基因组与 *Td* 基因组之间基本上不存在同线性(基因顺序的保守性),但编码核糖体(TDE0766-TDE0792)和鞭毛蛋白(TDE1198-TDE1219)的高度保守操纵子除外。与 *Td* 相比,主要存活在相对隐蔽的人体组织环境中的 *Tp* 没有公认的限制修饰(restriction-modification,RM)系统、插入序列元件或噬菌体。

Tp 基因组编码一个 12 成员家族(TprA-L)的假定膜蛋白,这个基因家族在不同亚种和菌株之间表现出异质性。据报道,Tpr 蛋白家族具有免疫保护性和调理活性,但也存在着争议。*Td* 中也拥有一个与该基因家族相关的成员(TDE0405,主要外鞘蛋白)。同时,与 *Tp* 一样,*Td* 具有磷酸转移酶系统(phosphotransferase system,PTS)的 HPr、酶Ⅰ和酶ⅡA,但没有 PTS 转运蛋白复合物,这表明这些蛋白质起到纯粹的调节作用。*Td* 中糖酵解的存在和三羧酸(tricarboxylic acid,TCA)循环的存在表明 ATP 是由糖酵解产生的,这与 *Tp* 产生 ATP 的方式很相似。但与 *Tp* 不同,*Td* 可能可以从头合成脂肪酸、辅因子和核苷酸。

对所有 4 个已测序螺旋体基因组的代谢谱的比较分析揭示了 4 种螺旋体代谢的一些区别。因为 *Tp* 和 *Bb* 的基因组大小较小,所以它们的生物合成能力有限,而问号钩端螺旋体和 *Td* 的生物合成能力则稍强一些。与 *Tp* 和 *Bb* 不同,问号钩端螺旋体和 *Td* 中的戊糖磷酸途径缺乏氧化分支。*Tp*、*Bb* 和 *Td* 通过糖酵解的方式产生 ATP,而问号钩端螺旋体通过氧化磷酸化产生 ATP。

第三节　梅毒螺旋体基因组功能

对 *Tp* 基因功能的研究表明,*Tp* 是一种代谢失能的病原体,仅有非常少的酶用于构建复杂的系统,不具备电子传递的关键性蛋白。*Tp* 的生存所需营养物质只能从宿主摄取,基因组中大约 5% 的基因用于编码转运蛋白,这种对宿主的强烈需求导致难以对其进行体外培养。

一、DNA 复制和修复相关基因

Tp 中 DNA 复制的基因与其他小基因组生物相似,如生殖支原体(*Mycoplasma genitalium*,*Mg*)和 *Bb*。*Tp* 中存在大肠埃希菌 DNA 聚合酶Ⅲ的 α、β、γ、ε 和 τ 亚基的直系同源物,还具有一种Ⅰ型拓扑异构酶(topA)和一种Ⅱ型拓扑异构酶(gyrAB)的同源物,但 *Tp* 缺乏参与染色体分离的拓扑异构酶Ⅳ。它可能用另一种替代机制进行染色体分离,该机制涉

及半甲基化 DNA 与细胞质膜的结合。

Tp 通过 uvr 删除修复、mutL/mutS 错配修复、mutY 和 dat 修复途径进行 DNA 修复。虽然 Tp 基因组编码 recF 重组途径(recFGJNR)的同源物,但其缺乏 sbcB(exoI)以及 recB、recC 和 recD 的同源物。因此,Tp 的同源重组类似于大肠埃希菌的 recF 途径。此外,Tp 编码一种 A/G—特异性腺嘌呤糖基化酶(mutY),可以识别双链 DNA 中的 GA 错配并切除腺嘌呤。目前没有发现 Tp 中有编码限制酶或修饰酶的可识别基因。

二、转录相关基因

Tp 含有一系列用于转录和翻译的基础基因,包括核心 RNA 聚合酶的 α、β 和 β' 亚单位的同源物,5 个 sigma(σ^{70}、σ^E、σ^{54}、σ^A、σ^{28})因子和 5 个参与转录延伸、终止功能的相关基因($nusA$、$nusB$、$nusG$、$greA$ 和 rho)。Tp 还编码两个增强子结合蛋白(enhancer binding proteins,EBPs),即 NTRC 和 Norr 的类似物。Tp 启动转录时,σ^{54} 识别一个独特的 $-24/-12$ 型启动子,并有一个 EBPs 结合上游序列来水解 ATP。同时,Tp 缺少两种重要的 sigma 因子,即 σ^{38}(rpoS)和 σ^{32}。σ^{38} 是稳定期的主要 sigma 因子,在氧化和渗透应激反应中被激活,而 σ^{32} 是参与热休克蛋白转录的重要因子。表 7-7 列出了 Tp 转录相关基因。

表 7-7　梅毒螺旋体转录相关基因

基因	长度/bp	编码产物
$tp0212$	1 056	RNA 聚合酶亚基 α
$tp0241$	3 537	RNA 聚合酶亚基 β
$tp0242$	4 251	RNA 聚合酶亚基 β'
$tp0701$	204	RNA 聚合酶亚基 ω
$tp0092$	489	σ^E/RNA 聚合酶 sigma 因子 RpoE
$tp0111$	1 491	σ^{54}/RNA 聚合酶 sigma 因子 RpoN
$tp0493$	1 836	σ^{70}/RNA 聚合酶 sigma 因子 RpoD
$tp0700$	789	σ^{28}/RNA 聚合酶 sigma 因子 RpoF
$tp1012$	936	σ^A/RNA 聚合酶 sigma 因子 SigA
$tp0892$	1 458	转录终止因子 nusA
$tp1015$	426	转录终止抑制因子 nusB
$tp0236$	558	转录终止因子/终止抑制蛋白 nusG
$tp0018$	2 679	转录延伸因子 greA
$tp0254$	1 560	转录终止因子 rho

三、翻译相关基因

Tp 基因组中鉴定出 44 种 tRNA 和 2 个 rRNA 操纵子。Tp 中存在所有 tRNA 合成酶基因,除谷氨酰胺酰—tRNA 合成酶基因外。Tp 中存在的赖氨酰—tRNA 合成酶(LysS)有两种不同的种类,I 类与广古生菌和 Bb 中的极为相似,而 II 类与真细菌和真核生物中的最相似。LysS 通过 NH$_2$ 末端附近的区域与 RNA 的反密码子结合,但 Tp 中的 II 类 LysS 与的大肠埃希菌 LysS 的 COOH 末端片段相同。Tp 的 II 类 LysS 很可能是无功能的,并且可能正在从基因组中丢失。Tp 的两个 rRNA 操纵子的组成与真细菌中的 16S-tRNA-23S-5S 相同,两个操纵子都沿复制方向转录。

四、转运系统相关基因

Tp 是一种人类专性寄生菌,它的生物合成能力有限,需要宿主提供多种营养物质。与这一特性一致的是,Tp 基因组编码多种转运蛋白。Tp 基因组中有 57 个 ORFs(占总数的 5%),编码 18 种不同的转运蛋白,对氨基酸、碳水化合物和阳离子具有特异性。Tp 具有广谱的氨基酸转运蛋白,其谷氨酸或天冬氨酸的转运蛋白与哺乳动物谷氨酸转运蛋白最相似。

与已确定基因组序列的其他细菌物种相比,Tp 中没有用于导入碳水化合物的磷酸烯醇丙酮酸-磷酸转移酶(PTS)系统。基因组分析预测,Tp 具有 3 个 ATP 结合盒转运蛋白,分别对半乳糖(mglBAC)、核糖(rbsAC)和多糖(y4oQRS)具有特异性。与迄今为止通过全基因组分析研究的其他细菌不同,Tp 没有可识别的无机磷酸盐(inorganic phosphate,Pi)摄取系统。因此,通过多种糖转运蛋白摄取 3-磷酸甘油可能是 Tp 获得 Pi 的主要手段。

Tp 含有一种对硫胺素具有特异性的 ATP 结合盒转运蛋白,硫胺素和硫胺素焦磷酸盐(thiamin pyrophosphate,TPP)都是这种硫胺素转运蛋白的底物。这可能表明 Tp 对 TPP 存在生长依赖,因为齿垢密螺旋体、文氏密螺旋体($T. vincentii$)和钩端螺旋体物种都需要 TPP 才能在体外生长。Tp 中唯一可识别的 TPP 依赖性酶是转酮醇酶,它在磷酸戊糖途径和糖酵解之间建立了联系。

五、氨基酸和核苷酸合成和代谢相关基因

Tp 有其独特的氨基酸合成代谢途径,不能从头合成酶辅因子、脂肪酸和核苷酸,这种特性类似于生殖支原体和 Bb。Tp 有将磷酸烯醇式丙酮酸或丙酮酸通过草酰乙酸转化为天冬氨酸的途径,还存在天冬氨酸和谷氨酰胺相互转化为谷氨酸、天冬氨酸转化为天冬酰胺、谷氨酸转化为脯氨酸和丝氨酸转化为甘氨酸的途径。Tp 的脱氧核糖核苷酸可通过核糖核苷酸二磷酸还原酶和硫氧还蛋白还原酶的作用,还原核糖核苷二磷酸而获得。

六、能量代谢相关基因

经典的研究表明,Tp 仅能在葡萄糖、甘露糖和麦芽糖存在的培养系统中繁殖。此外,Tp 在葡萄糖缺乏后会迅速失去动力,而葡萄糖恢复供应后,动力也迅速恢复,这提示 Tp 可以利用葡萄糖作为供能物质。基因组测序结果表明,Tp 缺乏一类基因,这类基因编码的蛋白是氨基酸合成和氨基酸分解代谢途径的必要组成。因此,暂且无法判断 Tp 是否可以使用氨基酸作为碳和能量的来源。

代谢途径分析表明,Tp 中包含糖酵解途径中所有酶的编码基因,包括编码己糖激酶的基因。为了能够从底物水平磷酸化中获得更多的能量,Tp 对传统的糖酵解途径进行了一些

巧妙的修改。Tp 基因组编码一种焦磷酸酶的同源物,这种同源物可以代替传统的 ATP 依赖的磷酸果糖激酶和丙酮酸激酶。Tp 中没有编码三羧酸循环或氧化磷酸化组分的基因,其生存代谢中不足的能量可能是通过戊糖磷酸途径的氧化分支产生的。

Tp 缺乏呼吸电子传递链,因此 ATP 的产生必须通过底物水平的磷酸化来完成,Tp 膜电位必须通过 ATP 合酶的逆反应建立。Tp 的 ATP 合酶属于 V_1V_0 型,Tp 有两个 V_1V_0 型 ATP 合酶操纵子,每个操纵子包含 7 个基因。其中一个操纵子中的基因顺序为"亚基 E—ORF—亚基 A—亚基 B—亚基 D—亚基 I—亚基 K",这与 Bb 中 ATP 合酶操纵子中的基因顺序相同;第二个操纵子包含 ATP 合酶亚基 A、B、D、E、F、I 和 K。这些操纵子之间亚基基因组成的差异表明 ATP 合酶在细胞中可能具有不同的功能。

关于这两种 ATP 合酶的功能作用的一个线索是草酰乙酸脱羧酶转运蛋白的存在,该转运蛋白可能参与从细胞中排出 Na^+,从而产生 Na^+ 梯度。这种梯度可用于驱动 Na^+ 依赖性转运蛋白,类似于在 Tp 中发现的氨基酸转运蛋白。另外,Na^+ 能够用于合成 ATP,这与 F_1F_0 型 ATP 合酶使用 H^+ 梯度合成 ATP 的方式相同。

七、细胞进程相关基因

Tp 是微需氧菌,仅在氧浓度低的条件下生长,这反映了 Tp 产生能量所需的氧气需求和针对活性氧中间体的保护机制缺陷之间的平衡。通过基因测序发现 Tp 基因组中缺乏编码超氧化物歧化酶、过氧化氢酶和过氧化物酶的基因,这些基因可以防止氧中毒。Tp 通过编码两种铁活性中心蛋白保护其不受超氧物的损害,即超氧化物还原酶(SorA)及其还原剂红素氧还蛋白。为了防御过氧化物的损害,Tp 编码一种过氧化物酶,即黄素蛋白烷基过氧化氢还原酶 C(AhpC),它依赖于硫氧还蛋白(TrxA)和硫氧还蛋白还原酶(TxrB)发挥作用。Tp 通过 NADH 氧化酶利用 O_2。

Tp 缺乏可检测的热休克反应,虽然它含有一组基本的热休克蛋白,但缺乏负责转录热休克基因的 σ^{32}。在温度升高的情况下,Tp 中的 GroEL 或其他蛋白质的量没有变化,但有两种热休克蛋白(GroEL 和 DnaK)似乎以组成型高水平表达,这使 Tp 典型热休克反应的需求得到一定程度的缓解。Tp 对超生理温度很敏感。

八、调控相关基因

Tp 调节基因数量极少,这些基因编码两个反应调节器双组分系统和几个推测的特异性转录抑制因子。

虽然 Tp 没有糖特异性 PTS 系统,但含有酶 I($ptsI$)的同源物、磷酸载体蛋白 HPr($ptsH$)、HPr(Ser)激酶($ptsK$)和两个 $ptsN$ 基因,表明这些蛋白质可能在 Tp 中起主要的调节作用。革兰氏阳性菌具有特定的 ATP 依赖性蛋白激酶基因($ptsK$),可磷酸化丝氨酸残基上的 HPr。Tp 中的这些蛋白质可能以在革兰氏阳性细菌中观察到的类似方式起作用。

九、运动和趋化相关基因

运动相关基因在 Tp 和 Bb 中都高度保守。Tp 编码鞭毛结构和功能所涉及的 36 个基

因与 Bb 大多相似,仅在周质鞭毛丝的蛋白质数量上有所不同。Tp 鞭毛具有 3 个核心蛋白(FlaB1、FlaB2 和 FlaB3)、一个鞘蛋白(FlaA)和两个未确定类别的蛋白,而大多数其他细菌只有一种核心蛋白。Tp 中还含有 2 个拷贝的鞭毛运动开关蛋白 FliG,但这种基因重复的重要性尚不清楚。Tp 中的大多数鞭毛基因存在于 4 个操纵子中,这些操纵子包含 2~16 个基因。虽然 Tp 中有 σ^{28} 直系同源物以及 Ⅱ 类和 Ⅲ 类运动启动子,但其鞭毛合成途径与传统鞭毛生物合成途径仍有所不同。因为其缺乏 FlhDC 的同源物,这是 Ⅱ 类鞭毛基因的主要转录调节因子,并且 σ^{28} 基因缺少 σ^{54} 的上游结合位点。

Tp 含有 13 个趋化基因,其中包括 4 种接受甲基的趋化蛋白(Mcps),这些蛋白对氨基酸(天冬氨酸、谷氨酸和组氨酸)或碳水化合物(葡萄糖、核糖和半乳糖)具有特异性。

十、有关外膜蛋白和脂蛋白的基因

通过扫描探针显微镜观察,证实 Tp 的外膜含有相对少量的完整膜蛋白,比大肠埃希菌少 100 倍,这一特征使其能够逃避宿主免疫反应。通过 Tp 的基因组分析,证实 Tp 中存在 22 种推定的脂蛋白,而 Bb 中有 105 种,这与超微结构研究的结果一致。

十一、有关梅毒螺旋体毒力的基因

Tp 含有一大类重复基因 $tprA$-L,它们可能编码起孔蛋白和黏附素作用的假定膜蛋白。这一假设是基于 Tp 此基因家族与齿垢密螺旋体的主要外鞘蛋白(Msp)的比较研究结果,Msp 蛋白是齿垢密螺旋体外膜中含量丰富、具有高度免疫原性的成孔黏附蛋白。TprC 除了可能的孔蛋白和黏附素功能外,这两个基因家族还具有共同的特征,最引人注目的是它们都具有广泛序列同一性区域的成员。然而,在这两种生物体中,同源区域并不总是包含整个基因,因此一些区域是保守的,但其他区域是可变的。与幽门螺杆菌家族一样,Tp 基因 $tprA$ 和 $tprL$ 在一个小的二核苷酸重复序列中包含一个移码,该移码可能通过滑链错配来纠正。tpr 基因的多个拷贝可能代表一种在 Tp 中产生抗原变异的机制,正如在其他病原细菌(如淋病奈瑟菌、生殖道支原体、回归热疏螺旋体和伯氏疏螺旋体)中发现的那样。外膜蛋白 Tpr 家族是疫苗开发的一个重要靶点。

既往研究表明,Tp 不产生脂多糖或外毒素。基因组分析揭示了 5 种编码类似细菌溶血素的蛋白质的基因,这些预测的溶血素直系同源物也与 Bb 预测的蛋白质具有不同程度的氨基酸序列同源性,但与 Tp 序列相似的预测溶血素在其纯化状态下均未显示具有溶细胞性。被证明具有溶血活性的 Bb 蛋白(BlyA)在 Tp 中却不存在直系同源序列。

(赵思思 张晓红)

参考文献

[1] FRASER C M,NORRIS S J,WEINSTOCK G M,et al. Complete genome sequence of Treponema pallidum,the syphilis spirochete[J]. Science,1998,281(5375):375-388.

[2] PENNISI E. Genome reveals wiles and weak points of syphilis[J]. Science,1998,281 (5375):324-325.

[3] RADOLF J D,DEKA R K,ANAND A,ŠMAJS D,NORGARD M V,YANG X F. Treponema pallidum,the syphilis spirochete:making a living as a stealth pathogen[J]. Nat Rev Microbiol,2016,14(12):744-759.

[4] matejková p,strouhal m,smajs d,et al. Complete genome sequence of Treponema pallidum ssp. pallidum strain SS14 determined with oligonucleotide arrays[J]. BMC Microbiol,2008,8:76.

[5] GIACANI L,JEFFREY B M,MOLINI B J,et al. Complete genome sequence and annotation of the Treponema pallidum subsp. pallidum Chicago strain[J]. J Bacteriol,2010, 192(10):2645-2646.

[6] GIACANI L,IVERSON-CABRAL S L,KING J C,MOLINI B J,LUKEHART S A, CENTURION-LARA A. Complete Genome Sequence of the Treponema pallidum subsp. pallidum Sea81-4 Strain[J]. Genome Announc,2014,2(2):e00333-14.

[7] PĚTROŠOVÁ H,ZOBANÍKOVÁ M,Č EJKOVÁ D,et al. Whole genome sequence of Treponema pallidum ssp. pallidum,strain Mexico A,suggests recombination between yaws and syphilis strains[J]. PLoS Negl Trop Dis,2012,6(9):e1832.

[8] CEJKOVÁ D,ZOBANÍKOVÁ M,CHEN L,et al. Whole genome sequences of three Treponema pallidum ssp. pertenue strains:yaws and syphilis treponemes differ in less than 0.2% of the genome sequence[J]. PLoS Negl Trop Dis,2012,6(1):e1471.

[9] SMAJS D,NORRIS S J,WEINSTOCK G M. Genetic diversity in Treponema pallidum: implications for pathogenesis,evolution and molecular diagnostics of syphilis and yaws [J]. Infect Genet Evol,2012,12(2):191-202.

[10] FRASER C M,CASJENS S,HUANG W M,et al. Genomic sequence of a Lyme disease spirochaete,Borrelia burgdorferi[J]. Nature,1997,390(6660):580-586.

[11] REN S X,FU G,JIANG X G,et al. Unique physiological and pathogenic features of Leptospira interrogans revealed by whole-genome sequencing[J]. Nature,2003,422 (6934):888-893.

[12] RESHADRI R,MYERS G S,TETTELIN H,et al. Comparison of the genome of the oral pathogen Treponema denticola with other spirochete genomes[J]. Proc Natl Acad Sci U S A,2004,101(15):5646-5651.

[13] GIACANI L,MOLINI B J,KIM E Y,et al. Antigenic variation in Treponema pallidum:TprK sequence diversity accumulates in response to immune pressure during experimental syphilis[J]. J Immunol,2010,184(7):3822-3829.

[14] CENTURION-LARA A,LAFOND R E,HEVNER K,et al. Gene conversion:a mechanism for generation of heterogeneity in the tprK gene of Treponema pallidum during infection[J]. Mol Microbiol,2004,52(6):1579-1596.

[15] LAFOND R E,CENTURION-LARA A,GODORNES C,ROMPALO A M,VAN VOORHIS W C,LUKEHART S A. Sequence diversity of Treponema pallidum sub-

sp. pallidum tprK in human syphilis lesions and rabbit-propagated isolates[J]. J Bacteriol,2003,185(21):6262-6268.

[16] GIACANI L,BRANDT S L,PURAY-CHAVEZ M,et al. Comparative investigation of the genomic regions involved in antigenic variation of the TprK antigen among treponemal species,subspecies,and strains[J]. J Bacteriol,2012,194(16):4208-4225.

[17] MIKALOVÁ L,STROUHAL M,Č EJKOVÁD,et al. Genome analysis of Treponema pallidum subsp. pallidum and subsp. pertenue strains:most of the genetic differences are localized in six regions[J]. PLoS One,2010,5(12):e15713.

[18] 吴勤学,王洪生,王群. 梅毒螺旋体基因序列及其意义[J]. 中华皮肤科杂志,2004(10):60-62.

[19] TONG M L,ZHAO Q,LIU L L,et al. Whole genome sequence of the Treponema pallidum subsp. pallidum strain Amoy:An Asian isolate highly similar to SS14[J]. PLoS One,2017,12(8):e0182768.

[20] Staudová B,Strouhal M,Zobaníková M,et al. Whole genome sequence of the Treponema pallidum subsp. endemicum strain Bosnia A:the genome is related to yaws treponemes but contains few loci similar to syphilis treponemes[J]. PLoS Negl Trop Dis,2014,8(11):e3261.

第八章　梅毒螺旋体蛋白质组学

　　1994 年，Marc Wilkins 等首次将蛋白质组（proteome）的概念引入科学界，其定义为由一个基因组，或一个细胞、组织所表达的全部蛋白质。蛋白质组学起初源于蛋白质与基因组两个词的杂合，指对"物种基因组所表达的全套蛋白质"，包括一种细胞乃至一种生物所表达的全部蛋白质的研究。目前，生命科学研究已进入后基因组时代，在这个时代，生命科学的主要研究对象是功能基因组学，包括结构基因组研究、蛋白质组研究等。功能基因组中所采用的策略，如基因芯片、基因表达序列分析等，都是从细胞中 mRNA 的角度来考虑的，但细胞中 mRNA 的水平并不能完全反映蛋白质表达的水平，因为蛋白质表达还包括转录水平调控、翻译水平调控与翻译后水平调控。蛋白质是生理功能的执行者，是生命现象的直接体现者，对蛋白质结构和功能的研究将直接阐明生命在生理或病理条件下的变化机制。蛋白质本身的存在形式和活动规律，如翻译后修饰、蛋白质间相互作用、蛋白质构象等问题，仍依赖于对蛋白质的直接研究。蛋白质组研究的开展不仅是生命科学研究进入后基因组时代的里程碑，也是后基因组时代生命科学研究的核心内容之一。

　　蛋白质组的研究能为生命活动规律和多种疾病的致病机制的阐明提供科学手段。通过对正常个体及病理个体间的蛋白质组进行比较分析，可以找到某些"疾病特异性的蛋白质分子"，它们可成为新药物设计的分子靶点，或者为疾病的早期诊断提供分子标志物。因此，蛋白质组学研究不仅是探索生命奥秘的必需工作，也能为人类健康事业带来巨大的利益，蛋白质组学的研究是生命科学进入后基因时代的特征。经过 20 年多的发展，对蛋白质的空间结构和功能、纯化与鉴定、相互作用和翻译后修饰的研究已经取得了丰硕的成果。在生物科学领域，蛋白质组学技术已经得到广泛的应用，并且在临床诊断、病原体的致病机制、药物研发等方面展现出诱人的前景。

　　作为生物科学的前沿和研究热点，蛋白质组学技术提供了一个研究梅毒螺旋体的新视角，该技术能揭示 Tp 生长过程中可视化、可量化的蛋白质，以便进一步研究蛋白质的结构、功能、亚细胞定位、与其他生物分子的关联，以及是否存在翻译后修饰等特性。目前，Tp 蛋白质组学研究大体上可分为两种：一种是全蛋白质组学，即获得某一种 Tp 的全部蛋白质信息，建立蛋白质组学数据库，如 Melanie 通过蛋白质组学分析 Tp 的全蛋白质组学，成功鉴定出 148 个蛋白，其中 29 个蛋白具有强免疫原性，包括 CfpA、MglB-2、TmpA、TmpB、鞭毛蛋白等，而基于蛋白质组学的结构分析揭示 80% 的 Tp 蛋白和现有的蛋白结构数据库存在高度同源性；另一种是差异蛋白质组学，将研究的重点放在寻找和筛选两个或更多样本之间的差异蛋白质谱，以揭示 Tp 的生理和致病过程，以及对外界环境刺激的反应途径，亦可以对某些目标蛋白进行定性和功能分析。质谱法也被应用在梅毒患者的临床样本检测中，Kara 等采用质谱方法对梅毒患者的尿液进行检测，检测出 26 个特异性肽段，对应 4 个 Tp 蛋白。

此外,一系列的 Tp 蛋白功能通过蛋白组学方法被揭示,如 Tp0126 参与免疫逃逸过程,Tp0750 参与血浆纤维蛋白和细胞外基质的降解过程。随着蛋白质组学技术的改进及其在生物科学领域的广泛应用,其在 Tp 的临床诊断、病原的致病机制、药物研发等方面将展现出诱人的前景。

第一节 梅毒螺旋体蛋白质组

一、表达蛋白质组

Tp 基因测序的完成为研究其蛋白质组奠定了基础。Tp 基因组较小,约 1.14 Mb,含 1039 个开放阅读框。生物学预测 Tp 蛋白质的大小范围为 3.235~172.869 kD,平均大小为 37.771 kD。基因转录分析发现,66% 的 Tp 等电点(pI)大于 7.0,平均 pI 为 8.1,中位 pI 为 8.5。基于 Tp 基因组的生物信息学分析预测出 46 个脂蛋白,而伯氏疏螺旋体有 127 个脂蛋白,提示 Tp 具有独特的蛋白质组。

通过等电聚焦(isoelectric focusing,IEF)和非平衡 pH 凝胶电泳形式的二维凝胶电泳(2D gel electrophoresis,2DGE),并结合基质辅助激光解吸电离飞行时间质谱(matrix-assisted laser desorption ionization time-of-flight mass spectrometry,MALDI-TOF)分析,发现了 148 个 Tp 的蛋白质斑点,含 Tp 多肽 88 个。取 Tp 感染不同阶段兔子和梅毒患者的血清进行免疫印迹实验,共检测到 29 个抗原,发现 CfpA、MglB-2、TmpA、TmpB、鞭毛蛋白以及一些脂蛋白既能结合感染兔血清,也能结合梅毒患者的血清;而一些抗原,如 TpF1、Tp0584、Tp0608 及 Tp0965 仅能特异性地结合患者血清。蛋白质组学和血清学联合分析对 Tp 致病机制的解析、梅毒疫苗的研发及诊断标记分子的发现具有重要的科学意义。

有学者采用多维肽分离、MALDI-TOF/TOF 及电喷雾-线性离子阱-静电场轨道阱高分辨质谱(electrospray ionization-linear ion trap-orbitrap mass spectrometry,ESI-LTQ-Orbitrap-MS)串联质谱法,从新西兰兔分离的 Tp(DAL-1 株)鉴定出共 6033 个蛋白质,其中含 Tp 蛋白质 557 个,占生物信息学预测 Tp 蛋白的 54%。根据预测的生物学功能和定位对所鉴定的蛋白进行分析,发现 116 个潜在的膜蛋白(含已鉴定的外膜蛋白 16 个)及一些毒力因子。其中,毒力蛋白 Tpr(TprB、TprC/D、TprE、TprG、TprH、TprI 和 TprJ)有助于 Tp 抗原变异引起的免疫逃逸。

对 Tp 和人类蛋白质组进行分析,发现 530 个非人同源的 Tp 蛋白质,其中 126 个蛋白质对 Tp 的代谢、致病及生存至关重要。值得注意的是,106 个蛋白质在 Tp 的代谢和信号转导中发挥重要作用。采用 KAAS 和 KOBAS 数据库对所检测到的 Tp 蛋白进行分析,发现 6 条代谢通路为 Tp 所特有,包括肽聚糖生物合成、D-丙氨酸代谢、细菌分泌系统、双组分系统、细菌趋化性及鞭毛组装,有 19 个 Tp 特有蛋白质参与这 6 条代谢通路(表 8-1)。这些酶或蛋白质与人蛋白质无同源性,因此可作为潜在的药物靶点。

表 8-1 梅毒螺旋体 6 条代谢通路中所特有的 19 个 *Tp* 酶或蛋白质及其胞内定位

酶/蛋白质	SWISSPROTID	KEGG Ortholog ID	基因	E. C. No.	定位
1. 肽聚糖生物合成					
UDP-N-乙酰氨基葡萄糖 1-羧乙烯基转移酶	B2S1X7	K00790	*murA*	2.5.1.7	细胞质
UDP-N-乙酰胞壁酸脱氢酶	B2S238	K00075	*murB*	1.1.1.158	细胞质
UDP-N-acetylmuramoylalanyl-*D*-glutamyl-2, 6-diaminopimelate-*D*-alanyl-*D*-alanine 连接酶	B2S2Y3	K01929	*murF*	6.3.2.10	细胞质
UDP-N-acetylglucosamine-Nacetylmuramyl-(pentapeptide)pyrophosphoryl-undecaprenol N-乙酰氨基葡萄糖转移酶	B2S3B6	K02563	*murG*	2.4.1.227	细胞膜
青霉素结合蛋白 1A	B2S3U4	K05366	*mrcA*	2.4.1.—和 3.4.—.—	细胞膜
青霉素结合蛋白 2	B2S394	K05515	*mrdA*		细胞膜
毒力因子	B2S3B0	K03980	*mviN*		细胞膜
青霉素结合蛋白 3	B2S329	K03587	*ftsI*	2.4.1.129	细胞膜
2. D-丙氨酸代谢					
丙氨酸消旋酶	B2S3S0	K01775	*alr*	5.1.1.1	细胞质
D-丙氨酸-D-丙氨酸连接酶	B2S3Q9	K01921	*ddlA*	6.3.2.4	细胞质
3. 细菌分泌系统					
前蛋白转位酶亚基 SecD	B2S307	K03072	*secD*		细胞膜
前蛋白转位酶亚基 SecY	B2S2F6	K03076	*secY*		细胞膜
前蛋白转位酶亚基 SecA	B2S2X6	K03070	*secA*		细胞膜
前蛋白转位酶亚基 YidC	B2S4I6	K03217	*yidC*		细胞膜
前蛋白转位酶亚基 SecF	B2S308	K03074	*secF*		细胞膜
4. 双组分系统					
趋化性蛋白甲基转移酶	B2S3M0	K00575	*cheR*	2.1.1.80	细胞质
传感器激酶	B2S2W0	K03407	*cheA*	2.7.13.3	细胞质
5. 细菌趋化性					
甲基半乳糖苷转运体系统底物结合蛋白	B2S3S3	K10540	*mglB*		周质
6. 鞭毛组装					
鞭毛生物合成蛋白	B2S4J7	K02392	*flgG1*		细胞膜

注:资料来源 DWIVEDI,TIWARI,SINGHP,et al. Treponema pallidum putative nove/drug target identification and validation:rethinking suphilis therapeutics with plantderived terpenoids[J]. OMICS,2015,19(2):104-114.

二、结构蛋白质组

解析蛋白质结构对预测蛋白质功能至关重要。例如,为研究 *Tp* 脂蛋白 Tp0435 (TpN17)的功能,研究者构建了该蛋白质的变体 rTp0435,并以分辨率 2.42 Å 解析其晶体结构。结果显示,rTp0435 具有 8 股 β-桶状蛋白,在桶的一端有一个"浅盆",另一端堆叠一个 α-螺旋。通过水动力学实验发现,纯化的 rTp0435 是个单聚体,但在晶体结构中为二硫键连接的二聚体。由此推测,Tp0435 蛋白为膜结构蛋白,与配体结合参与 Tp 的致病过程。此外,利用表面免疫标记和共识算法框架研究 Tp 外膜蛋白质组,发现 Tp 表面抗原 TprK (Tp0897)可能是 β-桶状外膜蛋白。

基于 Phyre2 的三级结构模型预测到 Tp 蛋白质组中 80%(780/978 预测蛋白质)的蛋白质,并具有较高的可信度。其中的 525 个蛋白质与通过基因组测序推出的一级结构注释蛋白质(605 个)具有相同的功能,占 Tp 总蛋白质的 54%。而对剩余的没有被注释功能的 175 个蛋白质,该结构模型亦预测了其中 167 个蛋白质的功能,其中 21 个蛋白质与其他病原体的毒力蛋白质具有高度的相似性,可能是 Tp 潜在的毒力因子。可见,解析 Tp 蛋白质的结构有助于对 Tp 蛋白质功能的研究。

三、功能蛋白质组

21 世纪初,一些学者根据 Tp 的基因组序列对其 1 039 个蛋白质建立包含约 900 个蛋白质的文库,并运用酶联免疫吸附试验检测这些蛋白质的血清学反应,发现 106 个蛋白质能与 Tp 感染的兔血清发生反应,34 个蛋白质能与梅毒患者血清发生反应,提示 Tp 的部分抗原可能具有较强的免疫原性和免疫反应性。目前,很多 Tp 蛋白质的功能尚不明确。有学者采用结构域预测、蛋白质功能预测、蛋白聚类工具等多种生物信息学数据库对 Tp 的 444 个未知功能蛋白质进行功能注释,分析得出其中 207 个假定蛋白质的功能可信度较高,包括酶(如转移酶、水解酶等)、转运蛋白、结合蛋白质(如核酸结合蛋白),以及与转录、翻译、复制相关的蛋白质等。同样地,借助生物信息学对 Tp 基因组和预测的蛋白质组进行分析,推测 Tp0126 是一个外膜蛋白,且属于孔蛋白或毒力因子;此外,还发现 Tp0126 免疫兔的抗体具有较强的调理作用。

研究表明,转运蛋白对 Tp 的生长繁殖至关重要(表 8-2),如 Tp 重复蛋白 TprK 介导免疫逃逸;外膜蛋白帮助病原体摄取营养和排泄代谢物;一些 ABC 转运蛋白可催化糖的摄取,可能对 Tp 的寄生至关重要。

表 8-2　可能与梅毒螺旋体 sea 81-4 存活和增殖有关的转运蛋白质

转运蛋白	TCID	Uniport ID	推测的功能
Tp 重复蛋白 K(TprK)	1. B. 38. 1. 2	Q84AM6	免疫逃逸和持续感染
甘氨酸/丙氨酸/天冬酰胺/谷氨酰胺转运蛋白	2. A. 25. 1. 9	W0WFC6	摄取氨基酸
半乳糖/葡萄糖(甲基半乳糖苷)转运蛋白(3 组分)	3. A. 1. 2. 3	P0AAG8,P0AEE5,P23200	转运葡萄糖和半乳糖
嘌呤核苷通透酶(PnrABCDE)(5 组分)	3. A. 1. 2. 10	O83340-43,P29724	摄取核酸,复制
Mn^{2+} 和 Zn^{2+} 等转运蛋白:TroABCD	3. A. 1. 15. 8	P96116-119	转运重金属
L-组氨酸摄取转运蛋白 MetlQN(3 组分)	3. A. 1. 24. 5	Q9HT68,Q9HT69,Q9HT70	摄取氨基酸
肉碱/巴豆甜菜碱辅酶 A 合酶	4. C. 1. 1. 6	P31552	梅毒螺旋体的存活

注:资料来源 BUYUKTIMKIN,ZAFAR,SAZER. Comparative genomics of the transportome of ten Treponema species[J]. Microb pathog,2019,132:87-99.

四、梅毒螺旋体蛋白质互作网络

细胞或组织的蛋白质不是杂乱无章的混合物,蛋白质间的相互作用、相互协调是细胞进行一切代谢活动的基础。蛋白质互作网络不仅能为蛋白质组全结构提供思路,还能为单个蛋白质的功能提供线索。通过系统酵母双杂交筛选方法发现,70%的 Tp 蛋白质经 3649 个相互作用而形成互作网络。高可信度的蛋白质相互作用网络显示 991 个相互作用连接了 576 个 Tp 蛋白质。其中,Tp0004、Tp0050、Tp0183 等蛋白质可能是 Tp DNA 代谢中的重要蛋白质。

第二节　梅毒螺旋体比较蛋白质组学

蛋白质的表达受时空等多种因素调控, Tp 的蛋白质组亦如此。 Tp 感染不同宿主、感染不同时期或不同部位,其蛋白质表达的种类和水平不尽相同。比较蛋白质组学是对不同空间、不同时间上动态变化的蛋白质组进行比较,分析不同蛋白质组的蛋白质在表达数量、表达水平和修饰状态上的差异。 Tp 的比较蛋白质组学对解析梅毒发病机制、寻找梅毒诊断和治疗的靶标具有重要的指导意义。

通过质谱研究发现,临床不同阶段梅毒患者尿液样本中的 Tp 蛋白质不尽相同。在原发性Ⅱ期梅毒患者尿液中检测到疏螺旋体样抗原 p83/100(Tp0486)、GTP 酶 Obg(Tp0742)及 Tp0369;而在梅毒潜伏期患者尿液中检测到 ABC 转运蛋白 Tp0804。检测的 Tp 蛋白与其他原核生物和人蛋白质之间的遗传序列相似性较低,提示这些蛋白质可能是 Tp 候选的生物标记。目前,有学者利用 Sf1Ep 棉尾兔上皮细胞在体外短暂培养 Tp Nichols 菌株,并比较体外培养 Nichols 菌株和感染兔来源菌株的基因表达,发现尽管两者基因的表达具有高度的相似性,但仍存在差异。体内菌株基因表达偏向核糖体蛋白质、膜蛋白、糖酵解相关酶、复制启动子 DnaA、红素氧还蛋白、硫氧还蛋白、与溶质运输相关的蛋白质等;而体外菌株基因表达偏向 DNA 修复蛋白、辅助因子合成酶及一些假定蛋白质。体内和体外基因表达模式的比较在一定程度上有助于理解为何 Tp 在体内能持续性感染而在体外却难以培养,亦有助于深入理解 Tp 的致病机制。

（刘　鹏　雷爱华）

参考文献

[1] MCGILL M A,EDMONDSON D G,CARROLL J A,et al. Characterization and sero-logic analysis of the *Treponema pallidum* proteome[J]. Infect Immun,2010,78(6):2631-2643.

[2] OSBAK K K,HOUSTON S,LITHGOW K V,et al. Characterizing the syphilis-causing *Treponema pallidum* ssp. pallidum proteome using complementary mass spectrometry

[J]. PLoS Negl Trop Dis,2016,10(9):e0004988.

[3] DWIVEDI U N,TIWARI S,SINGH P,et al. *Treponema pallidum* putative novel drug target identification and validation:rethinking syphilis therapeutics with plant-derived terpenoids[J]. OMICS,2015,19(2):104-114.

[4] HOUSTON S,LITHGOW K V,OSBAK K K,et al. Functional insights from proteome-wide structural modeling of *Treponema pallidum* subspecies pallidum,the causative agent of syphilis[J]. BMC Struct Biol,2018,18(1):7.

[5] BUYUKTIMKIN B,ZAFAR H,SAIER M H. Comparative genomics of the transportome of Ten *Treponema* species[J]. Microb Pathog,2019,132:87-99.

[6] TITZ B,RAJAGOPALA S V,GOLL J,et al. The binary protein interactome of *Treponema pallidum*:the syphilis spirochete[J]. PLoS One,2008,3(5):e2292.

[7] OSBAK K K,VAN RAEMDONCK G A,DOM M,et al. Candidate *Treponema pallidum* biomarkers uncovered in urine from individuals with syphilis using mass spectrometry[J]. Future Microbiol,2018,13(13):1497-1510.

[8] DE LAY B D,CAMERON T A,DE LAY N R,et al. Comparison of transcriptional profiles of *Treponema pallidum* during experimental infection of rabbits and in vitro culture:Highly similar,yet different[J]. PLoS Pathog,2021,17(9):e1009949.

第九章　梅毒螺旋体致病物质与致病机制

第一节　梅毒螺旋体传播途径与感染方式

梅毒主要通过性接触传播。除此之外，梅毒还可通过母婴垂直传播、血液传播、间接接触传播、医源性传播等其他非性接触方式传播。

一、性接触传播

性接触传播是梅毒传播的主要途径，占梅毒发病数的 95% 以上。梅毒患者的黏膜及皮损部位存在梅毒螺旋体(Tp)，性接触时接触到这些部位即可感染 Tp。近年来激增的男男性行为者(men who have sex with men,MSM)Tp 感染是中国乃至全世界面临的主要挑战之一。2006—2012 年,中国 MSM 的梅毒发病率约占梅毒总发病率的 9.6%。大部分 MSM 可能从事无避孕套肛交(anal intercourse without condom,CAI)或无避孕套阴道性交(vaginal intercourse without condom,CVI),因此,MSM 的梅毒高发病率和 MSM 的高危性行为可能进一步增加该人群人类免疫缺陷病毒(HIV)和其他性传播感染(sexually transmitted infections,STI)病原体传播的机会。此外,早期梅毒患者(两年以内)容易出现皮损,因此其传染性强。随着梅毒病期的进展,患者出现皮损的机会减少,其传染性也逐步降低。未经治疗的梅毒患者在患病 4 年后多数传染性已经很低或无传染性,经性接触传播的机会大大减小。

梅毒患者皮损的渗出物中只要含有 10 个 Tp 即可传播该疾病。生殖器周围和肛周区域的皮肤角质化程度相比其他部位的皮肤较低,因此 Tp 可以直接穿透该区域的黏膜或通过皮肤擦伤进入宿主。Tp 拥有弯曲、平坦的波状形态,主要通过内鞭毛旋转产生的前后波动提供动力,而其周质动力装置通过由前到后的波动来推动它前进,以响应某种尚不明确的趋化信号,使其能够顺利穿透宿主细胞外基质(extracellularmatrix,ECM)和细胞间连接。Tp 一旦穿透皮肤黏膜就能在局部繁殖,并开始通过淋巴管和血液进行传播,迅速演变成全身性感染。值得注意的是,Ⅱ期梅毒皮损的表皮和浅表真皮内大量存在的螺旋体使性行为期间产生的微小擦伤都可传播感染。此外,大约 40% 未经治疗的早期梅毒将演变成神经梅毒,引起神经系统并发症。

二、母婴垂直传播

被感染的孕妇体内的 Tp 可突破胎盘屏障进入胎儿体内,引起胎儿宫内感染,进而影响胎儿的生长发育。Tp 通过胎盘垂直传播给胎儿后可引起死产、流产、早产和胎传梅毒。其中，胎传梅毒患者可出现多种新生儿疾病，包括脑膜炎、骨软骨炎、骨髓抑制和水肿。

Tp 先天性传播的病理生理学机制目前仍不明确。先天梅毒患者的后遗症取决于母体感染阶段和胎儿的胎龄。这表明母体对 Tp 的免疫反应可以在一定程度上降低先天梅毒的发生概率，但仍存在垂直传播的风险。这一现象已在先天梅毒的豚鼠模型中得到证实，表明胎儿自身的免疫反应在先天梅毒的发病机制中发挥着重要作用。在妊娠前 4 个月，胎儿由于受到胎盘细胞滋养层的保护而不易被感染；4 个月后，由于细胞滋养层萎缩，因此 Tp 极易透过胎盘。此外，垂直传播与性接触传播相似，表现为在早期梅毒时发生垂直传播的概率增大，在晚期梅毒时发生垂直传播的概率减小。

Tp0954 是 Tp 第一个被鉴定的胎盘黏附素，是 Tp 的表面脂蛋白，可以促进 Tp 与纯化的硫酸皮肤素和肝素结合，还能促进 Tp 与人胎盘绒毛膜癌细胞 BeWo 细胞系结合，表明 Tp0954 在 Tp 定植胎盘中具有重要作用。这些新发现为阐明 Tp 的胎盘定植以及 Tp 垂直传播机制奠定了理论基础。

三、血液传播

尽管存在因输血而感染 Tp 的个案，但通过输血感染 Tp 不是主要的传播途径。目前，国内外对血制品和输血措施的严控，使经输血感染 Tp 的可能性变得微乎其微。Tp 在哺乳动物宿主之外无法长久生存，感染能力在离体后的几小时或几天内即可丧失。但是，静脉注射吸毒者或其他感染者可通过不规范途径获得受感染的血液制品从而传播梅毒，如输血或使用受感染的针头。如果供血者血液中 Tp 的含量较多，而受血者免疫力低下，则受血者可直接出现 Ⅱ 期梅毒的临床表现，而不出现 Ⅰ 期梅毒的局部病症。梅毒血清学反应出现阳性的受血者均应积极进行正规治疗。另外，如果供血者在输血前已经进行过治疗，但梅毒螺旋体抗原试验（如 TPHA、TPPA、FTA-ABS 试验）或非梅毒螺旋体抗原试验（如 RPR、TRUST）仍为阳性，则不宜作为供血者。

四、其他途径传播

Tp 同样可见于脑脊液、唾液、乳汁、尿液等梅毒患者的体液或分泌物中。早期梅毒患者的中枢神经系统中同样可含有 Tp，提示脑脊液是一种值得关注的潜在传播途径。因此，被患者体液及分泌物污染的衣裤、被褥、毛巾、食具、牙刷、剃刀、烟嘴、便桶及未严格消毒的器械，均可能成为传染媒介而引起传染（尽管机会极少）。

第二节　梅毒螺旋体的致病物质

目前尚未证实 Tp 具有可以用来解释梅毒的体征和症状的经典毒力因子。Tp 脆弱的外膜缺乏脂多糖（LPS），这种存在于许多革兰氏阴性细菌外膜中的内毒素可导致患者出现炎性反应和发热症状。然而，Tp 可以产生许多脂蛋白，这些脂蛋白可能通过识别 TLR2 诱导炎性介质的表达。此外,许多革兰氏阴性病原体利用Ⅲ型分泌系统将毒力相关蛋白质插入宿主细胞的胞质中,但遗憾的是,Tp缺乏公认的Ⅲ型分泌系统成分的同源物。尽管目前涉及梅毒传播的毒力因子仍未明确,但已提出几种导致Tp致病的潜在毒力因素。

一、梅毒螺旋体的黏附素

Tp强大的侵袭力特性与其菌体表面的黏附素密切相关。Tp可借助黏附素对表皮细胞、内皮细胞和(或)细胞外基质(ECM)成分,如纤维连接蛋白(fibronectin,FN)、层粘连蛋白(laminin,LN)、纤维蛋白原(fibrinogen,FG)等进行黏附,介导Tp的侵入和定植。某些黏附素还具有裂解ECM的蛋白酶活性,促进Tp经血液和淋巴循环系统向远端组织器官播散。因此,最早与宿主细胞直接接触的Tp外膜蛋白/脂蛋白中的黏附素成为研究的焦点。目前,已明确的Tp黏附素有层粘连蛋白结合黏附素Tp0751、Tp0750,以及纤连蛋白黏附素Tp0136、Tp0155和Tp0483。此外,Tp0435(TpN17)和Tp0954也具有细胞黏附素的作用。这些黏附素赋予了Tp极强的黏附及穿透能力,表明它们不仅可能帮助Tp黏附、定植于宿主皮肤黏膜上皮,引起早期局部感染,还可能与Tp对远端组织(包括胎盘屏障与血脑屏障)的播散性感染和定植有关。

二、梅毒螺旋体的鞭毛和趋化相关蛋白

对于多鞭毛病原菌,运动性是一个重要的毒力因素,有助于细菌定植、营养获取和感染传播。与其他螺旋体相似,Tp通过绕其纵轴旋转,表现出类似于软木塞的运动。与其他细菌中暴露在表面的鞭毛不同,Tp的鞭毛轴丝位于菌体内膜和外膜之间的周质空间,其菌体推进是通过螺旋体特有的运动系统完成的。Tp鞭毛轴丝由几种蛋白质组成,包括鞘蛋白FlaA,它覆盖在核心蛋白FlaB1、FlaB2和FlaB3上。这种不同寻常的结构将这些高免疫原性运动蛋白隔离在亚表面细胞场所,从而促进Tp的免疫逃避。这种毒力属性有助于增强Tp的组织渗透、感染传播,以及对各种远程宿主部位组织细胞的入侵。

许多细菌可以依靠趋化反应借助鞭毛运动性向有利的环境移动,因此,细菌的趋化性可以促进细菌病原体在组织细胞中的传播。甲基趋化受体蛋白(methyl-accepting chemotaxis transmembrane proteins,MCPs)和趋化蛋白(chemotaxis proteins,Che)是构成革兰氏阴性菌的趋化系统,Tp与这两个系统的蛋白具有同源物。在Tp基因组中发现4个MCPs基因,能感应环境中的引诱剂和驱避剂,葡萄糖和组氨酸可能是对Tp MCPs具有亲和力的分子。Tp基因组中的两个操纵子(包含Che反应基因)可能调节Tp的致病过程。

三、其他毒力因子

除了前述的外膜黏附素脂蛋白,Tp的内膜脂蛋白也十分丰富,是炎性反应导致组织损伤的主要原因。梅毒的病理特征是血管受累并伴有动脉内膜炎和动脉周围炎,其引起的局部炎性反应被认为是梅毒所有临床表现的根本原因。Tp内膜脂蛋白可激活内皮细胞、巨噬细胞、树突状细胞等先天性免疫细胞,释放IL-1β、IL-6、IL-8、TNF-α等炎症介质,这些炎症

介质不仅调控炎性反应,还可能在组织学上导致血管炎。

Tp 的菌体荚膜样物质同样可能是潜在的毒力因子。菌体荚膜样物质包括有毒株菌体表面的糖胺聚糖和唾液酸,具有阻止抗体和菌体结合、抑制补体激活、干扰补体杀菌、抗吞噬等作用,有利于 Tp 在宿主体内存活和扩散,还与梅毒患者的某些免疫抑制现象有关。此外,Tp 产生的透明质酸酶可分解组织、细胞基质和血管基底膜的透明质酸,进而破坏内皮细胞连接,改变毛细血管的通透性,这种现象可能有助于 Tp 在进入宿主后立即扩散。

先前的研究发现,Tp 基因组测序中有 5 个编码类似细菌溶血素的基因,包括 Tp0027(hlyA)、Tp0028(hlyB)、Tp0649(tlyC)、Tp0936(hlyC)和 Tp1037(hlyⅢ)编码基因。其中,Tp1037 类似蜡样芽孢杆菌的溶血素Ⅲ,并与来自其他细菌的该家族的成员存在相似之处;另外,4 个相互关联的基因与猪痢疾蛇形螺旋体的 tlyC 溶血素序列相似。然而,这些预测的蛋白质与已知的溶细胞素相似程度很低,而且这些蛋白质的相关重组蛋白制剂并没有显示出溶血活性。因此,这些蛋白质的功能尚不明确。尽管如此,对 Tp 基因组的实验研究和探索也为揭示梅毒的发病机制提供了许多方面的重要信息。

第三节　梅毒螺旋体的致病机制

Tp 可建立慢性和持续性感染,在某些情况下可持续终身。Tp 早期引起感染的第一步是菌体黏附于宿主细胞上,并通过与多种不同的受体和相互作用分子结合,介导人类血管内皮细胞的活化、免疫和炎性反应。与此同时,Tp 在感染早期激活由巨噬细胞(Mφ)、树突状细胞(dendritic cell,DC)、自然杀伤细胞(natural killer cell,NK 细胞)、中性粒细胞等固有免疫应答细胞介导的先天免疫应答。Tp 刺激促炎细胞因子的产生,进一步激活由 T 细胞和 B 细胞介导的适应性免疫应答,进而清除部分机体内的 Tp。相反,Tp 也可能通过不同机制抑制机体的免疫应答,使 Tp 在宿主体内更好地生存和增殖,并导致持续性感染的发生。因此,Tp 的持续性感染被认为是 Tp 免疫逃逸能力与清除 Tp 的机体免疫应答之间的较量。近年来,Tp 体外培养在一定程度上取得了突破,为 Tp 菌体的基因操作奠定了基础。与此同时,研究者应用卡那霉素抗性基因替换 Tp 基因组中的非功能基因区域,首次成功地对 Tp 进行基因操纵实验,但技术的相对不成熟目前仍然阻碍着对 Tp 持续感染宿主的分子致病机制的理解。因此,需要重新审视 Tp 对宿主介导的侵袭性及其介导的免疫反应。

一、梅毒螺旋体的早期黏附与侵袭机制

与许多病原菌一样,Tp 早期感染的第一步是黏附定植于相对应的宿主细胞上。体外结合研究显示,Tp 在宿主细胞的一端或沿其长度附着,表明黏附素可能均匀地分布于 Tp 表面。此外,Tp 早期感染入血并通过血液循环播散到全身各组织器官的关键是血管内皮细胞。Tp 可以通过完整的生物膜以及内皮细胞间的紧密连接,破坏内皮细胞屏障功能从而导致血管炎。与大多数原核细胞型微生物不同,Tp 虽为革兰氏阴性菌,但缺乏革兰氏阴性菌常见的内毒素(脂多糖)、Ⅲ型分泌系统、热休克蛋白(HSP)等毒力因子的编码基因,因此,最早与宿主细胞直接接触的 Tp 外膜蛋白/膜脂蛋白是研究的焦点。Tp 通过与多种不同的宿

主细胞表面受体和相互作用分子结合,介导人类血管内皮细胞等宿主细胞的活化、免疫和炎性反应。

(一)梅毒螺旋体对宿主的黏附与侵袭

以前的研究表明,Tp 可以定植于主动脉内皮细胞间连接处,并穿越细胞单层而不破坏屏障完整性。扫描电子显微成像显示 Tp 可以与内皮细胞膜融合,表明 Tp 或许能够通过细胞旁途径和跨细胞途径进行菌体的跨内皮迁移。此外,Tp 定位于细胞间连接,可介导细胞间连接处 VE－钙黏蛋白的破坏,进而穿过内皮屏障而不破坏屏障通透性。Tp 还可能在转胞吞作用过程中利用脂筏以胆固醇依赖性方式促进跨细胞穿越。此外,Brigette Church 等人对 Tp 感染过程中 Tp 与宿主细胞的相互作用进行深入研究,提出 Tp 可能利用血小板功能来帮助其建立播散性感染。Tp 的弯曲平波形态使其能够穿透整个身体的组织和血管屏障,配合其周质运动装置,通过前后波动可使其顺利侵入深部内脏、肌肉骨骼以及脑部神经组织甚至远端的皮肤、黏膜、毛囊等部位,从而躲避宿主免疫系统的清除,获得后续传播的机会。Tp 穿透微血管内皮屏障到达机体各个组织器官等解剖部位,包括睾丸、大脑、眼睛及孕期的子宫等免疫豁免区,这些部位在解剖生理上与免疫细胞隔绝,或在局部微环境中存在抑制免疫应答的机制,对外来抗原及自身抗原免疫反应很弱。因此,Tp 可以在这些组织器官中存活,缓慢复制,并可能感染其他组织器官。

近期,外泌体引起越来越多研究者的关注。外泌体可以通过与内皮细胞的内化将携带的非编码 RNA 及多种蛋白传递给内皮细胞,从而调控内皮细胞内非编码 RNA 及多种蛋白的表达,在内皮细胞损伤过程中发挥重要作用。最近的一项体外研究证实,Tp 刺激巨噬细胞产生的外泌体在被人脐静脉血管内皮细胞(HUVECs)内化后可以上调细胞间黏附分子-1(intercellular adhesion molecule-1,ICAM-1)和血管细胞黏附分子-1(vascular cell adhesion molecule-1,VCAM-1)的表达,从而促进 THP-1 细胞与 HUVEC 之间的黏附。尽管还不清楚免疫细胞和 HUVEC 内化的外泌体中的分子成分,但外泌体转移的 miRNAs 可能是持续性 Tp 感染的潜在候选者。对 miRNAs 表达谱的分析表明,Ⅱ 期梅毒患者的外周血单个核细胞(peripheral blood mononuclear cell,PBMC)中的 miR-146a、miR-155、miR-19b-3p、miR-21-5p 和 miR-16-5p 表达显著低于其他对照组。进一步的研究表明,Tp 刺激巨噬细胞产生的外泌体表达高水平的 miR-146a-5p,并通过靶向连接黏附分子 JAM-C 蛋白,从而减少单核细胞的跨内皮迁移。此外,miR-146 在调节 TLR4 及其下游细胞因子信号通路中起着重要作用。结合 MyD88 衔接蛋白后,TLR4 结合 NF-κB 依赖性基因,如 IL-1 受体相关激酶-1(interleukin-1 receptor-associated kinase-1,IRAK-1)和 TNF 受体相关因子-6(tumor necrosis factor receptor-associated factor-6,TRAF-6),并在一系列信号事件后激活与先天性免疫和炎性反应相关的基因转录,随后引起炎性反应的发生并调节内皮功能。这表明 Tp 刺激巨噬细胞产生的外泌体介导内皮细胞的黏附与炎性反应。

(二)梅毒螺旋体蛋白与宿主的黏附与侵袭

1. 梅毒螺旋体黏附蛋白

Tp 可通过纤维连接蛋白和层粘连蛋白与哺乳动物的多种细胞类型结合,目前已明确的 Tp 黏附素有层粘连蛋白结合黏附素 Tp0751、Tp0750,以及纤连蛋白黏附素 Tp0136、

Tp0155 和 Tp0483。Tp0751 是一种多功能黏附蛋白,其既可通过层粘连蛋白受体(laminin receptor,LamR)与人血管腔内的内皮细胞相互作用;还可与 Tp0750 形成复合物,降解凝块和 ECM,促进 Tp 的黏附与传播。膜脂蛋白 Tp0136 也是一种纤连蛋白结合黏附素,其可以通过纤连蛋白 RGD-整合素 $\beta1$ 信号通路促进单核细胞趋化蛋白-1(monocyte chemoattractant protein-1,MCP-1)的表达,MCP-1 与 C-C 趋化因子受体 2(C-C chemokine receptor type 2,CR2)结合,促进 HMEC-1 细胞的迁移,在血管内皮细胞活化和损伤中发挥作用。另外,Tp0136 还可以通过 TLR4 调节 MCP-1/CCR2,促进成纤维细胞迁移。此外,抗 Tp0136 抗体可促进病灶组织中炎性细胞的浸润并加剧组织损伤,从而显著延迟病灶愈合的时间,这进一步证实 Tp0136 可能有助于提高梅毒感染病灶的自愈能力。近年来,有研究显示 Tp0435(Tp17)和 Tp0954 也具有细胞黏附素的作用。实验表明,Tp0435 可显著上调血管内皮细胞中 MCP-1、ICAM-1、E-选择素等多种细胞黏附分子的分泌,促进 THP-1 向血管内皮细胞的趋化和黏附,增强单核细胞的跨内皮迁移。此外,梅毒患者血浆 miR-216a-5p 水平明显降低,与炎性细胞因子生成呈负相关,含 miR-216a-5p 的外泌体通过靶向 TLR4 和 MyD88 信号通路,抑制 Tp0435 诱导的炎性反应,可减少 HUVEC 中 IL-1β、IL-6 和 TNF-α 的分泌。Tp0954 也是一种表面暴露的黏附素分子,介导 Tp 与宿主上皮细胞、神经细胞和胎盘细胞的结合,不仅可能通过定植皮肤上皮而引起 Tp 感染,还可能与远端组织的播散性感染和定植有关。这些黏附素赋予 Tp 极强的黏附及穿透能力。一旦在上皮下方定植,Tp 即可在感染局部繁殖,并通过淋巴管和血管传播扩散。

2. 梅毒螺旋体外膜蛋白

外膜蛋白 Tp92 可通过 NOD 样受体蛋白 3(Nod-like receptor protein 3,NLRP3)/Caspase-1 途径促进人微血管内皮细胞(HMEC-1)分泌促炎因子(TNF-α、IL-1β 和 IL-6),还通过 MyD88/NF-κB 途径促进 HMEC-1 细胞分泌 IL-8。IL-6、IL-8、IL-1β 是启动炎性反应的关键细胞因子,可趋化外周血中性粒细胞和淋巴细胞至炎症部位,发挥抗感染作用,同时也会加重感染部位的免疫损害。此外,Tp92 可以通过 NLRP3/Caspase-1 增强 HMEC-1 细胞的 LDH 酶活性。

与此同时,体外条件下 Tp0965 蛋白可刺激内皮细胞产生趋化蛋白,通过 chemerin/ChemR23 信号通路,以自分泌或旁分泌的形式激活内皮细胞,使 ICAM-1 和 E-选择素分泌增加。此外,Tp0965 蛋白诱导的趋化蛋白也可通过 chemerin/ChemR23 途径促进 THP-1 来源的巨噬细胞向血管内皮细胞黏附和趋化,RhoA/ROCK 信号通路也参与 THP-1 来源的巨噬细胞的迁移。此外,Tp0965 蛋白可通过 RhoA/ROCK 信号通路改变细胞骨架和紧密连接蛋白的表达,从而增加血管内皮细胞的通透性。另一项研究表明,Tpp47 蛋白可以通过 PI3K/AKT 和 p38 途径激活 NF-κB 途径,上调人皮肤血管平滑肌细胞(HDVSMCs)中 ICAM-1 和 MCP-1 的表达,进而促进单核细胞源性巨噬细胞(monocyte-derived macrophages,MDMs)对 HDVSMCs 的黏附和趋化。Tpp47 蛋白通过 AKT/mTOR/S6 途径上调 MMP-1 和 MMP-10 的表达,破坏基质金属蛋白酶(matrix metalloproteinase,MMP)/金属蛋白酶组织抑制剂(tissue inhibitor of metalloproteinase,TIMP)的平衡,并促进血管生成。

3. 梅毒螺旋体周浆间隙蛋白

TpF1 与幽门螺杆菌的 Hp-NAP 及伯氏疏螺旋体的 NapA 蛋白同源。这些蛋白质都属于 Dps 样家族,是一组多功能的细菌应激微铁蛋白,具有近乎球形的十二聚体结构。TpF1 蛋白表现出生长因子样活性,并可通过激活 CREB/NF-κB 信号通路来诱导 IL-8 分泌并促进血管生成。此外,Ⅲ期梅毒患者具有 TpF1 特异性 T 细胞,在被 TpF1 激活后,它们可以刺激人脐静脉血管内皮细胞(HUVECs)中 IL-8 和 CCL-20 的分泌。

二、梅毒螺旋体与先天性免疫

Tp 侵入皮肤黏膜后,吞噬细胞、NK 细胞和各类分子参与固有免疫反应。因此,宿主对 *Tp* 的先天免疫应答受到广泛的关注。在宿主 T 细胞启动之前有 2～3 周的时间间隔,这一时间跨度可能有利于 *Tp* 的早期定植。此外,部分 *Tp* 可被固有免疫应答细胞清除,从而促进 *Tp* 感染初期梅毒硬下疳的部分愈合。这提示在获得性免疫应答激活之前,早期先天性抗 *Tp* 的反应机制起着至关重要的作用。

(一)梅毒螺旋体与单核-巨噬细胞

单核细胞和巨噬细胞是先天免疫反应及炎症发生的关键效应物和调节剂。一方面,单核细胞是病原体攻击和炎症发生过程中重要的参与者;另一方面,组织驻留的巨噬细胞在细胞发育、组织稳态或炎症消退过程中具有重要功能。既往研究显示,早期梅毒病灶可见大量巨噬细胞,表明巨噬细胞在早期梅毒中具有重要作用。巨噬细胞主要通过吞噬作用参与 *Tp* 的清除。与此同时,*Tp* 诱导巨噬细胞自噬,进一步促进其吞噬和清除。研究表明,P2X7R 通过正向调控 NLRP3 发挥体外调节自噬和吞噬作用,促进巨噬细胞对 *Tp* 的吞噬。NLRP3 属于 NLR 蛋白家族,可以介导宿主对微生物感染和细胞损伤的免疫反应。NLRP3 炎性小体的生化功能是激活 caspase-1,导致白细胞介素 1β(IL-1β)和 IL-18 成熟,并诱导细胞焦亡和炎性反应。此外,*Tp* 可以诱导 M0 型巨噬细胞极化为 M1 型巨噬细胞,并通过 NLRP3 炎症通路促进 IL-1β 的分泌。响应 *Tp* 感染的巨噬细胞中 NLRP3 炎性小体激活和 IL-1β 产生的过程涉及 K^+ 外流、线粒体活性氧(reactive oxygen species,ROS)成分产生及组织蛋白酶释放。此外,Tp92 蛋白可通过 NLRP3/Caspase-1 通路增强巨噬细胞的 LDH 酶活性,促进巨噬细胞焦亡。与此同时,敲除 NLRP3 可抑制 Tp17 诱导的炎性小体激活和巨噬细胞焦亡。这些表明 *Tp* 可以被巨噬细胞吞噬,并通过 NLRP3 炎症通路介导巨噬细胞炎症和焦亡的发生。

既往研究表明,巨噬细胞表达的 TLR 不仅可以识别来自细菌和病毒的病原体相关分子模式(pathogen-associated molecular patterns,PAMPs),还可以识别来自死亡或受伤细胞的损伤相关分子模式(damage associated molecular patterns,DAMPs),从而在固有免疫反应中发挥核心作用。*Tp* 可以通过 TLR2 和 TLR5 介导巨噬细胞死亡、炎症发生和各类细胞因子的分泌。*Tp* 鞭毛蛋白可以激活 TLR5 和 MAPK/NF-κB 信号通路,进而在 THP-1 细胞中上调 IL-6 和 IL-8 的表达,并通过上述信号通路介导人表皮角质形成细胞中 MMP-9 和 MMP-13 的表达。CD14 和跨膜 TLR2 是巨噬细胞质膜中的重要受体,可响应病原体刺激激活细胞内信号级联反应。Tp92 可以识别 CD14 和 TLR2,激活 NF-κB 以介导 IL-8 的产生,同时通过 RIPK1/caspase-8/caspase-3 途径引起 THP-1 细胞凋亡。研究显示,Tp0751 可能通过 TLR2 和 CD14 受体激活 MyD88/NF-κB 和 MAPKs/p38 通路,诱导巨噬细胞表达

TNF-α、IL-1β 和 IL-6,引起 Tp 感染早期皮肤和黏膜的炎症。此外,Tp 感染可上调 miR-101-3p 的表达,进而抑制 TLR2 信号通路,导致巨噬细胞产生的细胞因子减少。MyD88 是大多数 TLR 信号传递所需的衔接分子,MyD88 敲除小鼠在清除 Tp 方面存在严重缺陷,这种缺陷可归因于缺乏 MyD88 的巨噬细胞无法吞噬螺旋体。有趣的是,TLR1、TLR2 和 TLR6 中的单核苷酸多态性(single nucleotide polymorphism,SNP)能损害细胞信号传导以响应螺旋体脂蛋白。常见的 TLR1 多态性与实验室确定的神经梅毒发生风险增加有关,而常见的 TLR2 和 TLR6 多态性与实验室确定的和临床确定的神经梅毒发生风险增加有关。

Tp 还可以通过其他途径促进巨噬细胞分泌各类细胞因子。重组蛋白 Tp0768 通过内质网应激反应调节 ROS/NF-κB 途径,而内质网应激相关途径 PERK 通过激活 NF-κB 途径和 JNK 途径诱导巨噬细胞分泌 IL-1β、IL-6 和 IL-8,参与炎性反应。此外,TpF1 蛋白可激活单核细胞释放 TNF-α、IL-6、IL-1β、IL-10 和转化生长因子-β(TGF-β)。同样地,巨噬细胞释放的外泌体可通过与内皮细胞的内化,将携带的物质传递给内皮细胞,从而调控内皮细胞内非编码 RNA 及多种蛋白的表达,在内皮细胞损伤过程中发挥重要作用。Tp 刺激的巨噬细胞产生的外泌体在被 HUVECs 内化后可以上调 ICAM-1 和 VCAM-1 的表达,从而促进 THP-1 细胞与 HUVECs 之间的黏附。此外,Tp 刺激巨噬细胞产生的外泌体表达高水平的 miR-146a-5p,并通过靶向 JAM-C 减少单核细胞的跨内皮迁移。

(二)梅毒螺旋体与树突状细胞

树突状细胞(dendritic cell,DC)是免疫系统中最有效的抗原呈递细胞之一,充当过渡到适应性免疫反应的关键细胞,并且是免疫记忆和耐受性发展的核心,因此其是固有免疫的关键环节。截至目前,启动 Tp 早期免疫反应的免疫细胞类型尚未确定。DC 是第一个在皮肤或黏膜(早期梅毒感染的主要部位)内遇到抗原的免疫活性细胞。与外周血(periphera blood,PB)相比,Ⅱ期梅毒患者皮损疱液(blister fluid,BF)中富含 CD11c－浆细胞样 DC(MDCs 和 PDDC)。Tp 不仅与 DC 结合而被吞噬,并且未成熟的 DC 在此过程中进一步被激活。随着 Tp 数量增加,DC 与 Tp 的相互作用导致 DC 表面 CD83 的表达成比例增加。与此同时,DC 表面 CD80、CD86 和 HLA-DR 的表达也略有增加。此外,加入 Tp 后 DC 培养上清液中 IL-12 的含量显著增加。感染 Tp 的 DC 在混合淋巴细胞反应(mixed lymphocyte reaction,MLR)中也表现出更强的 T 细胞刺激能力。Th0 细胞可以在 DC 激活产生的 IL-12 等细胞因子作用下分化为 Th1,进而产生干扰素-γ(IFN-γ)。IFN-γ 可以通过激活 Fc 受体进而促进 DC 对 Tp 的吞噬。此外,Ⅱ期梅毒皮疹中存在的活化和成熟的 CD83＋DC 和 IFN-γ＋细胞进一步证实 DC 可被 Tp 激活,激活的成熟 CD83＋DC 可能在 Ⅱ期梅毒的 Th0 偏向分化为 Th1 的活化反应中起作用。神经梅毒患者滤泡树突细胞(follicular dendritic cells,FDCs)可产生 CXCL13,它反过来募集表达 CXCR5 的 B 细胞和 T 细胞,从而形成功能性淋巴细胞聚集体。以上表明,Tp 可诱导 DC 活化和成熟,成熟的 DC 通过 IFN-γ 等细胞因子共同介导 Tp 的吞噬。此外,DC 还可以进一步激活 T 淋巴细胞和 B 淋巴细胞,参与适应性免疫应答。

(三)梅毒螺旋体与 NK 细胞

NK 细胞来源于淋巴样造血干细胞,具有溶解细胞和分泌调节因子的作用。NK 细胞通过分泌 IFN-γ 和其他免疫调节因子来促进 T 细胞极化和 DC 成熟,在固有免疫中发挥重要作用。研究表明,Ⅱ期梅毒外周血 NK 细胞总的百分比减少,其中以细胞毒性 NK 细胞亚型百分比减少为主,而 CD56－/CD16＋的 NK 细胞亚型百分比增加;此外,梅毒患者外周血中 IFN-γ＋NK 细胞百分比也降低了。NK 细胞是 IFN-γ 的主要来源,IFN-γ 可以促进 T 细胞极化和 DC 成熟。这提示 Tp 可能通过降低 NK 细胞百分比来减少 NK 细胞分泌的 IFN-γ 总量,进而导致 DC 的激活受损和 T 细胞的极化,使得 Tp 逃逸免疫应答。同样地,神经梅毒患者的 NK 细胞数量低于正常对照组,表明神经梅毒的进展可能与 NK 细胞数量的持续减少有关。另一项研究表明,潜伏梅毒患者和 RPR 阳性 2 年以上的梅毒患者外周血中的 NK 细胞与正常人对照组并无显著差异。治疗后两年内 RPR 持续阳性的患者 NK 细胞出现降低;但治疗后 RPR 持续 2 年以上的阳性梅毒患者相比治疗后两年内 RPR 持续阳性的梅毒患者,其 NK 细胞出现升高,表达水平与正常人对照组外周血中的 NK 细胞大致一样。在梅毒患者血清(human syphilitic serum,HSS)存在的情况下,Tp 可以诱导 NK、NKT 和 γδT 细胞产生 IFN-γ;在没有 HSS 加入的情况下,单独的 Tp 却不能诱导它们产生 IFN-γ。这表明 Tp 需要与 HSS 中的物质共同作用于 NK、NKT 和 γδT 细胞,它们才能产生 IFN-γ。

杀伤细胞免疫球蛋白样受体(the killer immunoglobulin-like receptor,KIR)基因家族是在 NK 细胞和某些 T 细胞亚群上发现的一类细胞表面受体。NK 细胞和某些 T 细胞亚群的活性取决于通过包括 KIR 在内的各个受体传递的激活和抑制信号之间的动态平衡。此外,KIR 基因构成了一个多基因家族,其基因组多样性是通过基因含量和等位基因多态性的差异实现的。KIR 基因包括含有单个激活 KIR 基因的 KIR 单倍型(A-haplotypes)和含有多个激活受体基因的 KIR 单倍型(B-haplotypes)。对 190 名梅毒患者和 192 名健康对照者的 KIR 的基因进行基因分型分析,发现基因型 AE、AG 或 Tel-B/B,或单倍型 1 和 6 的个体对 Tp 易感,而具有基因型 P 或单倍型 17 的个体在中国汉族人群中对梅毒具有保护作用。KIR2DS4 是 KIR 单倍型 A 中唯一激活的 KIR 基因,其中,KIR1D 是部分缺失的 KIR2DS4 变体,编码的蛋白质缺乏跨膜区的蛋白质。具有基因型 KIR1D/KIR1D 的个体在中国汉族人群中对梅毒易感。KIR 通过与人类白细胞抗原(human leukocyte antigen,HLA)相互作用来共同调节 NK 细胞和某些 T 细胞亚群的激活,以应对 Tp 感染。研究表明,具有基因型 KIR2DS3 和 KIR3DS1 的个体在中国汉族人群中对 Tp 易感,而具有基因型 KIR2DS5、HLA-C1C1 和 HLA-C1C1-KIR2DL3 的个体对 Tp 不易感。

(四)梅毒螺旋体与中性粒细胞

首先,中性粒细胞是抵御感染的第一道重要免疫细胞防线,可迅速迁移到组织以有效地吞噬和杀死微生物;其次,凋亡和死亡中性粒细胞的清除对控制感染和消退炎性反应是必不可少的。研究表明,Ⅰ期梅毒活检标本中存在大量中性粒细胞。此外,Ⅱ期梅毒患者滑膜穿刺活检标本中存在多形核白细胞(polymorphonuclear leukocytes,PMNLs)浸润。与此同时,Tp 皮内注射到兔子体内会导致 PMNLs 快速积累。研究表明,PMNL 可以摄入 Tp。此外,防御素是具有广泛抗菌活性的肽,是兔中性粒细胞和某些巨噬细胞的主要成分。在兔子接种 Tp 后 24 h 内,在 Tp 感染部位检测到抗菌兔中性粒细胞防御素 NP-1、NP-2 和 NP-5 增加。此外,一定浓度的 NP-1、NP-2、NP-3a、NP-3b、NP-4 和 NP-5 可以在体外有效杀灭 Tp。热不稳定血清因子可增强 NP-1 的抗 Tp 活性。综上所述,防御素可能有助于控制局

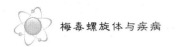

部 Tp 梅毒感染,但目前尚不明确 Tp 无法被中性粒细胞彻底清除的原因。

三、梅毒螺旋体与适应性免疫

固有免疫应答细胞可以部分清除 Tp、识别 Tp 抗原并诱导相关细胞功能,从而启动固有免疫应答并传递抗原信号给适应性免疫应答细胞,刺激机体的进一步免疫反应(T 细胞的分化和 B 细胞抗体的分泌)。但是,宿主适应性免疫反应并不能保护宿主不受 Tp 感染,这可能是造成梅毒持续性感染和晚期各部位脏器损害的主要原因。

(一)梅毒螺旋体与 T 细胞

T 细胞是适应性免疫系统的基本介质,该系统中 T 细胞不断巡逻身体,寻找入侵的病原体。此外,T 细胞表达的受体具有识别来自病原体、肿瘤和环境的多种抗原的潜力,并且还保持免疫记忆和自我耐受。外周 T 细胞包括不同的亚群,如能够对新抗原做出反应的初始T 细胞、源自先前抗原激活并维持长期免疫的记忆 T 细胞,以及控制免疫反应强度的调节性T 细胞(regulatory cell,Treg)。当初始 T 细胞遇到树突细胞呈递的抗原和共刺激配体时,T 细胞被诱导活化,进而增殖和分化为效应细胞。效应细胞迁移到不同部位以促进病原体清除。研究表明,感染 Tp 的兔模型表现为强烈的细胞免疫反应,主要由 T 细胞和经典 Th1 细胞因子主导,与迟发性超敏反应一致。此外,Tp 感染 C57BL/6 小鼠后,感染小鼠脾细胞中 $CD_3^+ CD_4^+$ T 细胞的比例明显增加。在感染早期还可以检测到高水平的具有杀菌活性的 Th1 炎性因子。Ⅰ期梅毒主要为 Th1 型免疫应答,随着梅毒的进展,Ⅱ期梅毒主要表现为 Th2 型免疫应答。Th1 细胞分泌 IFN-γ 活化巨噬细胞,可清除早期病变中的 Tp。而 Th2 细胞分泌 IL-10 和 TGF-β,可抑制 Th1 细胞应答,IL-10 还可抑制 IFN-γ 产生,从而抑制巨噬细胞活化,进一步导致 IL-2、IL-6 分泌水平紊乱,使得机体保护性清除 Tp 的细胞免疫功能下降。免疫平衡向 Th2 倾斜的机制之一可能是 Tp 通过抑制 miR-19b-3p 和 miR-155 的表达进而抑制 Th1 细胞的分化成熟。miR-19b 在迟发性超敏反应(delayed type hypersensitivity,DTH)中,以 PTEN 为靶点调节 CD_4^+ T 细胞向 Th1 细胞分化;正常免疫状态下,机体受到微生物入侵后 miR-155 表达上调,通过刺激转录激活因子 1(STAT1)、STAT3 磷酸化激活JAK-STAT 信号通路,从而影响成熟 DC 中 IL-12 p70 的表达,并通过抑制 INF-γ 通路来促进 CD_4^+ T 细胞向 Th1 群分化。Tp 感染过程中的这种细胞免疫类型由 Th1 型向 Th2 型转化,从而使清除 Tp 的细胞免疫功能明显下降的表现,可能是疾病进入潜伏阶段的重要原因。

对新西兰兔进行 Tp 的皮下或者睾丸内感染后,早期病灶浸润细胞均是 CD_4^+ T 淋巴细胞和巨噬细胞。当兔模型早期受 Tp 感染睾丸中的 T 细胞浸润达到峰值后,刺激产生 IFN-γ,随后 Tp 迅速消失,表明 T 淋巴细胞可能通过产生 IFN-γ 来介导清除 Tp。此外,T 细胞群的组成在病变进展过程中可发生变化,CD_8^+ T 细胞在消退和愈合过程中变得更加突出。同样地,在人类原发性硬性下疳(以 CD_4^+ T 淋巴细胞为主)和继发性病变(以 CD_8^+ 毒性 T 淋巴细胞为主)中也发现大量的 T 细胞和巨噬细胞。梅毒性硬下疳是一种迟发性超敏性皮肤反应,由致敏 T 细胞引发,激活巨噬细胞吞噬并杀死感染生物 Tp。此外,Ⅱ期梅毒患者的病变中通常含有大量的 CD_4^+ T 细胞和 CD_8^+ T 细胞,其外周血单核细胞 CD_4^+ T 淋巴细胞激活标志物 CD38 高表达,但免疫组织化学检测可见 CD_3^+ T 细胞数相对于 CD_4^+ T 细胞有所增加,而 Fas 介导的死亡途径导致循环淋巴细胞和 CD_4^+ T 细胞凋亡增加,Bcl-2 蛋白表达下调,这可能是 Ⅱ 期梅毒患者 Tp 清除不完全导致慢性感染的一个原因。此外,神经梅毒患者 $CD_3^+CD_8^+$ 淋巴细胞数显著高于对照组,无症状神经梅毒组 $CD_3^+CD_8^+$ 淋巴细胞数显著高于早期神经梅毒组、晚期神经梅毒组和对照组,表明神经梅毒的病程发展可能与 $CD_3^+CD_8^+$ 淋巴细胞的持续增加有关。与此同时,Tp 可诱导患者全身性 Th17 和 Th1 细胞因子反应。与健康供体相比,神经梅毒患者外周血中 Th17 细胞的比率显著升高。此外,梅毒患者脑脊液中 IL-17 的水平和脑脊液性病研究实验室试验(venereal disease research laboratory test, VDRL)滴度呈正相关。这些发现表明,Th17 及细胞因子 IL-17 可能参与神经梅毒患者的中枢神经系统损伤,并与临床症状相关。Th17/IL-17 可用作评估神经梅毒患者临床治疗效果的替代标志物。此外,CD_4^+ T 细胞是神经梅毒患者脑脊液炎性浸润的主要细胞类型。神经梅毒患者外周血 CD_4^+ T 细胞中 LncRNA-ENST00000421645 异常高表达。

越来越多的证据表明,Treg 细胞可能在梅毒的发病机制中发挥重要作用。在 Ⅱ 期梅毒患者外周血中,Treg 细胞百分比相比健康人群对照组显著升高,且 Treg 细胞百分比与血清 RPR 滴度呈正相关。与此同时,Tp 及其产生的微铁蛋白 TpF1 可以通过 TGF-β 调节 Treg 细胞的分化和活性。此外,TpF1 可刺激单核细胞释放 IL-10 和 TGF-β,这是驱动 Treg 细胞分化的关键细胞因子。同样地,TpF1 还可刺激 HUVEC 分泌 IL-8 和 CCL-20。这些研究表明,TpF1 在梅毒介导的炎症过程中发挥核心作用,其通过促进 Treg 细胞反应和细胞因子 TGF-β 产生来维护宿主内螺旋体的长期持续存在。同时,Treg 细胞还可进一步抑制机体的免疫反应,使 Tp 逃避宿主的免疫清除,使病原体能够持续感染和损害神经系统。

（二）梅毒螺旋体与 B 细胞

B 细胞由淋巴干细胞终身产生。如果 B 细胞成功地产生功能性的、非自身反应性的 B 细胞抗原受体(B cell receptor,BCR),其就能分化为成熟的 B 细胞。成熟的 B 细胞被抗原或者活化的 Th1 激活,继而增殖分化为浆细胞或者记忆性 B 细胞。此外,记忆性 B 细胞是在 T 细胞依赖性的免疫应答过程中的生发中心(germinal center,GC)产生的。与原始 B 细胞相比,其寿命长,对体细胞突变和亲和力成熟的免疫球蛋白的刺激与表达的反应更快、更强。在神经梅毒患者的脑脊液(cerebrospinal fluid,CSF)中可观察到记忆 B 细胞亚群和 CD_{19}^+B 细胞群数量显著增加,但初始 B 细胞亚群数量明显减少。研究表明,CSF 中 CX-CL13/CXCR5 介导 B 细胞聚集,通过异位生发中心(Ectopic germinal centers,EGCs)的形成引导异常体液免疫应答。此外,CSF 中 CXCL13 的高表达介导体外和体内的 B 细胞迁移。与此同时,CSF 中 CXCL13 水平与 CSF 总 B 细胞频率及免疫球蛋白指标呈正相关。此外,通过受试者工作特征(receiver operating characteristic,ROC)分析发现,CSF 中的 CX-CL13 浓度和 CXCL13 商(quotient of CXCL13,QCXCL13)可作为区分神经梅毒患者与非神经梅毒患者的有效生物标志物。另一项研究证实,当 CSF-VDRL 结果无反应时,CSF-FTA 和 CSF 中 B 细胞百分比可能有助于排除或确定神经梅毒的诊断。

与健康对照者相比,先天梅毒婴儿的 B 细胞、IgM 和循环免疫复合物显著升高。感染了 Tp 的叙利亚仓鼠的脾脏和区域淋巴结中 B 细胞的相对数量显著增加。这表明 B 细胞可能在 Tp 感染期间发挥着重要的作用。然而,Ⅱ 期梅毒活检样本和梅毒患者外周血中未检测到异常高表达的 B 细胞。这可能与仅针对 B 淋巴细胞的自体淋巴细胞毒素活性密切相关。该淋巴细胞毒素在 Tp 感染后 3~10 周出现,并持续 9~10 周。在此期间,随着该淋巴细胞毒素活性的增加,B 淋巴细胞数减少,这表明淋巴细胞毒素活性可能参与 Tp 感染开始时的体液反应调节。此外,浆细胞是终末分化的 B 淋巴细胞,可组成性分泌抗体,这些抗体可以针对病原体给宿主提供保护。浆细胞寿命是体液免疫持续时间的主要决定因素。虽然 B 细胞在 Ⅱ 期梅毒活检标本中表达不高,但浆细胞数量明显增加。Ⅰ 期梅毒患者的乳头乳晕活检标本中同样发现丰富的浆细胞,表明浆细胞可能在抗 Tp 感染中发挥着重要的作用。

四、宿主抗梅毒螺旋体免疫的多方面调节

狡猾的 Tp 具有众多强大的免疫逃避和免疫抑制机制,虽然宿主的免疫系统前期可以清除部分 Tp,但是其与宿主共存并共同进化很长一段时间后,可以逃避或抑制宿主的感知和随后的固有免疫及适应性免疫应答。

(一)免疫逃逸

除躲藏在机体免疫系统无法发现的死角外,Tp 还能隐藏在免疫系统的"视野"内。Tp 的持续性感染更多地被认为是 Tp 免疫逃逸能力与宿主能够"追踪"Tp 的固有免疫和适应性免疫应答之间的较量。早期免疫标记实验表明,Tp 的外膜具有抗原性惰性。Tp 菌体缺乏脂多糖(LPS)及表面暴露的 PAMPs,使得 Tp 能够更容易地逃避机体免疫系统的识别和清除。尽管 Tp 可表达多种可通过 TLR2 依赖性信号传导途径激活巨噬细胞和 DC 的膜脂蛋白,但它们主要位于外膜下的内膜(细胞膜)上。此外,Tp 不易被调理性抗体清除。在继发性梅毒和早期潜伏梅毒期间,尽管机体可产生高滴度的各类抗 Tp 抗体,但存活的 Tp 仍可随血液循环播散。这可能是由于部分抗体针对的抗原不跨越外膜暴露于菌体表面,因此相应的抗体无法有效清除 Tp。对于一些可能具有调理作用的抗体,其部分目标蛋白在菌体的极低拷贝数可限制它们的清除能力,如 Tp0751 蛋白在 Tp 的一些种群表面以低水平表达,提示其抗体结合度有限,因此,Tp0751 在实验性梅毒兔模型中无法诱导调理性或保护性抗体。

免疫标记和调理吞噬作用测定表明,Tp 的感染种群往往是异质的,由抗体结合亚群和非结合亚群组成,抗体结合亚群可被缓慢清除,而可免疫逃逸的非结合亚群仍可在感染局部组织器官复制并扩散至全身。病原微生物可采用多种分子策略来延迟或规避宿主免疫系统的识别。最常见的免疫逃避策略之一是抗原变异,即在微生物表面表达的免疫原分子不断被修饰,使得宿主被迫不断地调整其体液免疫反应以对抗这种病原体。目前多项研究显示,Tp 重复蛋白(*Treponema pallidum* repeat,Tpr)家族成员 TprK 异质性尤为明显,在免疫逃逸中发挥重要作用。以 TprK 为代表的 Tp 菌体抗原变异已被认为是导致 Tp 持续性感染的主要原因。宿主可针对 TprK V 区形成高度特异性抗体,但 Tp 可通过 TprK 等蛋白的抗原变异避免宿主特异性抗体识别,形成免疫逃逸,最终避免被宿主免疫清除,达到持续感染的目的。*tprk* 基因在种内和种间水平均具有高遗传多样性,*tprk* 的遗传变异定位于侧翼的 7 个可变区(V1~V7),V1 和 V6 分别具有最低和最高的变异性。在 Tp 感染期间,V 区表位被 B 细胞识别,通过基因转换,V 区的变异会产生数百万个 *tprk* 变体,从而导致 Tp 抗原

谱的不断变化,因此,$tprk$ 基因被认为在免疫逃避和病原体持续存在中具有关键作用。动物实验也证实了这一观点,逃避免疫清除导致播散性梅毒疹的 Tp 绝大部分(96%)来源于同一个 $tprk$ 变体;通过比较免疫功能正常与免疫功能抑制兔模型中 TprK 的抗原变异程度,证实机体免疫抑制也相应地减少了 Tp 感染期间 $tprk$ 序列的变异频率;TprK 蛋白免疫宿主后,宿主针对 Tp 菌体的 TprK 抗原各表位产生特异性免疫反应,并诱导 Tp 产生新的 $tprk$ 变异,这表明在宿主免疫压力下,TprK 抗原可相应地持续变异,避免被现有或新产生的 TprK 特异性抗体所识别而导致 Tp 菌体被清除,使 Tp 可持续逃避宿主的免疫反应,从而在宿主体内持续存活。其他的 Tp 膜蛋白也可能通过序列变异获得 $tprk$ 的部分基因序列,已知部分 Tp1036 蛋白(Nichols Seattle 和 Nichols Dallas)的羧基(COOH)端存在 $tprk$ 基因插入片段,该插入的核苷酸序列含有 $tprk$ V3、V6 和 V7 序列。这提示 $tp0136$ 基因在 Tp 各亚株之间的异质性和序列变异也可能是 Tp 发生免疫逃逸的机制之一。而 Tpr 家族成员的另一些成员(TprE、TprG 和 TprJ)则以位相变异为特征。基因启动子区的 polyG 长度变化引起的相位变化是表型的随机转换,变异频率远高于经典突变率(有时大于 1%),并通过产生抗原异质性来产生毒力。由此产生的新的膜抗原使得先前存在的针对梅毒的适应性反应(高亲和力抗体、T 细胞受体和 B 细胞受体结合抗体)无效,从而逃避宿主的免疫反应,允许持续和持久地感染。

现有的研究表明,Tp 是一种细胞外病原体,细菌通常通过诱导胞外功能(extracellular function,ECF)sigma(σ)因子对宿主环境刺激做出反应,进而引导 RNA 聚合酶转录特定组的反应基因(或调控子),以尽量减少菌体损伤,并有利于其适应变化的胞外环境。$tp0092$ 基因是 Tp 被预测编码的唯一注释的 ECFσ 因子。随着感染进展到病原体的免疫清除阶段(尤其是感染后第 13~15 天),Tp 的 σ 因子($tp0092$)的转录显著增加,表明 Tp 可通过这些转录调节因子应对宿主环境中的有害刺激。此外,Tp0435 可能是一种双功能蛋白,类似在许多其他螺旋体表面蛋白中观察到的蛋白,由 Tp0435 的表面和周质部分发挥不同的作用。这种产生表面和周质免疫原性脂蛋白亚型的现象可能暗示特异性病原体 Tp 在感染期间的免疫逃避。然而,在大肠杆菌中异源表达 Tp 甘油磷酸二酯酶产生一种全长的酶活性蛋白。重组分子的特性表明它是双功能的,除具有酶活性外,还能与人免疫球蛋白 A(IgA)、IgD 和 IgG 特异性结合。IgG 分离研究显示,重组酶可与人 IgG 的 Fc 片段特异性结合,这一特性也可能在 Tp 逃逸宿主免疫应答中发挥作用。

宿主的另一种重要的防御机制是铁固存,宿主铁结合蛋白转铁蛋白和乳铁蛋白使得细菌无法获得游离铁,从而影响细菌的生长。但 Tp 可以利用结合除铁以外的金属的酶,以此抑制宿主的铁固存。基因组和生物化学研究已经明确 Tp 需要 3 种金属——铁、锰和锌,以实现重要的结构维持和催化功能。在宿主体内,三价铁离子 Fe^{3+} 通常与特定的蛋白,如转铁蛋白、乳铁蛋白、铁蛋白等结合在一起,而且大多数铁离子以血红素的形式存在于宿主的血红素结合蛋白中,如血红蛋白、肌红蛋白等。细菌进化出多种摄取铁离子的机制来满足其基本的需求,其中主要包括三价铁离子转运系统和血红素转运系统。铁载体分泌到细胞外与 Fe^{3+} 结合成紧密的可溶性复合物,这种 Fe^{3+}-铁载体复合物可以特异性地与革兰氏阴性菌的细胞外膜铁载体受体蛋白结合,外膜受体在 ExbB-ExbD-TonB 提供能量的帮助下,将复合物运送到周浆间质内,并由特异性的 ABC 转运体(ATP-binding cassette transporters)介导,通过内膜进入胞质。目前尚未证实 Tp 能合成铁载体和 TonB 同源蛋白,Tp 可能通过未知手段从表面结合的乳铁蛋白和反式铁蛋白中提取铁。研究显示，Tp0971 蛋白可以与人乳铁蛋白紧密结合，但 Tp0971 尚未证实其是外膜蛋白。ABC 转运蛋白 Tro（运输相关的操纵子）可转运铁、锰和锌，通过细胞质膜导入铁还可以通过 Tp0972 蛋白转运补充。Tp0972 是铁通透酶 Ftr1 超家族的成员，表明 Tp 在宿主体内的生存及逃逸可能与铁等元素的代谢密切相关。

(二)免疫抑制

Tp 在被免疫系统识别并杀伤时，也可能抑制机体的免疫应答，从而在体内更好地生存和增殖。Tp 的清除主要依赖 Th1 型细胞介导的迟发型超敏反应。Ⅰ期梅毒主要为 Th1 型免疫应答，随着梅毒的进展，Ⅱ期梅毒表现为 Th2 型免疫应答。Th1 细胞分泌 IFN-γ 活化巨噬细胞，可清除早期病变中的 Tp。而 Th2 细胞分泌 IL-10 和 TGF-β，抑制 Th1 细胞应答，IL-10 还可抑制 IFN-γ 产生，从而抑制巨噬细胞活化，进一步导致 IL-2、IL-6 分泌水平紊乱，使得机体保护性清除 Tp 的细胞免疫功能下降。导致免疫平衡向 Th2 倾斜的机制之一可能是 Tp 通过抑制 miR-19b-3p 和 miR-155 的表达而抑制 Th1 细胞的分化成熟。miR-19b 在迟发性超敏反应(delayed type hypersensitivity，DTH)中，以 PTEN 为靶点调节 CD_4^+ T 细胞向 Th1 细胞分化；正常免疫状态下，受到微生物入侵后 miR-155 表达上调，通过刺激转录激活因子 1(STAT1)、STAT3 磷酸化激活 JAK-STAT 信号通路，从而影响成熟树突细胞中 IL-12 p70 的表达，并通过抑制 INF-γ 通路促进 CD_4^+ T 细胞向 Th1 群分化。Tp 感染过程中的这种细胞免疫由 Th1 型向 Th2 型转化，从而使清除 Tp 的细胞免疫功能明显下降的表现，可能是疾病进入潜伏阶段的重要原因。

随着梅毒的进展，除 Th1/Th2 失衡外，梅毒患者外周血中 NK 细胞总的百分比也出现减少，其中以细胞毒性 NK 细胞亚型百分比减少为主，而免疫功能不完善的 NK 细胞亚型百分比增加。此外，梅毒患者外周血 IFN-γ⁺ NK 细胞百分比也降低，这提示 Tp 可能抑制了 NK 细胞分泌细胞因子 IFN-γ 的能力，使得 T 细胞的极化和 DC 的激活受损，从而降低了 NK 细胞调节细胞免疫应答的能力和机体对 Tp 的吞噬效率。

此外，TpF1 蛋白可下调固有免疫和适应性免疫应答，TpF1 可激活巨噬细胞释放炎性细胞因子、IL-10 和转化生长因子-β(TGF-β)，后两者占优势时可抑制巨噬细胞的吞噬功能，并可促进 Treg 细胞的发育。Treg 细胞是一类具有免疫抑制功能的 CD_4^+ T 细胞亚群，Ⅱ期梅毒患者外周血中的 Treg 细胞百分比相较健康人群对照组显著升高，且 Treg 细胞数目变化与血清 RPR 滴度变化呈正相关。而 Tp92 蛋白可识别单核细胞表面的 CD14(LPS 受体)和/或 TLR2，通过 RIPK1/caspase-8/caspase-3 途径引起 THP-1 细胞凋亡，在感染早期可能帮助 Tp 逃避机体固有免疫细胞的识别和清除。以上均高度提示 Tp 或可介导对宿主免疫系统的抑制。

五、结论与展望

Tp 是人类第一批发现的病原体之一，但对 Tp 致病机制的了解却远远落后于其他常见的病原菌。在漫长的进化过程中，Tp 高度适应了人体内的寄居环境，有着复杂的致病及生存机制，黏附于宿主细胞是感染的第一步。随着研究的深入，除了已知的黏附蛋白外，发现

Tp0954 也是一种表面暴露的黏附蛋白,之前被认为是内膜蛋白的 Tp0435 也具有黏附功能。*Tp* 在感染早期诱导宿主激活由巨噬细胞、树突状细胞、自然杀伤细胞和中性粒细胞介导的先天免疫应答,同时介导促炎细胞因子的产生,导致由 T 细胞和 B 细胞主导的适应性免疫应答的激活,进而清除部分 *Tp*。*Tp* 的部分清除促进了梅毒初期硬下疳的愈合,但由于 *Tp* 的免疫抑制以及免疫逃避作用使其免于被免疫系统完全清除,因此梅毒可发生慢性持续性感染。除此之外,*Tp* 具有独特的铁转运机制,使其得以克服宿主铁固存的影响。*Tp* 入侵机体后主要依赖于细胞免疫的清除,之前一直认可的学说为“Th1/Th2 漂移假说”,即梅毒随着病程的发展,细胞免疫逐渐由 Th1 型转化为 Th2 型。据推测,在梅毒感染早期,为了清除 *Tp*,M1 极化增加诱导 Th1 型细胞免疫,但随着感染时间的推移,*Tp* 开始抑制 M1 极化,导致细胞免疫向 Th2 型转化。新的研究发现,Treg 细胞在疾病的发展过程中也逐步增加,提示 *Tp* 抑制免疫应答不是只有 Th2 的参与。还发现,在 II 期梅毒病变中 CD8+T 细胞占优势,这与 *Tp* 一直被认为是胞外菌相矛盾,所以对于 *Tp* 是否为胞外菌还不能够肯定。这些新的研究发现让人类对 *Tp* 感染机体的机制有了更深刻的了解与认识。但目前仍需要实现新技术的突破,包括 *Tp* 体外细胞培养技术和 *Tp* 基因工程技术,为 *Tp* 持续性感染的发生机制研究提供新的思路和手段。

（刘兆平　赵飞骏）

参考文献

[1] 吴移谋,王千秋.性传播疾病[M].北京:人民卫生出版社,2016.

[2] 曾铁兵,陈德军,何宇星,等.梅毒螺旋体黏附素的研究进展[J].中国病原生物学杂志,2021,16(7):5.

[3] RADOLF J D,TRAMONT E C,SALAZAR J C,DOUGLAS,et al. Syphilis (Treponema pallidum)[M]. 2684-2709. 2014. 不完整???

[4] RADOLF J D,TRAMONT E C,SALAZAR J C. Syphilis (treponema pallidum). Mandell,Douglas,and Bennett's principles and practice of infectious diseases[M]. Elsevier;2015. p. 2684-2709. e2684.

[5] SATO N S. Syphilis:Recognition,Description and Diagnosis:BoD - Books on Demand;2011. 不完整???

[6] RADOLF J D,LUKEHART S A. Pathogenic Treponema:molecular and cellular biology[M]. Caister Academic Press,2006.

[7] EMBERS M E. The Pathogenic Spirochetes:strategies for evasion of host immunity and persistence[M]. Springer Science & Business Media,2012.

[8] CHEN G,CAO Y,YAO Y,et al. Syphilis incidence among men who have sex with men in China:results from a meta-analysis[J]. Int J STD AIDS,2017,28(2):170-178.

[9] PEELING R W,MABEY D,KAMB M L,et al. Syphilis[J]. Nat Rev Dis Primers,2017,3:170-173.

[10] PRIMUS S,ROCHA S C,GIACANI L,et al. Identification and Functional Assess-

ment of the First Placental Adhesin of Treponema pallidum That May Play Critical Role in Congenital Syphilis[J]. Front Microbiol,2020,11:621-654.

[11] MEGLI C J,COYNE C B. Infections at the maternal-fetal interface:an overview of pathogenesis and defence[J]. Nat Rev Microbiol,2022,20(2):67-82.

[12] DJOKIC V,GIACANI L,PARVEEN N. Analysis of host cell binding specificity mediated by the Tp0136 adhesin of the syphilis agent Treponema pallidum subsp. pallidum [J]. PLoS Negl Trop Dis,2019,13(5):e0007401.

[13] WEINSTOCK G M,HARDHAM J M,MCLEOD M P,et al. The genome of Treponema pallidum:new light on the agent of syphilis[J]. FEMS Microbiol Rev,1998,22 (4):323-332.

[14] FRASER C M,NORRIS S J,WEINSTOCK G M,et al. Complete genome sequence of Treponema pallidum,the syphilis spirochete[J]. Science,1998,281(5375):375-388.

[15] SMOLAK A,ROWLEY J,NAGELKERKE N,et al. Trends and Predictors of Syphilis Prevalence in the General Population:Global Pooled Analyses of 1103 Prevalence Measures Including 136 Million Syphilis Tests[J]. Clin Infect Dis, 2018, 66 (8): 1184-1191.

[16] RADOLF J D,KUMAR S. The Treponema pallidum Outer Membrane[J]. Curr Top Microbiol Immunol,2018,415:1-38.

[17] RADOLF J D,LUKEHART S A. Immunology of syphilis:Pathogenic treponemes: cellular and molecular biology[M]. Norfolk, UK:Caister Academic,2006.

[18] RADOLF J D, HAZLETT K R, LUKEHART S A. Pathogenic Treponemes:Cellular and Molecular Biology[M]. Norfolk, UK:Caister Academic,2006:197 - 236.

[19] RADOLF J D,DEKA R K,ANAND A,et al. Treponema pallidum,the syphilis spirochete:making a living as a stealth pathogen[J]. Nat Rev Microbiol,2016,14(12):744-759.

[20] DRAGO F,JAVOR S,PARODI A. Relevance in biology and mechanisms of immune and treatment evasion of Treponema pallidum[J]. G Ital Dermatol Venereol,2019, 154(5):573-580.

[21] SPARLING P F,SWARTZ M N,MUSHER D M,et al. 37 Clinical Manifestations of Syphilis[J]. Sexually Transmitted Diseases,2008:661-684.

[22] EDMONDSON D G,DELAY B D,KOWIS L E,et al. Parameters Affecting Continuous In Vitro Culture of Treponema pallidum Strains[J]. mBio,2021,12(1):页码???.

[23] LAFOND R E,LUKEHART S A. Biological basis for syphilis[J]. Clin Microbiol Rev,2006,19(1):29-49.

第十章　梅毒螺旋体所致疾病及临床表现

第一节　梅毒概述

梅毒(syphilis)是由梅毒螺旋体(Tp)感染所引起的一种慢性、系统性的性传播疾病。它可以引起人体几乎所有组织和器官的损害和病变,造成功能异常、组织损坏,严重者可致死亡。梅毒一般通过性接触传播,但也可以在子宫内被感染(母婴传播)。根据传染途径不同,梅毒分为后天梅毒和胎传梅毒(也称为先天梅毒)。后天梅毒的病程呈节段性,根据不同病期,分为Ⅰ期梅毒、Ⅱ期梅毒和Ⅲ期梅毒;根据有无临床表现,又可分为显性梅毒和隐性梅毒(也称为潜伏梅毒)。

我国将感染后病期在2年以内的梅毒称为早期梅毒,包括Ⅰ期梅毒和Ⅱ期梅毒以及早期隐性梅毒;将病期大于2年的梅毒称为晚期梅毒,包括心血管梅毒、神经梅毒、内脏梅毒、晚期良性梅毒和晚期隐性梅毒,与世界卫生组织定义的早期和晚期梅毒是一致的。欧洲疾病预防控制中心将感染后病期在1年以内的梅毒定义为早期梅毒,将病期大于1年的梅毒定义为晚期梅毒。

第二节　Ⅰ期梅毒

Ⅰ期梅毒:Tp侵入人体,在局部繁殖并沿着淋巴管播散至皮损和腹股沟近卫淋巴结的过程,临床主要表现为硬下疳和腹股沟淋巴结肿大。

一、硬下疳

梅毒的早期皮损发生在感染后第10~90天(常为2~4周),在性接触部位出现红色的无痛性丘疹。丘疹通常为单发,也有多发。大约1周后,丘疹表面出现溃疡,形成典型的梅毒硬下疳。硬下疳为圆形或椭圆形、边缘隆起的溃疡,溃疡基底透明,无渗出物,触之有软骨样硬度,直径1~2 cm,一般无痛、痒等自觉症状。当继发细菌感染后,患者也会出现疼痛感,此时硬下疳内含有大量Tp,传染性较强。男性患者的硬下疳一般发生在包皮、冠状沟、包皮系带、阴茎、龟头部位。男性同性性行为患者的硬下疳常常发生在肛门、肛周或直肠处。女性则多见于大小阴唇、会阴、子宫颈、阴道前庭和阴道壁。当硬下疳发生在宫颈或阴道内时,常无法被识别,所以女性大多无症状。也有硬下疳发生在口腔、口唇、咽、乳房、手指等部位的报道。非生殖器部位的原发病灶一般不典型,特别是肛门部位的硬下疳,容易被误诊为痔疮或肿瘤。硬下疳如不经治疗,3~8周可以自然消退,消退后一般不留痕迹,或者遗留浅表瘢痕和色素沉着。如果经过治疗,一般1~2周消退。对于硬下疳自愈的机制,至今尚未彻底明确,可能与局部的免疫力有关。

二、股沟淋巴结肿大

梅毒的另一个典型表现是腹股沟淋巴结肿大。腹股沟淋巴结肿大发生在硬下疳出现后的1~2周,通常是双侧,少数为单侧,常为多个大小不等、质硬、有弹性、不粘连、可活动的肿块;彼此不融合,一般无疼痛或触痛,表面也无红、肿、热、痛等急性炎症的表现,但大约1/3的患者可有触痛。肿大的淋巴结一般不会破溃,穿刺液中可见大量的 Tp。如果硬下疳发生在非生殖器部位,常会出现其近卫淋巴结肿大,如硬下疳发生在口腔、口唇、咽部位,则会出现颈部、耳后淋巴结肿大;硬下疳发生在乳房部位,则常伴有腋窝淋巴结肿大。

第三节　Ⅱ期梅毒

Ⅱ期梅毒的临床症状由 Tp 通过血液循环系统在不同组织内的播散和繁殖所致,一般在感染后7~10周或硬下疳出现后6周~6个月发生;也可以在硬下疳消失前发生,和Ⅰ期梅毒同时出现。几乎所有未经规范治疗的梅毒患者都会出现梅毒的临床表现。但因为梅毒的皮损有时和其他皮肤病不易区分,所以容易发生误诊或被忽视。在梅毒的临床症状出现前2~3天,患者常有低热、乏力、全身不适、咽喉痛、淋巴结肿大、体重减轻、肌肉酸痛以及由脑膜刺激产生的头痛等前驱症状。

一、皮疹

Ⅱ期梅毒的皮疹表现各异,常见的有斑疹、斑丘疹和丘疹,少见的有脓丘疱疹、脓疱、毛囊性丘疹等,呈播散性分布,常累及躯干、四肢等部位。Ⅱ期梅毒的初发皮疹为淡红色斑疹,后表现为玫瑰色和铜红色,呈圆形或椭圆形,又称为梅毒性玫瑰疹,因和玫瑰糠疹的皮疹形似,故易被误诊为玫瑰糠疹。皮疹最早出现在躯干部位,后蔓延至四肢和掌跖部位,但较少累及面部。早期斑疹很快消退,且无明显的痛痒等自觉症状,易被患者忽视。但手掌和脚掌部位的皮疹呈暗红色或淡褐色,表面有领圈状鳞屑,具有特征性。斑疹消退几天后,躯干、四肢、手掌、脚掌可出现对称性分布的离散性斑丘疹、丘疹,直径一般为0.5~2 cm,呈红色或红棕色,上覆细碎鳞屑,为梅毒的典型皮疹。梅毒性丘疹形态多样,可呈扁平状、尖顶状,可散在或群集分布,表面可光滑,也可上覆鳞屑。形状可呈苔藓样、花朵样、滤泡状、多角形、弧形等。丘疹直径0.1~2 cm不等,颜色有淡红色、鲜红色、暗红色、棕红色等。

Ⅱ期梅毒脓丘疱疹初为粟粒性小丘疹,后丘疹顶端形成脓疱,内为黄色脓液,干涸后结痂,痂皮脱落后可形成浅表瘢痕。脓疱疹与水痘、脓疱疮等表现类似。毛囊疹为毛囊及周围的小的淡红色丘疹,偶感瘙痒。砺壳状疹和溃疡常见于合并艾滋病的患者。Ⅱ期梅毒的其他皮疹还有肉芽肿性结节和环形斑块,表面可覆少量鳞屑。Ⅱ期梅毒的皮疹一般无瘙痒症状,消退后可出现色素减退或色素沉着。

二、黏膜损害

(一)黏膜斑

黏膜斑也是常见的Ⅱ期梅毒的临床症状,一般为较小的浅表性溃疡,呈圆形,灰白色或粉红色,边缘有暗红色晕,多见于口腔、咽喉和鼻腔的黏膜部位;女性还可出现生殖器部位的黏膜斑。发生在口腔的梅毒性黏膜斑有两种亚型:轻度隆起型和溃疡型。轻度隆起型通常呈椭圆形,上覆灰色或白色假膜,部分斑块呈疣状外观。溃疡型为浅表溃疡,合并后边缘呈蛇形,常发生在口唇、颊黏膜、牙龈、上腭、舌等部位。黏膜斑内含有大量 Tp,有较强的传染性。

(二)扁平湿疣

扁平湿疣好发于肛周、会阴等皮肤互相摩擦和潮湿的部位,初起为斑疹或扁平丘疹,常融合成斑块,高出皮面,界限清楚,呈灰白色或暗红色。表面经摩擦后可出现糜烂渗液,渗液内含有大量的 Tp,传染性较强。扁平湿疣有时也可见于腋窝、脐部、乳房下和足趾间。

三、梅毒性脱发

Ⅱ期梅毒也可出现非瘢痕性"虫蛀状"脱发斑,多发生于颞部、顶部和枕部,呈圆形或椭圆形,直径为 0.3～5 cm。脱发区边缘不清楚,脱发区内可见参差不齐的断发。部分脱发呈弥漫性,致头发稀疏,有时可累及眉毛、睫毛和胡须。一般无自觉症状,病愈后可长出新发,不留瘢痕。

四、淋巴结肿大

绝大部分患者可出现淋巴结肿大,主要累及腹股沟淋巴结和腋窝淋巴结,其次是耳后淋巴结、股骨淋巴结和滑车上淋巴结。肿大的淋巴结质硬、孤立,触之可活动,不与周围组织粘连,也不化脓或破溃,无疼痛,一般持续数周至数月。

五、骨关节损害

骨损害包括骨膜炎和骨炎;关节损害主要为关节炎、滑膜炎、腱鞘炎。梅毒的骨关节损害以骨膜炎和关节炎最为常见,其中骨膜炎最常累及头骨、胫骨、胸骨和肋骨;一般无自觉症状,少数患者可出现疼痛,一般白天和活动时疼痛减轻,晚间和休息时疼痛加重。

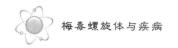

六、内脏损害

内脏损害一般被认为由循环免疫复合物沉积在各个脏器所致,主要包括肝炎、肾病、脾肿大、胃肠道疾病等。肝炎一般为亚临床肝炎,表现为血清转氨酶(特别是碱性磷酸酶)升高,偶尔也会出现有症状的肝炎。肾脏受损后可出现蛋白尿,肾脏的病变包括肾病综合征、急性肾小球肾炎,乃至肾衰,但罕见。胃部损害包括胃黏膜侵蚀以及胃窦和幽门部浅表溃疡。

七、Ⅱ期神经梅毒

神经梅毒可发生在梅毒的任何阶段。Ⅱ期梅毒神经系统损害主要表现为无症状神经梅毒。有症状的神经梅毒包括梅毒性脑膜炎、脑血管梅毒、脑实质梅毒等;有症状的Ⅱ期神经梅毒与晚期神经梅毒表现相同(详见本章第五节)。

八、眼梅毒

梅毒的任何阶段均可累及眼部,且所有的眼部结构均可感染 Tp。眼梅毒的临床表现多样,患者的主诉常为眼睛发红、疼痛、视力下降、飞蚊症、畏光症等。葡萄膜炎为最常见的眼梅毒临床症状。前葡萄膜炎最初通常单侧发作,可以是肉芽肿型,也可以是非肉芽肿型。梅毒性前葡萄膜炎通常与眼内压升高有关,是所谓的炎症性高眼压综合征的重要原因之一。后段受累通常发生在晚期梅毒。

梅毒可引起玻璃体炎、坏死性视网膜炎、脉络膜视网膜炎、视网膜血管炎和视神经炎。脉络膜视网膜炎是最常见的表现,通常是多灶性的,伴有浅浆液性视网膜脱离和明显的玻璃体炎。荧光素血管造影显示早期弱荧光模式,晚期染色。多灶性病变可融合,且类似急性视网膜坏死。然而,仔细检查病变可为梅毒性视网膜坏死的诊断提供线索:在急性视网膜坏死中,病变通常从外围开始;而在梅毒性视网膜坏死中,病变通常从后极开始。此外,在梅毒性视网膜坏死中,病变表面通常似有一层渗出膜遮住下面的视网膜。视网膜坏死组织在急性视网膜坏死中较为均匀,而在梅毒性视网膜坏死中呈斑驳状。多发小圆形白色球状玻璃体混浊在梅毒性后葡萄膜炎中很常见。急性后部板状脉络膜视网膜病变是梅毒的特征性病变,常见于Ⅱ期和晚期隐性梅毒患者,表现为一个或多个黄斑状视网膜脉络膜病变,通常位于黄斑区。病变通常为圆形且更为凸出,可能是后极视网膜色素上皮层的 Tp 感染所致。然而,许多学者认为这种病变是间接免疫介导的超敏反应的结果。经频域光学相干断层扫描(spectral-domain optical coherence tomography,SD-OCT)检查发现,病变有内段/外段连接处的破坏、后极视网膜色素上皮的结节性增厚以及视网膜下液和脉络膜的点状高反射率。

孤立性视网膜血管炎会影响动脉、静脉或二者兼有,并可能致其闭塞。视网膜血管炎通常与"磨玻璃视网膜炎"有关,是眼梅毒的特征表现,大多累及动脉。据报道,1%~2%的Ⅱ期梅毒患者可发生急性脑膜炎,从而导致颅内压升高,因此患者可能合并视盘水肿。Ⅱ期梅毒的其他神经眼科表现包括视神经炎、视神经病变和 Argyll Robertson 氏综合征(阿-罗瞳孔)。

合并 HIV 感染的患者的眼梅毒症状往往更为严重,其中后期葡萄膜炎和全葡萄膜炎更为常见,而前葡萄膜炎和中度葡萄膜炎发生率较低,视神经受累也较 HIV 阴性者少见,可出现视神经炎、视神经萎缩和椎间盘肿胀。除梅毒性脉络膜炎外,眼梅毒的临床症状多无特异性,因此,大多数眼部感染和炎症均应与眼梅毒相鉴别。

九、耳梅毒

耳梅毒比较少见,和眼梅毒和神经梅毒一样,可发生在疾病的任何阶段。耳梅毒可累及外耳、中耳以及内耳,症状包括听力丧失、耳鸣或前庭异常,如眩晕、失衡或步态不稳,其中听力受损最为常见。听力受损可以是单侧,也可以是双侧,通常发病突然且进展迅速,此外,双侧听力受损的程度可不一致。耳鸣和眩晕通常类似梅尼埃病或其他前庭疾病的症状。梅毒引起的听力受损可与听神经瘤、自身免疫性听力损失、卒中或其他耳科疾病相混淆。耳梅毒常伴发脑脊液异常,甚至是神经梅毒,因此,CDC 建议对所有耳梅毒患者进行脑脊液检查,并按神经梅毒治疗方案治疗。

十、Ⅱ期复发梅毒

Ⅱ期梅毒的症状消退后再次出现,称为Ⅱ期复发梅毒,常发生在Ⅱ期早发梅毒疹消退后半年内,也可以是 1~2 年内,甚至 3~4 年后,多为抗梅毒治疗剂量不足或患者免疫力降低所致。复发的Ⅱ期梅毒皮肤黏膜损害与原发Ⅱ期梅毒相似,但数量减少,分布局限而不对称,皮疹较大,形态奇异,对组织的破坏性较大。皮损好发于前额、口周、颈部、掌跖、会阴及皱褶部位。结节性溃疡和恶性梅毒临床少见,发病前常有发热、头痛、肌痛等前驱症状,随后出现丘疹,继而发展为化脓性溃疡,溃疡中心常出现坏死。据报道,Ⅱ期复发梅毒常出现在合并 HIV 感染的患者身上。

第四节　Ⅲ期梅毒

Ⅲ期梅毒属于晚期梅毒,是 *Tp* 侵入中枢神经系统、心血管系统、骨骼和皮肤等组织、器官,并诱发强烈的以细胞免疫反应为主的表现,产生局部组织炎性反应以及树胶肿等损害。未经治疗的梅毒患者可发展为经典Ⅲ期梅毒,治疗不彻底的患者也可以发展成Ⅲ期梅毒。Ⅲ期梅毒一般发生在感染 2 年以后,大多数发生在感染后 3~4 年;若为治疗不充分所致,可以延长到感染后 5~10 年甚至更长时间。Ⅲ期梅毒可出现多种临床表现,累及皮肤、骨骼、神经系统、心脏及大血管等,主要分为三大类:心血管梅毒、晚期良性梅毒和神经梅毒(详见本章第五节)。

Ⅲ期梅毒总体具有以下特点:

(1)病程长,病情发展慢。

（2）传染性小，组织中螺旋体少或消失。

（3）多数患者症状轻微，但病变破坏性大。

（4）可以损害主要脏器。

（5）部分病变有自愈倾向。

（6）梅毒血清试验常显示抗体滴度较低。

（7）治疗效果多数不理想。

一、心血管梅毒

心血管梅毒一般发生在感染梅毒后 15～30 年，大约有 10％未经治疗的患者可发展为心血管梅毒。大多数患者的发病年龄为 40～55 岁，男性多于女性，男女之比为 3：1。心血管梅毒最常见的临床症状为梅毒性主动脉炎、胸主动脉瘤、主动脉瓣关闭不全和冠状动脉口狭窄。少数患者累及心肌，较少累及心内膜。

（一）主动脉炎

在梅毒的早期阶段，Tp 通过血液循环散布到全身，部分可通过淋巴管传播到主动脉壁上面的滋养血管。Tp 滞留在主动脉壁，在此休眠数年，持续诱发动脉内膜炎，导致血管管腔闭塞，动脉中膜形成斑片状坏死，随后出现局灶性瘢痕；最初累及主动脉营养血管，后累及主动脉壁全层。主动脉炎是最常见的病变，是导致大部分心血管梅毒临床表现的病理基础，患者会出现胸骨后不适或疼痛感，有时伴有阵发性呼吸困难。

（二）梅毒性主动脉瘤

梅毒动脉瘤也是常见的心血管梅毒的临床表现之一，常累及升主动脉及主动脉弓，呈梭状或囊状。孤立的动脉瘤可多年保持无症状，只有当动脉瘤侵入周围结构或破裂时，才会出现明显的临床症状。若动脉瘤侵蚀胸壁，形成胸壁肿块，患者就会表现为持续的胸痛或肿块压迫邻近结构的症状，如压迫喉返神经引起声音嘶哑；有时也表现为上腔静脉综合征，并伴有咳嗽、呼吸困难、吞咽困难和咯血，常被误诊为肺癌。严重者动脉瘤可突然破裂，导致患者猝死。动脉瘤累及冠状动脉时，可使冠状动脉口狭窄，导致缺血性心脏病，表现为心绞痛，甚至引起猝死。

（三）梅毒性主动脉瓣关闭不全

梅毒性主动脉瓣关闭不全可导致主动脉反流，原因在于主动脉根部扩张，主动脉瓣伸展，导致主动脉瓣连合增宽，瓣叶增厚，以及不同数量的主动脉瓣功能不全。梅毒性主动脉瓣关闭不全主要为单纯不伴有狭窄的主动脉反流，临床可见沿左下胸骨缘传导的舒张期吹风样杂音、主动脉第二心音亢进、左心室肥大、脉压增大、水冲脉、指端甲床毛细血管搏动、收缩期杂音等，严重时可出现心力衰竭。慢性单纯性主动脉瓣关闭不全需要与感染性心内膜炎所致主动脉瓣关闭不全、先天性瓣膜畸形、马方综合征、强直性关节炎、Reiter 综合征等相鉴别。

（四）梅毒性冠状动脉疾病

心血管梅毒中的冠状动脉也常受累，且主要累及冠状动脉口及近端数毫米。冠状动口出现显著狭窄会导致心脏缺血,从而出现心绞痛或猝死等典型临床表现。心血管造影检查可见左或右冠状动脉口狭窄,但其他分支无动脉硬化表现。

(五)梅毒性心肌炎

Tp 较少累及心肌,梅毒性心肌炎一般由心肌树胶肿或冠状动脉炎所致。心肌树胶肿多发生于左心室壁和室中隔,预后不良,常致猝死。冠状动脉炎可使动脉狭窄和闭塞,致心肌缺血坏死、梗死及纤维变性。临床表现为运动后呼吸困难、胸骨下压迫感、心绞痛、心律不齐、收缩期杂音等。梅毒性心肌炎需与风湿性心脏病及其他心肌炎相鉴别。

心血管梅毒与其他心血管疾病的鉴别要点主要包括是不是主动脉根部疾病、三尖瓣主动脉瓣功能是否正常,以及是否有代谢和结缔组织疾病的特征。心血管梅毒的治疗措施是根据患者的临床表现制定的。如果患者表现出动脉瘤扩张的迹象,或胸痛,或邻近组织受到侵犯的症状,可以考虑手术切除。梅毒性主动脉瓣关闭不全的主要治疗是对症处理,当出现充血性心力衰竭和胸痛时可进行瓣膜置换术。但是,瓣膜置换术并不能改善继发性瓣膜心肌病,这是因为当患者出现手术适应证时心脏已经肥大、扩张。另外,对主动脉瓣病变进行主动脉瓣置换术后,胸主动脉扩张也可能需要手术修复。此期梅毒一般无活动性梅毒螺旋体,因此抗梅毒治疗很难改善已经形成的功能障碍。

二、Ⅲ期眼梅毒

Ⅲ期眼梅毒可以是一个孤立表现,也可以是脊髓痨或麻痹性痴呆的一种表现。全葡萄膜炎是最常见的眼梅毒临床表现,其他有后段葡萄膜炎,表现为绒毛膜视网膜炎、坏死性视网膜炎、视网膜血管炎、视网膜动脉和静脉闭塞以及渗出性视网膜脱离。西班牙的一项研究显示,乳头状炎是眼梅毒最常见的表现,其次是玻璃体炎、乳突炎。临床主要表现为眼睑下垂、眼球活动受限、球结膜充血、视野缺损、视物变形、视物变色、视野变暗、眼前闪光、眼前有飘浮物、复视、视力下降、失明等。眼梅毒常伴梅毒性脑膜炎。

三、其他Ⅲ期内脏梅毒

Ⅲ期梅毒累及其他内脏器官,可导致相应器官的功能障碍及相应的临床症状。例如肺梅毒,咳嗽是最常见的症状,并伴有可变的黏液脓性痰;如伴有支气管扩张则可出现咯血、呼吸困难;后期会出现不同程度的发热和体重减轻。梅毒若累及脾脏则可导致脾功能亢进。在青霉素问世前,肝性胶质瘤和内脏性胶质瘤被认为是 Tp 长期慢性感染所致。其他内脏恶性肿瘤陆续被报道合并 Tp 慢性感染,提示 Tp 慢性感染可能为内脏恶性肿瘤的一种致病诱因。

四、晚期良性梅毒

晚期良性梅毒的主要损害是树胶肿。树胶肿是一种慢性增生性肉芽肿,局部破坏性大,主要发生在皮肤和骨骼,也可发生在黏膜和某些内脏、肌肉、眼部等部位。发生在心脏、大脑、脊髓或气管部位的树胶肿可引起严重并发症,因此一般不属于晚期良性梅毒的范畴。晚期良性梅毒的树胶肿是相对罕见的梅毒表现,目前被认为是对 Tp 的慢性炎性反应。早期炎性结节具有肉芽肿的特征,与结核结节相似,大小不等,大的直径可达 1 cm。大的结节中的坏死物质呈黏稠状,组织学显示为干酪样坏死,周围为淋巴细胞和单核细胞,皮下血管病变明显,溃疡愈合后遗留较深的瘢痕。

(一)皮肤树胶肿

皮肤树胶肿主要表现为结节或结节性溃疡。结节为深在的硬化性结节,大小从针头到豌豆不等,呈棕红色,单发或多发。多发性结节主要分布于面部、肩胛和肩胛间区以及四肢,呈弓形。它们可持续几周或几个月,如果不治疗,也会愈合,但随着时间的推移(可长达数年),新的结节会出现在原来部位的边缘,逐渐扩大,最终可累及整个背部。即使是未破溃的结节,愈合后仍然可能留下瘢痕。溃疡型结节愈合后通常会留下萎缩性瘢痕。单发的树胶肿常见于大腿、臀部、肩膀、前额、头皮等部位。皮肤树胶肿初发为皮下小结节,逐渐增大,呈紫褐色,质坚硬,直径可达 3~5 cm,无疼痛等自觉症状;当累及皮肤全层时,可形成浸润性斑块,中央逐渐软化,出现波动感,进而破溃,流出黏稠的脓液,溃疡较深,境界清楚,呈穿凿形,边缘质硬且锐利,基底为红色肉芽组织,表面附有黄色胶样物质,愈合后会留下萎缩性瘢痕及色素沉着。皮肤树胶肿内一般无 Tp,传染性较小,且对抗梅毒治疗敏感,经规范的治疗后这些病变会迅速愈合。

(二)骨梅毒

骨梅毒也是常见的晚期良性梅毒的特征,其影像学表现包括骨膜炎、黏液性骨炎和硬化性骨炎。常见的临床表现有疼痛(尤其是夜间)、压痛、肿胀、骨性肿瘤、僵硬和活动受限。骨骼肌胶质瘤可通过活检或肿瘤的分辨率来识别。在抗生素出现之前,树胶肿性鼻骨、硬腭鼻中隔骨炎及软骨膜炎比较常见,但现在已较为罕见。骨梅毒也有自愈倾向,且抗梅毒治疗效果较好。

(三)内脏树胶肿

消化系统的树胶肿较少见,发生在食管的树胶肿在临床上需要与食管癌相鉴别。食管镜检查可见溃疡、肿瘤或食管狭窄。胃梅毒在临床和影像学上类似恶性或良性胃溃疡,患者可出现低热、体重减轻、上腹部疼痛和压痛等症状。心肌也可出现树胶肿,特别是左心室,一般无临床症状,少数情况下累及房室束可引起完全性心脏传导阻滞。

第五节　神经梅毒

在早期梅毒阶段,Tp 侵犯中枢神经系统后,若未给予治疗,则可有 3 种结局:① 自愈;② 感染持续存在但无临床症状;③ 进展为有症状的急性脑膜炎。无症状或有症状的急性脑膜炎继续存在 5~12 年后可进展为脑膜血管梅毒;存在 18~25 年后可进展为脊髓痨或麻痹性痴呆。在抗生素出现之前,神经梅毒、树胶肿以及心血管梅毒是Ⅲ期梅毒最常见的临床表现；而在抗生素出现后，除神经梅毒外，树胶肿和心血管梅毒等其他Ⅲ期梅毒临床表现在发达国家已非常少见。由于对其他感染广泛使用抗生素，因此部分神经梅毒患者的表现可能不典型。神经梅毒的临床症状可分为无症状神经梅毒、急性梅毒性脑膜炎、脑血管梅毒和脑实质梅毒。

一、无症状神经梅毒

无症状神经梅毒包括早期无症状神经梅毒（感染5年内）和晚期无症状神经梅毒（感染超过5年），表现为患者没有出现梅毒所致的神经系统症状和体征，仅有脑脊液异常（详见诊断部分）。研究发现，脑脊液异常持续时间越长，则神经梅毒的发病率越高。在感染后12～18个月，脑脊液异常发生率较高。未经治疗的早期隐性梅毒，如果脑脊液正常，一般不会进展为神经梅毒。晚期隐性梅毒患者的脑脊液如果持续保持正常，一般也不会进展为神经梅毒。但是，如果脑脊液异常超过5年，则87％的患者会进展为有症状的神经梅毒。一般情况下，无症状神经梅毒可自愈，只有少数会进展为有症状的神经梅毒。

二、急性梅毒性脑膜炎

急性梅毒性脑膜炎在临床上相对罕见，通常发生于感染梅毒后数周到数月，一般不超过1年。急性梅毒性脑膜炎的临床表现与其他感染性脑膜炎的表现类似，主要为脑神经麻痹、颅内压增高以及脑膜刺激症状。神经系统的体征与梅毒侵犯的部位有关。脑神经麻痹中，常常有多根脑神经同时受累，特别是第Ⅲ、第Ⅵ、第Ⅶ、第Ⅷ脑神经。感觉神经性耳聋患者约占20％，耳聋通常伴有耳鸣，往往进展迅速，但治疗后听力可恢复。听力障碍主要累及高频声音，前庭神经受累不常见。颅内压增高可导致局灶性脑损害，引起癫痫、失语、偏瘫等症状。脑膜刺激症状包括发热、头痛、恶心、呕吐、颈项强直、克尼格征（Kernig 征）阳性、视盘水肿等表现。进行抗梅毒治疗时青霉素的剂量不足可能是急性梅毒性脑膜炎发生的原因。

三、梅毒性硬脊膜炎

梅毒性硬脊膜炎在临床上也比较少见，其临床表现主要由 Tp 诱导的亚急性炎症所致，可出现感觉异常、手和上肢的放射性疼痛、下肢的腱反射消失和肌肉萎缩、颈项强直、轻瘫等表现。脊髓造影术可见硬膜外部分或完全阻塞。

四、脑血管梅毒

脑血管梅毒通常发生在感染梅毒后5～12年，但也有2年内发病的。脑血管梅毒的主要病理特点是动脉内膜炎继发的梗死，主要临床表现为闭塞性脑血管综合征。脑血管梅毒最常累及的血管是大脑中动脉，偶有其他动脉闭塞的病例。大约50％的患者在发病前有头痛、头晕、失眠、记忆丧失或情绪障碍等前驱症状，继而突然偏瘫、失语、癫痫发作、出现阿-罗瞳孔等，一般持续数周或数月。脑血管梅毒在临床上需要与动脉硬化性血栓性损害相鉴别，其累及的血管的堵塞范围较小。其他需要鉴别的疾病有其他原因所致的卒中综合征,如高血压、脑血栓等。利用血管造影术检查本病,较难与系统性红斑狼疮和结节性多动脉炎导致的脑血管改变进行区别,可通过脑脊液检查加以鉴别。

五、脊髓脑膜血管梅毒

脊髓脑膜血管梅毒主要包括梅毒性脊膜脊髓炎和脊髓血管梅毒。脊髓脑膜血管梅毒主要为慢性脊膜炎,病程呈渐进性,进一步可导致脊髓实质变性或血管血栓形成。梅毒性脑膜脊髓炎的潜伏期为 20～25 年,发病初期主要表现为腿无力或感觉异常,逐渐发展为轻瘫或截瘫,轻瘫有时不对称;其他症状有大小便失禁和各种感觉障碍,如疼痛、感觉异常等,最常见的感觉异常是下肢的位置觉和振动觉丧失。脊髓血管梅毒的典型表现是脊髓横断,通常在胸椎水平,伴有突然发作的弛缓性截瘫,表现为躯干受损水平以下的感觉丧失以及尿潴留。脊髓脑膜血管梅毒需要与其他原因导致的横贯性脊髓炎相鉴别,如前脊髓动脉阻塞、脊髓硬脑膜外血肿或感染性肉芽肿、硬脑膜出血、肿瘤脑转移,或骨髓炎引起的椎骨破坏并压迫脊髓,等等。

六、脑实质梅毒

脑实质梅毒由 Tp 直接侵犯大脑实质所致,主要临床表现为麻痹性痴呆和脊髓痨,严重者可导致死亡。

(一)麻痹性痴呆

麻痹性痴呆一般发生在感染梅毒后 15～20 年,为大脑皮质弥漫性的实质性损害,病程呈慢性进行性,主要临床表现为精神症状和神经症状的结合,与几乎任何类型的精神或神经系统疾病都有类似之处。早期精神异常主要表现为痴呆的早期症状,包括智力减退、注意力不集中、判断力和记忆力下降。随着疾病进展,其他症状陆续出现,包括判断缺陷、情绪不稳定、错觉、妄想、兴奋、躁狂、抑郁等。抑郁症可能是痴呆患者的主要表现。而发作性癫痫,可能是成人麻痹性痴呆的初发表现,尤其是无精神障碍或仅有轻度精神障碍患者突然出现的癫痫发作。另外,部分患者可出现伴有知觉缺失的卒中,继而出现半侧麻痹、偏瘫、失语,随后出现持续性的精神失常。瞳孔异常是全身性瘫痪最常见的神经症状,出现阿-罗瞳孔,特点:① 视网膜对光有感受性,即视网膜和视神经无异常;② 瞳孔小,瞳孔形态异常(不正圆和边缘不规则)和不对称;③ 瞳孔对光反射消失,调节反射正常;④ 毒扁豆碱滴眼可引起缩瞳,而阿托品滴眼扩瞳不完全。其他症状还有面部线条变平,嘴唇、舌头、面部肌肉和手指颤抖,书写和语言能力也会受损。随着病情进展,可出现淡漠、痴呆、震颤、频繁的癫痫小发作和大发作、四肢瘫痪及大小便失禁。大部分未经治疗的麻痹性痴呆患者,从发病到死亡可仅有数月或 4～5 年。本病需要与脑肿瘤、硬脑膜下血肿、脑动脉硬化、老年性痴呆及慢性酒精中毒相鉴别。

(二)脊髓痨

脊髓痨的潜伏期一般为 5～25 年,主要由腰骶部神经后根和脊髓后索发生变性和萎缩所致。早期的临床特征是闪电痛、感觉异常、深部肌腱反射减弱，以及瞳孔对光反应不佳。其他症状包括复视、抽痛(疼痛感觉错乱，尤其是肢体末端)、位置觉和振动觉丧失，还包括双腿反射减弱、共济失调、括约肌功能障碍、内脏危象(腹部、直肠和咽喉痛)、阿-罗瞳孔。

（1）闪电痛是一种突然发作的剧烈刺痛，发作时多突然发生，可呈撕裂样、电灼样、刀割样或针刺样等，每次发作持续数秒钟至 1~2 分钟，然后骤然停止，间歇期无任何疼痛，病程可呈周期性发作。

（2）内脏危象与闪电痛有关，最常见的是胃危象(表现为强烈的上腹疼痛、恶心和呕吐)，而肠危象(腹痛和腹泻)、直肠危象(疼痛的里急后重)和喉部危象(喉部疼痛、声音嘶哑和喘鸣)少见。

（3）振动感丧失和无法感觉到被动运动关节是最早可检测到的迹象。其他感觉异常包括深痛觉丧失，以及在躯干与四肢出现斑片状痛觉减退和感觉减退。

（4）膝反射和腱反射减少或消失。

（5）步态共济失调明显，出现踩脚步态，脚跟-胫骨测试和指鼻试验异常。

（6）夏科氏(Charcot)关节病也常见于脊髓痨，无痛，非炎症，关节肿胀变形，反复损伤致骨生长过度；常见于脊柱，尤其是腰椎，其特征是致密而不规则硬化、大鹦鹉嘴骨赘、脊柱侧弯和椎间盘间隙狭窄。

（7）其他异常表现还有由视神经萎缩引起的视力下降，开始为单侧，随后累及另一侧，视力呈进行性下降，最后可失明。

（8）脊髓痨晚期由于失明、共济失调、耳聋、夏科关节、脊柱侧弯和椎间盘间隙狭窄等出现功能丧失和残疾。

第六节　隐性梅毒

隐性梅毒也称为潜伏梅毒，其诊断依据是患者无临床症状，但梅毒血清学反应阳性。隐性梅毒发生的原因可能有：① 患者感染 Tp 后临床症状较轻，很快消退，未被察觉，但梅毒血清学反应阳性；② 患者接受不规范的抗梅毒治疗(或因其他疾病接受抗生素治疗)，临床症状消退，但梅毒血清学反应没有转阴；③ 患者抵抗力较强，感染后没有诱发明显的临床症状，但诱发抗梅毒体液免疫和细胞免疫，梅毒血清学反应阳性。

隐性梅毒根据感染时间分为早期隐性梅毒和晚期隐性梅毒。病期小于等于 2 年的隐性梅毒诊断为早期隐性梅毒；晚期隐性梅毒的病期大于 2 年(一般将病期不明的患者也归为此期)，此期病程较长，可持续数月至数十年。隐性梅毒的传染性主要取决于患者体内是否存在 Tp 活动性感染，早期隐性梅毒患者中大概有 1/3 可以检出 Tp DNA，而晚期隐性梅毒患者很少检出 Tp DNA。由于隐性梅毒可能合并无症状神经梅毒，因此，有学者提出应该对隐性梅毒患者进行腰椎穿刺，以排除无症状的神经梅毒，目前对此建议尚存争议。但对于未经正规抗梅毒治疗的隐性梅毒患者，仍建议进行腰椎穿刺。对于经规范治疗后的隐性梅毒患者，其 RPR 滴度通常不会改变或者下降，较少转阴；而一旦出现 RPR 滴度升高，则预示患者抗梅毒治疗失败，必须进行腰椎穿刺和脑脊液检查，同时接受复治或按神经梅毒的推荐方案治疗。隐性梅毒患者较有症状梅毒患者需要更长时间的密切随访。

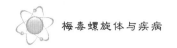

第七节　胎传梅毒

胎传梅毒（也称先天梅毒）由母亲体内的 Tp 经脐带传播给胎儿引起。胎传梅毒与成人梅毒的不同之处：Tp 直接进入胎儿的血液循环，导致螺旋体血症扩散到大部分器官，包括骨骼、肾脏、脾脏、肝脏、心脏和脑，引起这些器官的系统性广泛炎症，进而出现各种临床表现，甚至流产、死胎等不良妊娠结局。大部分胎传梅毒发生在产前护理或接受不当治疗的孕妇中。未经治疗的孕妇发生胎传梅毒的危险性因病期不同而不同：Ⅰ期梅毒为 70%～100%，早期隐性梅毒为 40%，晚期隐性梅毒为 10%。因此，感染事件与妊娠事件相隔时间越长，婴儿的预后就越好。

虽然胎传梅毒可导致严重的症状，甚至是不良妊娠结局，但大多数患儿在出生时一般没有临床症状，直到出生后 3 月龄时临床表现才逐渐出现。胎传梅毒根据临床症状出现的时间又分为早期胎传梅毒和晚期胎传梅毒。早期胎传梅毒是指临床症状在 2 岁前出现的梅毒；2 岁以后出现临床症状的称为晚期胎传梅毒。若胎传梅毒未经治疗，且无临床症状，但梅毒血清学试验呈阳性，脑脊液检查正常，且年龄小于 2 岁，则为早期隐性胎传梅毒，大于 2 岁者为晚期隐性胎传梅毒。

一、早期胎传梅毒

早期胎传梅毒最常见的临床症状是肝脾肿大，常继发于胎传梅毒性肝炎，且在青霉素治疗后出现暂时性病情加重；其次是伴有瘀点和紫癜的血小板减少症。40%～60% 的胎传梅毒患儿会出现皮肤黏膜损害。皮疹起初为椭圆形的黄色斑疹或丘疹，后变为紫铜色，主要发生在手掌和脚掌部位。典型的梅毒性大疱又称为梅毒性天疱疮，为充满液体的大疱，疱液干涸结痂后可继发大片脱皮。嘴唇、舌头和上颚可出现黏膜斑。口周和肛周可出现扁平湿疣，呈白色、扁平、潮湿、凸起的斑块。部分患儿可出现鼻炎（鼻塞）的症状，伴有流涕，鼻涕开始为水样清涕，后变得黏稠、化脓和带血。鼻涕和疱液中含有大量 Tp，传染性较强。其他临床表现有全身性淋巴结肿大（为孤立、坚硬、无触痛的淋巴结）、贫血、眼部症状（主要为绒毛膜视网膜炎、白内障、青光眼和葡萄膜炎）、肺炎、肾病综合征、心肌炎、胰腺炎、胃肠炎等。60%～80% 的患儿还会出现软骨炎和骨膜炎，较常累及长骨（胫骨、肱骨和股骨）、肋骨和头盖骨，双侧均可累及，下肢受累比上肢多见，可导致骨骺下骨折和骨骺脱位，以及患肢的假性麻痹（Parrot's 假瘫）。双侧胫骨近端内侧干骺端脱矿和骨质破坏称为 Wimberger 征。即使不经治疗，数月后骨损伤也可自愈。大约 50% 的患儿的中枢神经系统会被侵犯，但较少出现神经梅毒的临床表现，少数患儿会出现伴有低血糖和尿崩症的垂体功能障碍，其他表现包括囟门膨出、癫痫发作、轻微脑膜炎、脑神经麻痹、脑积水、脑梗死等。

二、晚期胎传梅毒

晚期胎传梅毒的临床症状可分为两组。一组由早期胎传梅毒所致的炎症持续活动所致,骨软骨炎累及耳囊可导致第Ⅷ对神经性耳聋,眼部的晚期表现包括葡萄膜炎和间质性角膜炎。其他症状包括脑脊液异常、肝脾肿大、鼻或腭树胶肿、克勒顿(Clutton)关节(对称性无痛性膝关节和肘关节肿胀,关节积水,活动受限,易继发损伤,常发生于8～15岁)、骨膜炎、指炎及皮肤黏膜损害。听力丧失常突然发生,常出现在8～10岁。2岁以上的患儿中有1/4～1/3可发生无症状性神经梅毒。很少发生有症状的神经梅毒,据报道,1%～5%的胎传梅毒患儿可发生青少年麻痹。另一组为早期(包括在母体子宫内)或晚期病变对身体发育造成损害所致畸形,包括:① 骨骼畸形,有颅面部畸形、前额圆凸、方颅、鞍鼻、下颌骨突出、上颚高度弓起、佩刀胫、锁胸关节骨质肥厚(Higoumenakis 征)等;② 牙齿畸形,有哈钦森齿(Hutchinson 齿,上中门牙小而宽,呈桶状,有缺口)、桑葚齿(Moon 齿);③ 口腔周围皮肤放射状瘢痕及视网膜炎。间质性角膜炎、神经性耳聋和哈钦森牙被称为"哈钦森三联征"。此外,中枢神经系统感染的后遗症包括智力迟钝、脑积水、癫痫发作、脑神经麻痹、瘫痪和视神经萎缩。晚期胎传梅毒的婴儿不具有传染性。

(张瑞丽)

参考文献

[1] 王千秋,刘全忠,徐金华,等.性传播疾病临床诊疗与防治指南[M].上海:上海科学技术出版社,2020.

[2] HOLMES K K,SPARLING P F,STAMM W E,et al. Sexually Transmitted Diseases[M]. fourth edition. McGraw-Hill Education-Europe,2008.

[3] PEELING R W,MABEY D,KAMB M L,et al. Syphilis[J]. Nat Rev Dis Primers,2017,3:170-173.

[4] SIL A,BHANJA D B,PANIGRAHI A,et al. Secondary syphilis presenting as oral ulcers[J]. Arch Dis Child,2021,106(3):282.

[5] POURANG A,FUNG M A,TARTAR D,et al. Condyloma lata in secondary syphilis[J]. JAAD Case Rep,2021,10:18-21.

[6] TSAN G L,CLAIBORNE R T. Ocular syphilis[J]. Clin Exp Optom,2021,104(7):756-759.

[7] ROY M,ROY A K,FARRELL J J. Ocular syphilis in an immunocompetent host[J]. ID Cases,2019,26(19):e00684.

[8] JAHNKE S,SUNDERKÖTTER C,LANGE D,et al. Ocular syphilis-a case series of four patients[J]. J Dtsch Dermatol Ges,2021,19(7):987-991.

[9] ROPPER A H. Neurosyphilis[J]. N Engl J Med,2019,381(14):1358-1363.

[10] PERRY M E,COOPER S,CORRY S. Neurosyphilis presenting with papillitis[J]. Eur J Case Rep Intern Med,2017,4(9):000718.

[11] WALKER M,WISLER R,SIMMONS J,JOHNSON A. A Case of early neurosyphilis[J]. J La State Med Soc,2017,169(2):47-48.

[12] MONTEBELLO A,HARMSWORTH D,CASSAR P J,et al. Neurosyphilis in a sus-

pected case of giant cell arteritis[J]. BMJ Case Rep,2021,14(9):e242733.

[13] HOSSEINI D K,AARON K A,ALYONO J C. Hearing loss due to otosyphilis:imaging case of the month[J]. Otol Neurotol,2021,42(10):e1634-e1635.

[14] AMIDOU A K,SILVA L,PEREZ J. A rare cause of acute bilateral hearing loss:otosyphilis[J]. Cureus,2020,12(10):e11243.

[15] ARAIN Z,ABBAS Y,ADAMS A. Pediatric otosyphilis-An unusual cause of conductive hearing loss[J]. Radiol Case Rep,2019,15(1):65-70.

[16] SINGH A E,WONG T,DE P. Characteristics of primary and late latent syphilis cases which were initially non-reactive with the rapid plasma reagin as the screening test [J]. Int J STD AIDS,2008,19(7):464-468.

[17] TSIMPIDA M,LOW L C,POSNER E,et al. Acute syphilitic posterior placoid chorioretinitis in late latent syphilis[J]. Int J STD AIDS,2009,20(3):207-208.

[18] TSAI S,SUN M Y,KULLER J A,et al. Syphilis in Pregnancy[J]. Obstet Gynecol Surv,2019,74(9):557-564.

[19] MORRISROE E,FARZANA S F,MCKINNON J. Congenital syphilis in a 4-month-old infant with limb weakness[J]. BMJ Case Rep,2021,14(2):e240532.

[20] COOPER J M,Sánchez P J. Congenital syphilis[J]. Semin Perinatol,2018,42(3):176-184.

第十一章　梅毒的免疫学

梅毒螺旋体(Tp)的生物学性状十分独特,新陈代谢水平低,增殖缓慢,外膜(OM)缺乏革兰氏阴性菌常有的脂多糖(LPS),OM 表面暴露的抗原很少,但拥有丰富的内膜脂蛋白。由 Tp 内膜脂蛋白和内鞭毛蛋白诱导的强烈细胞免疫应答是清除 Tp 的主要机制,并与随后的体液免疫应答共同清除 Tp。Tp 诱导的细胞免疫在抗 Tp 感染的同时引发的迟发型超敏反应是造成组织免疫病理损伤的主要机制。早期感染皮损中的大多数 Tp 被清除,但部分 Tp 可通过穿入免疫豁免部位、毒力变异、表达低丰度表面蛋白、抗原变异、下调免疫应答、损害免疫细胞等方式逃避免疫清除,在少数未经治疗的个体中形成持续性慢性感染。神经性梅毒与某些特殊 Tp 菌株类型、宿主 Toll 样受体(TLR)多态性及 IL-10 基因变异有关。了解 Tp 的免疫逃逸机制有助于阐明梅毒发病机制,并为研发梅毒疫苗提供依据。

第一节　梅毒螺旋体的抗原结构

Tp 的 OM 缺乏 LPS,其主要抗原结构有外膜蛋白、内膜蛋白、鞭毛蛋白等。

一、外膜蛋白

尽管多个 Tp 菌株的全基因组测序已经完成,但对 Tp 外膜蛋白的研究仍未取得突破性进展。Tp 外膜十分脆弱,极易被理化因素破坏,且现有检测技术的敏感性不足,因此,目前在方法学上难以将外膜蛋白与周质蛋白区分开。基因组比对显示,除 $tp0326/Tp92$ 基因外,Tp 基因组不存在与已知革兰氏阴性菌外膜蛋白编码基因匹配的同源基因。应用冷冻断裂电镜,观察到 Tp 外膜的整合膜蛋白(integral membrane protein)密度仅约为大肠埃希菌外膜蛋白的 1%[图 11-1(a)];冷冻刻蚀电镜显示,与宿主细胞、组织成分、抗体等循环分子直接接触的 Tp 表面蛋白的丰度很低[图 11-1(b)],该特点是 Tp 免疫逃逸的超微结构基础。尽管如此,近年来通过基因组学、生物信息学、蛋白质组学、免疫学等多种技术方法也鉴定出了一些 Tp 的外膜蛋白(OMP),主要包含 β-桶 OMP 和外表面脂蛋白两大类。

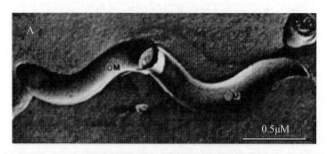

注:梅毒螺旋体外膜的膜内颗粒稀少。

(a)冷冻断裂电镜显示外膜的凹凸小叶(资料来源:Radolf J D,et al. Ahalysis of Borrelia burgdorferi membrane architecture by freeze fracture electron microscopy[J]. J Bacteriol,1994,176:21-31.)

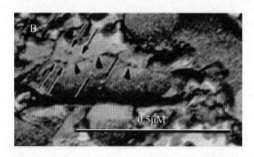

注:箭头表示细菌表面与凸断裂面之间的边界,凸断裂面和密螺旋体面上的颗粒分别用薄和中厚箭头表示。

(b)冷冻刻蚀电镜显示低丰度的膜内颗粒从螺旋体表面突出

(资料来源:Bourell K W,et al. Treponema pallidum rare outer membrane proteins:analysis of mobility by freeze frature electron microscopy[J]. J Bacteriol,1994,176:1598-1608.)

图 11-1　梅毒螺旋体外膜蛋白的冷冻电镜照片(Bar＝0.5 μm)cd

(一)β-桶外膜蛋白

已经证实 Tp 的 OMP 多数折叠形成跨膜的 β-桶形结构域,称为 β-桶 OMP。与其他革兰氏阴性菌类似,Tp 的 β-桶 OMP 也具有转运底物的功能,并可能参与 Tp 致病、免疫逃逸、免疫清除等病理生理过程。Tp 的 β-桶 OMP 主要有如下几种。

1. 梅毒螺旋体重复蛋白($T. pallidum$ repeat proteins,Tprs)

Tprs 家族包含 12 个成员(TprA-TprL),根据氨基酸序列,可分为三个亚家族:亚家族Ⅰ(TprC、D、F、I)、亚家族Ⅱ(TprE、G、J)和亚家族Ⅲ(TprA、B、H、K、L)。

(1) TprC/TprD/TprI(Tp0117/Tp0131/Tp0620):三者有一致的结构域,均由位于周质空间的 N-端主要外鞘蛋白(major outer sheath protein,MOSP^N)、包埋于外膜内的 C-端 MOSP(MOSP^C)及两者间的中央可变区(central variable region,CVR)组成(图 11-2)。与革兰氏阴性菌的孔蛋白一样,TprC/TprD/TprI 形成带有对三聚化必不可少的 β-桶状结构域的三聚体,因而可能具有穿孔蛋白的功能,但在天然状态下丰度很低。TprD 在 Tp 菌株间存在序列异质性,可能是 Tp 免疫逃逸的机制之一。

(2) TprK(Tp0897):对 TprK 的研究较多也较清楚。TprK 属于 Tpr 亚家族Ⅲ,其N-端有 3 个保守的表面暴露环,此外有 7 个可变区(V 区)。在体液免疫压力选择下,TprK 极易

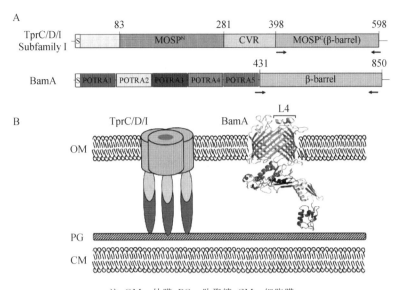

注:OM—外膜;PG—肽聚糖;CM—细胞膜

图 11-2　TprC/TprD/TprI 与 BamA 的结构域(A)和结构模型(B)

(资料来源:KUMAR S,et al. Sepuence vanation of rare mebrane protein β-barrel domains in dinic staains provides insights into the evolution of Treponema pallidum subsp pallidum the syphilis spiradete[J]. mBio. 2018,9(3):e01006-18)

变异,变异归因于基因转换,通过 $tprD$ 邻近的变异 DNA 片段与 $tprK$ 的 7 个可变区(V1~V7)重组(其中 V6 区基因发生频率最高),产生新的 TprK 嵌合体,导致 TprK 抗原在各 Tp 菌株之间及菌株内部具有高度异质性,使 Tp 能逃逸 TprK 抗体的调理吞噬作用,这是 Tp 免疫逃逸的主要机制之一。TprK 的 N 端能诱导强烈的体液免疫与细胞免疫应答,抗 TprK 的抗体能促进巨噬细胞对 Tp 的调理吞噬作用,免疫 TprK 的 N-端大片段可以诱导对 Tp 攻击的部分保护,因此 TprK 是重要的梅毒疫苗候选分子。

2. Tp0326(Tp92,BamA)

Tp0326 是 Tp 唯一与大肠埃希菌 BamA 同源的 OMP,也是唯一由 Tp 基因组编码的与已知的革兰氏阴性菌 OMP 具有序列同源性的蛋白。Tp0326 具有双结构域,由表面暴露的 C-端 β-桶状结构和包含 5 个多肽转运相关(polypeptide transport-associated,POTRA)重复序列的周质区域组成,后者与 BAM(β-barrel assembly machinery)复合物中的其他亚基结合,并与周质中的分子伴侣相互作用(图 11-2)。Tp0326 可经 MyD88/NF-κB 途径促进人微血管内皮细胞和巨噬细胞分泌促炎性细胞因子 TNF-α、IL-1β、IL-6 和 IL-8,提升感染部位炎性细胞的浸润程度,加重免疫病理损害;Tp0326 还可经 CD14/TLR2 途径介导人单核细胞死亡。Tp0326 可诱导部分保护性免疫,可能是重要的梅毒疫苗候选分子。

3. LptD(Tp0515)

Tp0515 是革兰氏阴性菌 OM 成分 LptD 的结构同源物,其可溶性 N-端与 Tp0784(LptC)和 Tp0785(LptaA)共同形成连接内膜与外膜的结构(图 11-3),将糖脂从其内膜的合成部位输送到 OM 的外部小叶中。

4. FadLs

Tp 含有 5 个 FadLs(大肠埃希菌长链脂肪酸转运体)结构同源物(Tp0548、Tp0856、

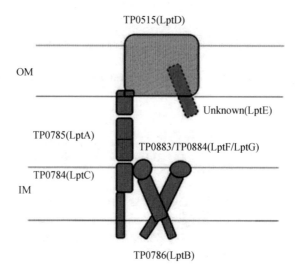

图 11-3　梅毒螺旋体 LptD 复合体示意图（LptE 除外）

（资料来源：RADOLF J D,et al. The Treponema pallidum outer membrane[J].

Curr Top Microbiol Immunol,2018,415:1-38. ）

Tp0858、Tp0859 和 Tp0865），其在 β-桶形内腔中均具有一个 FadLs 特征性的氨基端结构域，参与将疏水性分子转运至周质空间中。

5. Tp0126 与 Tp0733

OmpW 是一种常见于革兰氏阴性菌中的小型单体 OMP，可转运疏水性小分子，保护细菌免受环境压力，增强细菌毒力和激活补体替代途径杀菌。Tp 基因组能够编码 2 个 OmpW 同源物——Tp0126 和 Tp0733。Tp0126 具有广泛的 β-折叠二级结构，可通过改变启动子 polyG 的长度而使蛋白发生位相变异，使其无法诱导免疫保护。

6. Tp0969（TolC）

大肠埃希菌有一个 AcrAB 主动外排系统，属于耐药结节分化超家族（drug-resistant nodule differentiation superfamily,RND）型主动外排系统的一种，由内膜蛋白（AcrB）、连接蛋白（AcrA）和外膜通道蛋白（TolC）组成。其中的 TolC 是一个三聚体，每个蛋白单体提供 12 链 β-桶中的 4 个跨膜链（图 11-4）。Tp 具有 TolC 直系同源的外膜通道蛋白 Tp0969、AcrA 同系物 Tp0965 和 AcrB 同系物 Tp0790，三者形成完整的 RND 型主动外排系统。

（二）外膜脂蛋白

1. 外膜表层脂蛋白

除了 β-桶 OMP，Tp 的部分 OMP 还会形成表面暴露的脂蛋白，其中多数为 Tp 黏附素，目前已发现的有 Tp0751、Tp0136、Tp0750、Tp0155、Tp0483、Tp0435（Tp17）、Tp0954，均能黏附于宿主细胞和（或）细胞外基质（ECM），如纤连蛋白、层粘连蛋白，有些黏附素（如 Tp0751）还具有基质金属酶活性，能降解宿主成分，介导 Tp 的组织侵入、定植及体内播散，

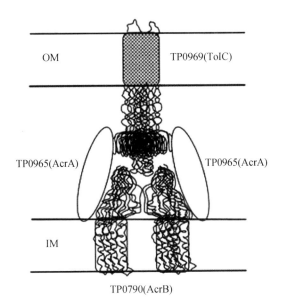

图 11-4 **梅毒螺旋体 AcrAB-TolC 复合体示意图**

注：OM—外膜；IM—内膜

（资料来源：RADOLF J D，et al. The Treponema pallidum outer membrane[J].
Curr Top Microbiol Immunol，2018，415：1-38.）

与 Tp 的致病性密切相关。Tp 黏附素位于菌体表面，具有强免疫原性，大多在 Tp 株间高度保守（Tp0136 在 Tp 菌株间高度异变），因此是梅毒疫苗的重要候选分子，但迄今仅发现 Tp0751、Tp0136 能获得部分保护性（也有两者无免疫保护性的报道），Tp0155、Tp0483、Tp0435 未能获得保护性，可能原因是 Tp 期间表达量低或不是真正的膜表面位置，如 Tp0751 和 Tp0136 的膜表面位置有争议，Tp0435 仅少量表达于 Tp 膜表面，大多为周质脂蛋白。目前发现的黏附素除 Tp0435(Tp17)外，其他的都不是理想的梅毒诊断抗原。

2. Tp0453

外膜脂蛋白中的 Tp0453 被锚定在外膜的内叶上，而不是膜表面外层。Tp0453 由 $α/β/α$-折叠组成，并包含 5 个稳定折叠的两亲性螺旋，$α$-螺旋会插入 OM 的周质小叶中，既可促进小分子（如营养素）跨过外膜转运，又能够防止自身被抗体识别。Tp0453 的结构与结核分枝杆菌的两种脂蛋白——LprG 和 LppX 结构相似，表明 Tp0453 可能在 Tp 的外膜生物发生过程中充当脂质、糖脂和/或其衍生物的转运蛋白。

二、细胞膜（内膜）脂蛋白

Tp 的主要膜免疫原是脂蛋白，但免疫电镜和免疫荧光分析结果表明，大多数 Tp 脂蛋白并不位于 Tp 外膜表层，而是由其氨基端脂质锚定在内膜/细胞膜上，部分延伸至周质间隙，参与营养吸收、转运及其他功能。Tp 内膜脂蛋白主要包括 Tp0574(TpN47)、Tp0171(TpN15)、Tp0435(TpN17)、Tp0971(TpN34)、Tp0768(TmpA)、Tp0319(TmpC)、Tp0821(TpN32)、Tp0684(TpN38/MglB)等。这些脂蛋白具有强免疫原性，是目前用于酶免疫分析/化学发光免疫分析法（enzyme immunoassay/chemiluminescence immunoassay，EIA/CLIA）梅毒血清学诊断的主要抗原，常用多种脂蛋白组合以提高检测敏感性。这些脂蛋白能刺激巨噬细胞、DC等分泌炎性细胞因子，在宿主抗 Tp 感染中起关键作用，同时也是导致梅毒免疫病理的主要物质。

三、鞭毛蛋白

鞭毛蛋白是 Tp 的重要抗原，由轴丝核心蛋白 Tp0868（FlaB1）、Tp0792（FlaB2）、Tp0870（FlaB3）、鞘蛋白 Tp0249（FlaA1）、钩状基复合蛋白 Tp0398 和 Tp0727 及马达蛋白 Tp0400 构成。轴丝核心蛋白可通过 TLR5 和 MAPK/NF-κB 信号通路促进人单核细胞分泌促炎性细胞因子 IL-6 和 IL-8，也能促进人表皮角质形成细胞分泌基质金属蛋白酶 MMP-9 和 MMP-13，在梅毒的免疫病理中发挥重要作用。大部分鞭毛蛋白免疫原性强，与其他螺旋体属的很多鞭毛蛋白有交叉抗原，但 FlaB1、FlaB2、FlaB3（或 FlaB3 片段）作为诊断抗原显示了较高的特异性和敏感性，具有潜在的诊断价值；编码 FlaB3 的 DNA 质粒能诱导新西兰兔产生部分免疫保护，提示 FlaB3 可能是梅毒的候选疫苗分子。

第二节 梅毒螺旋体感染后宿主免疫应答

一、固有免疫应答

宿主在暴露于 Tp 后即刻或数个小时内，固有免疫系统中吞噬细胞（中性粒细胞、单核/巨噬细胞）、NK 细胞，以及各类免疫分子如补体、细胞因子、抗菌肽等参与固有免疫应答。

（一）固有免疫细胞

1. 中性粒细胞（PMN）

Tp 毒株或 TpN47 能诱导血管内皮细胞表达黏附分子 ICAM-1、VCAM-1 和 E-选择素，有助于血液中白细胞穿透血管壁迁徙至感染组织。PMN 在梅毒急性感染早期到达炎症部位，但持续时间短，相对于其他急性期病原体感染时的数目较少，通过氧依赖性杀菌系统、防御素、抗菌肽类物质等杀伤吞噬的 Tp，但不能控制 Tp 感染。

2. 树突状细胞（DC）

DC 是连接固有免疫与适应性免疫的桥梁。当皮肤黏膜、肠壁、心脏等部位的未成熟树突状细胞（DC）摄入 Tp 后，将其降解，暴露的 Tp 脂蛋白（如 TpN47、TpN17、TpN15）可通过 CD14 与 TLR2 被 DC 识别，促进未成熟树突状细胞移行至淋巴结，分化为成熟 DC，并分泌炎性细胞因子如 IL-1β、IL-6、IL-8、TNF-α，进一步扩大内皮细胞的活化及炎症细胞的浸润，同时激活 T 细胞，启动适应性免疫应答，DC 分泌的 IL-12 能促进 Th1 细胞的分化。

3. 巨噬细胞（Mφ）

Tp 脂蛋白被巨噬细胞的 TLR2 识别，在 CD14 协同下将信号由胞外区传至胞质，主要经 MyD88 途径活化 NF-κB,NF-κB 移位至胞核,Tp 鞭毛核心蛋白则经 TLR5/MyD88 依赖的 MAPKs 和 NF-κB 信号途径活化巨噬细胞。在吞噬杀伤 Tp 的同时,活化的巨噬细胞释放促炎细胞因子 IL-1、IL-6、TNF-α 和趋化因子 CCL3(MIP-1α)、CCL4(MIP-1β)等参与并促进炎性反应,也能分泌 IL-12 促进 Th1 细胞分化。巨噬细胞是固有免疫应答中抗 Tp 感染的主要细胞,但部分 Tp 能抵抗巨噬细胞吞噬后的杀伤清除。

4. 自然杀伤细胞(NK 细胞)

梅毒患者外周血尤其是皮损处 NK 细胞显著增高,表明其在抗 Tp 感染中发挥作用。NK 细胞分泌 IFN-γ,促进巨噬细胞活化和分泌 IL-12,IL-12 可促进 Th0 细胞向 Th1 细胞分化。

(二)固有免疫分子

补体可被 Tp 或 Tp 与相应抗体形成的免疫复合物激活,发挥溶菌作用,补体裂解片段还可调理巨噬细胞的吞噬作用。

二、适应性细胞免疫应答

由 Tp 脂蛋白、鞭毛蛋白等诱生的适应性细胞免疫在抗 Tp 感染中起主要作用。在梅毒感染过程中,Ⅰ期梅毒和Ⅱ期梅毒皮损的消退与主要由 T 细胞和巨噬细胞组成的细胞浸润相一致。Ⅰ期梅毒皮损中主要包含 CD_4^+ T 细胞、巨噬细胞和自然杀伤(NK)细胞,而Ⅱ期梅毒的皮损中 CD_4^+ T 细胞数量减少、CD_8^+ T 细胞数量增加而 CD_4^+ T 细胞/CD_8^+ T 细胞比值降低。在梅毒感染早期,TprK 保守区、内膜脂蛋白(TpN47、TpN17、TpN15)、内鞭毛核心蛋白及鞘蛋白等均可激发强烈的细胞免疫应答,这种反应有赖于局部产生 Th1 型细胞因子,包括 IFN-γ、IL-2 和 IL-12。IFN-γ 来自 CD_4^+ T 细胞、NK 细胞、CD_8^+ T 细胞和局部的 DC,以 CD_4^+ Th1 细胞为主。IFN-γ 可促进巨噬细胞活化,杀伤被特异性抗体调理吞噬的 Tp,这被认为是清除早期感染中 Tp 的主要机制,随后损伤自发消退,进入潜伏状态。强烈的迟发型超敏反应(DTH)是有效清除皮损部位 Tp 的关键。Th17 细胞及 CD_8^+ T 细胞产生的 IL-17 是一种强效的促炎细胞因子,可促进 ICAM-1、IL-6 和 IL-8 的分泌,它们参与 Tp 的清除,同时也导致组织损伤。Tp 为胞外菌,CD_8^+ CTL 在抗 Tp 感染中的作用尚不明确,但活化 CTL 释放的穿孔素和颗粒酶可引起组织损伤。

三、适应性体液免疫应答

在 Tp 感染过程中,宿主可产生针对 Tp 外膜表面蛋白(如 Tp92、TprK)的特异性 IgG、IgM 类抗体,这些抗体具有调理作用,能促进巨噬细胞和中性粒细胞靶向吞噬、清除感染部位的 Tp;也可在补体存在的情况下,发挥制动 Tp 和中和 Tp 所致典型皮损的作用,或通过抗原抗体复合物激活经典途径而发挥溶菌或补体片段(如 C3b)介导的调理作用。抗 Tp 黏附素抗体除了上述作用外,还可与 Tp 黏附素结合,阻断其对宿主细胞、细胞外基质等的黏附,从而阻止 Tp 侵入、定植和体内播散。因此,黏附素是研发梅毒疫苗的重要靶标分子。特异性抗体虽然能抑制病变的形成,但不足以清除 Tp 和防止感染,需要细胞免疫的共同参与。

Tp 的脂质、鞭毛蛋白、脂蛋白和其他蛋白产生的抗体在梅毒血清学诊断中具有重要意义。Tp 的脂质或宿主损伤组织释放的脂质诱导产生的抗体为非特异性抗体(也称反应素),常用非密螺旋体抗原(心磷脂、卵磷脂和胆固醇组合)检测,如性病研究实验室试验(venereal disease research laboratory test,VDRL test)、快速血浆反应素试验(rapid plasma reagin test,RPR test)、甲胺苯红不加热血清试验(tolulized red unheated serum test,TRUST)。此类试验对早期和晚期梅毒敏感性较低。由于反应素也可出现在某些其他感染性疾病(如肝炎、结核病)或某些自身免疫性疾病(如系统性红斑狼疮、类风湿性关节炎)导致的组织损伤中,因此此类试验假阳性率也较高。近年的动物实验研究发现,反应素的变化与治疗与否无关,所以检测反应素滴度可用于梅毒疗效判定的理念受到挑战,当然这需要更多循证医学的证据支持。此外,一部分患者在完成规范的驱梅治疗 1~2 年后,其血清反应素依然维持在低滴度(部分中高滴度),出现血清固定现象。Tp 特异性抗体常用天然密螺旋体抗原检测,如荧光密螺旋体抗体吸收试验(fluorescence Treponemal antibody absorption test,FTA-ABS)、梅毒螺旋体血球凝集试验(Trepomema pallidum hemagglutination assay,TPHA)、梅毒螺旋体颗粒凝集试验(Treponema pallidum particle agglutination,TPPA),此类试验敏感性和特异性均较高,但 Tp 特异性抗体持续时间长,一般不能用于梅毒疗效判定。特异性 Tp 重组抗原(目前商品化试剂盒主要为内膜脂蛋白)已广泛用于酶免疫测定(EIA)与化学发光测定(CIA)中,其敏感性,特异性高,可自动化、计算机化、定量、高通量检测。神经梅毒诊断常用 VDRL 或 FTA-ABS 检测脑脊液(CSF)中的抗体,前者敏感性较低但特异性高,后者敏感性高但特异性较低(因血清抗体可被动转移至脑脊液中)。

第三节　梅毒的免疫病理

由 Tp 脂蛋白、鞭毛蛋白等诱生的细胞免疫在抗感染的同时,通过迟发型超敏反应导致免疫病理损伤,其水平的高低决定了梅毒疾病的发展过程。迟发型超敏反应表现为包括单核-巨噬细胞、T/B 淋巴细胞、浆细胞等单个核细胞浸润为主的炎性反应。各期梅毒均有典型的小血管周围炎,出现围管性单核细胞、淋巴细胞和浆细胞浸润;晚期梅毒为树胶样肉芽肿,可观察到坏死的上皮样细胞和炎症细胞浸润;血管显示严重的内皮细胞肿胀和增生的动脉内膜炎;血管周围分布大量的淋巴细胞和浆细胞。

CD_4^+ T 细胞在神经梅毒患者的脑脊液中占主导地位。与无症状神经梅毒相比,有症状神经梅毒患者的 CSF 中 Th17 细胞数量与 IL-17 含量随着病情的进展均显著增加。Th17 细胞可能参与神经梅毒 CSF 的损伤,并与神经梅毒患者的临床症状相关。Th17 细胞释放的 IL-17 可破坏血管内皮细胞间的紧密连接分子和激活内皮收缩结构,破坏血脑屏障,从而使外周血中 Th17 细胞被动扩散至 CSF 中,引起神经损伤。此外,募集至神经梅毒患者 CSF 中的 Treg 细胞存在功能缺陷,不可抑制 T 细胞介导的炎症和组织损伤,从而导致神经系统症状。趋化因子 CXCL8(IL-8)可增强小胶质细胞产生基质金属蛋白酶,破坏血脑屏障,CX-CL2 和 CCL10 均可趋化单核细胞,通过损坏的血脑屏障进入中枢神经系统。趋化因子 CXC 配体 13(CXCL13)通过与其趋化因子受体 CXCR5 的相互作用,募集循环记忆性 B 细胞(Bm 细胞)到 CSF 中,异位生发中心的 Bm 细胞可接受 Tp 抗原的再次刺激,分化为浆细胞,产生免疫球蛋白。鞘内免疫球蛋白可诱发 CNS 慢性炎性反应并造成神经损伤。

第四节　梅毒螺旋体的免疫逃逸

　　梅毒是一种慢性疾病,通常有多个发展阶段,虽然从潜伏期发展到以不同组织破坏为特征的晚期梅毒较为少见,但是梅毒早期阶段也可发生心血管系统和神经系统的并发症。为了形成感染,Tp 采用多种在长期进化过程中逐渐形成或在感染过程中迅速形成的策略以逃避机体免疫系统的清除。目前对 Tp 逃避宿主免疫应答的机制尚不完全清楚,Tp 可能通过其毒力变异、抗原变异、抗原表达减少或下调宿主免疫应答等方式逃避免疫清除,导致持续感染和晚期梅毒损害;也可能存在高度致神经梅毒的 Tp 分子型菌株。

一、梅毒螺旋体的毒力变异

　　Tp 毒力因子研究主要集中在 tpr 基因,其序列在 Tp 同一亚种不同菌株中有显著变异性。在 tpr 基因编码的 Tpr 抗原中,有些(TprK)在蛋白可变区经历抗原变异,而有些(如 TprE、TprG 和 TprJ)为位相变异。位相变异是表型的随机转换,通过改变启动子区域中 polyG 段长度而发生,转换频率比普通的突变率高得多,产生抗原异质性以提高毒力。Tp 特异性神经侵袭性 14d/f 型菌株可能比其他菌株更易引起神经性梅毒。

　　Tp 是一种胞外菌,长期暴露于宿主有害环境中。细菌的防御机制有胞质和胞质外两种,通常由环境诱导的转录因子——选择性 σ 因子介导,其中胞质外功能性 σ 因子由环境压力诱导产生。Tp 基因组的 5 个 σ 因子编码基因中,有 2 个选择性 σ 因子(尤其是 Tp0092 调节因子)的转录随着 Tp 免疫清除的进行而显著增加,表明其有助于 Tp 对宿主环境的有害刺激做出应答。由于 σ 因子能同时控制大量基因和细胞功能,因此由其调节 Tp 的表型改变也可能涉及其扩散。Tp0092 调节因子除了帮助 Tp 在宿主中持续存在外,还通过脱硫铁蛋白和硫氧还原蛋白(Tp 特有的两种酶)使 Tp 免受宿主炎性反应中产生的反应性氧化物的作用。

二、梅毒螺旋体生存于免疫豁免部位

　　Tp 可穿透体内血脑屏障、血胎屏障、血眼屏障等多种屏障,侵入中枢神经系统、胎盘、眼睛等免疫豁免部位。这些部位的屏障作用使 Tp 免受免疫系统的攻击。Tp 可在其中生存、缓慢复制并可在其他组织重新繁殖。

三、梅毒螺旋体逃避免疫应答的清除作用

(一)逃避固有免疫清除

　　阻断铁吸收是抗细菌早期感染的重要机制,然而 Tp 可以通过与转铁蛋白和乳铁蛋白相互作用,从宿主蛋白中获得游离铁,还可利用结合铁以外金属(如锌和锰)的酶来克服宿主阻断 Tp 铁的吸收。

Tp 膜表面蛋白很少,虽然表达丰富的脂蛋白,但这些脂蛋白大多位于周质,表面暴露的脂蛋白很少,因而难以被 DC 或巨噬细胞表面的模式识别受体(PRR)直接识别。Tp 被吞入降解后释放出脂蛋白才可被 TLR1/TLR2 识别进而激活 DC 或巨噬细胞,这会延缓 DC 的成熟或巨噬细胞的激活,引起较慢的炎性反应,使 Tp 在宿主的炎性反应上升前已穿透器官和组织而发生早期播散。Tp 也可能利用其缓慢的新陈代谢在非免疫豁免组织中生存。由于 Tp 数量极少,未能达到激发 DC 应答所需的临界值,因此在这种情况下,Tp 可在体内非常缓慢地增殖,持续生存数月到数年。此外,宿主细胞 TLR1、TLR2 和 TLR6 的多态性与神经梅毒患病风险增大有关。某些 Tp 亚群在感染过程中能持续抵抗巨噬细胞的调理吞噬作用。

Tp 可表达表面蛋白以抵抗补体介导的杀菌作用,或释放可溶性抗原,促进免疫复合物形成,阻碍补体的调理作用。Tp 还可通过其 TpF1 抗原激活巨噬细胞释放 IL-10 和转化生长因子-β(TGF-β),抑制巨噬细胞的吞噬功能和诱导 Treg 细胞分化,从而下调固有免疫和适应性免疫应答。Tp 的膜蛋白 Tp92 能通过诱导人单核细胞凋亡和分泌 IL-8,逃避固有免疫细胞的识别和清除作用。

此外,Tp 能减少循环 NK 细胞总数,促进非典型 NK 细胞亚群形成,从而减弱 NK 细胞的杀细胞活性以及产生 IFN-γ 等细胞因子的能力,并可能通过减弱 DC 对 T 细胞的抗原呈递作用和巨噬细胞的活化,使适应性免疫应答和对 Tp 的吞噬作用减弱。

(二)逃避体液免疫清除

Tp 表面暴露的脂蛋白稀少,难以激活固有免疫细胞,但机体仍产生大量针对 Tp 表面脂质、鞭毛蛋白和脂蛋白的抗体。锚定在 Tp 内膜、胞质间隙、外膜内叶上的 Tp 蛋白抗原,只有在 Tp 易脆的外膜受损后才能释放出来并接触到免疫系统。体内循环抗体能通过促进吞噬细胞吞噬 Tp、激活补体经典途径溶解 Tp、阻止 Tp 对宿主细胞的黏附等方式来延缓病变发生,降低病变严重程度和缩短病变持续的时间,只有长期感染才能诱导保护性免疫且这种保护具有亚种特异性。为了逃避抗体作用,Tp 可在感染过程中通过片段基因转换而表达不同的 TprK(尤其在 V6 区),不能被先前产生的抗体识别,从而逃避免疫清除并引起持续性慢性感染。$tprK$ 基因变异被认为是 Tp 形成持续感染最常见的机制。除了改变 Tp 的表面免疫原性,不同 Tp 株间 $tprK$ 变异还可能导致不同 Tp 株对中枢神经系统的毒力和趋向性出现差异,因此不同 Tp 在特殊的解剖部位的生存能力不同。此外,从组织中释放或通过 Tp 与宿主之间相互作用而改变的宿主蛋白,可阻断 Tp 或致敏 B 细胞上的反应位点;Tp 脂蛋白对纤连蛋白和胶原蛋白的自身抗原表位的分子模拟作用也可减弱体液免疫效应;Tp 还可释放内源性抗原与抗体,形成免疫复合物,干扰抗体对 Tp 的调理作用。

(三)逃避细胞免疫清除

细胞免疫在梅毒患者的免疫应答中占主导地位,是清除 Tp 的主要机制,也是导致晚期梅毒组织损害的主要原因。有学者提出 Th1/Th2 型应答漂移学说,认为 I 期梅毒 Th1 型应答占优势,而 II 期梅毒则偏向于 Th2 型应答。在梅毒感染早期,膜蛋白、脂蛋白、鞭毛蛋白等激发强烈的 Th1 型细胞免疫应答,清除早期病变中的 Tp,随后损伤自发消退,进入潜伏状态;在 II 期梅毒早期阶段,Fas 介导的死亡途径和 Bcl-2 蛋白表达下调,循环淋巴细胞和

CD_4^+ T 细胞凋亡增加,这可能是早期Ⅱ期梅毒免疫功能异常的原因;Th2 细胞分泌 IL-10 和 TGF-β,抑制 Th1 细胞应答,IL-10 还可抑制 IFN-γ 产生,从而抑制巨噬细胞活化。神经梅毒患者的 CSF 中 IL-10 水平较非神经梅毒高,原因在于宿主 IL-10 基因的启动子在单核苷酸多态性(SNPs)作用下发生基因型变异,使 IL-10 表达增高而炎性反应下调,为 Tp 持续感染提供了良好的生存条件。

Tp 感染过程中的这种细胞免疫由 Th1 型向 Th2 型的转化,使清除 Tp 的细胞免疫功能明显下降,这可能是 Tp 能够逃避免疫清除而致疾病进入潜伏阶段的重要原因。

(曾铁兵)

参考文献

[1] RADOLF J D,KUMAR S. The *Treponema pallidum* outer membrane[J]. Curr Top Microbiol Immunol,2018,415:1-38.

[2] LAFOND R E,LUKEHART S A. Biological basis for syphilis[J]. Clin Microbiol Rev, 2006,19(1):29-49.

[3] DRAGO F,JAVOR S,PARODI A. Relevance in biology and mechanisms of immune and treatment evasion of *Treponema pallidum*[J]. G Ital Dermatol Venereol,2019,154 (5):573-580.

[4] RADOLF J D,DEKA R K,ANAND A,et al. *Treponema pallidum*,the syphilis spirochete:making a living as a stealth pathogen[J]. Nat Rev Microbiol,2016,14(12): 744-759.

[5] 张瑞华,王千秋. 梅毒免疫研究进展[J]. 皮肤性病诊疗学杂志,2022,29(1):64-67.

[6] 唐一之,曹龙古,符波,等. 梅毒螺旋体免疫逃逸机制的研究进展[J]. 中南医学科学杂志,2019,37(2):205-208.

[7] 许卜方,王千秋. 神经梅毒发病机制的研究进展[J]. 中国皮肤性病学杂志,2018,32 (12):1447-1450.

[8] KELESIDIS T. The Cross-Talk between spirochetal lipoproteins and immunity[J]. Front Immunol,2014,5:310.

[9] KUBANOV A,RUNINA A,DERYABIN D. Novel *Treponema pallidum* recombinant antigens for syphilis diagnostics:current status and future prospects[J]. Biomed Res Int,2017:1436080.

[10] PEELING R W,MABEY D,KAMB M L,et al. Syphilis[J]. Nat Rev Dis Primers, 2017,3:170-173.

[11] LITHGOW K V,CAMERON C E. Vaccine development for syphilis[J]. Expert Rev Vaccines,2017,16(1):37-44.

[12] CULLEN P A,CAMERON C E. Progress towards an effective syphilis vaccine:the past,present and future[J]. Expert Rev Vaccines,2006,5(1):67-80.

[13] KUMAR S,CAIMANO M J,ANAND A,et al. Sequence variation of rare outer mem-

brane protein β-barrel domains in clinical strains provides insights into the evolution of *Treponema pallidum* subsp. *pallidum*, the syphilis spirochete[J]. mBio,2018,9 (3):e01006-18.

[14] BOURELL K W,SCHULZ W,NORGARD M V,et al. *Treponema pallidum* rare outer membrane proteins:analysis of mobility by freeze-fracture electron microscopy[J]. J Bacteriol,1994,176:1598-1608.

[15] RADOLF J D,BOURELL K W,AKINS D R,et al. Analysis of *Borrelia burgdorferi* membrane architecture by freeze-fracture electron microscopy[J]. J Bacteriol,1994, 176:21-31.

第十二章　梅毒螺旋体的分离培养与鉴定

自从 1905 年梅毒螺旋体(Tp)被首次鉴定以来,研究者们就一直在尝试不同的体外培养模式,让 Tp 存活,并实现增殖,但结果不尽理想。1979 年,Fieldsteel 等人发现 Tp 与棉尾兔上皮细胞共培养,可延长 Tp 的体外存活时间。其研究数据显示,Tp 与棉尾兔上皮细胞共培养至第 14 天时,其中 70%～95% Tp 保持活力。当继续培养至第 21 天时,超过 50% Tp 依然保持活力。基于此,1981 年,Fieldsteel 等人进一步改良培养基,并采用低氧培养环境($1.5\%O_2$、$93.5\%N_2$、$5\%CO_2$),将 Tp 和棉尾兔上皮细胞按照 20∶1 比例在 34 ℃进行共培养,成功实现 Tp 的体外存活增殖。该模式下培养的 Tp 平均增殖倍数达 49 倍,最高可达 100 倍。2018 年,Norris 等人基于 Fieldsteel 等人的研究结果,将培养伯氏疏螺旋体的 CMRL 培养基进一步改良,配制出更适合 Tp 体外存活的培养基,首次实现了 Tp 的长期体外存活、增殖。该研究成果为 Tp 的基因操作提供了更多的可能性,在梅毒研究的历史长河中具有里程碑意义。本章节主要基于 2018 年的研究结果介绍 Tp 的体外培养模式以及传统的 Tp 动物接种模式。

第一节　梅毒螺旋体 Nichols 株的分离培养

一、棉尾兔上皮细胞培养

选购来自美国模式培养物集存库(American type culture collection,ATCC)的棉尾兔上皮细胞(Sf1Ep,NBL-11),采用基础培养基 Eagle MEM 和 10% 热灭活的胎牛血清(Sigma),置于 $5\%CO_2$ 培养箱中,37 ℃培养。每周采用半量换液的方式进行换液。传代比例可按照所使用的培养瓶或培养皿规格进行调整,推荐 T_{25} 细胞瓶以 1∶4～1∶6 比例进行传代。该细胞传代代数低时,增长缓慢,此时传代比例可适当减少,2～3 周进行一次传代;而当细胞传代代数高时,增长迅速,此时传代比例可适当增加,每周进行传代。

二、Tp Nichols 株和 Sf1Ep 共培养

(一)获取 Tp Nichols 株菌液

(1) 安乐死处于炎症高峰期的 Tp Nichols 株感染兔,无菌剪下睾丸,具体操作见本章节的 Tp Nichols 株传代部分。

（2）将处理后的睾丸组织放入无菌的 50 mL 离心管,加入 5 mL 含 50% 热灭活的兔血清和 1 mM 二硫苏糖醇(dithiothreitol,DTT)的磷酸盐缓冲液(phosphate buffer solution,PBS),220 r/min 振摇 10 min,100 g 离心 7 min,吸取上清液,获取新鲜的 Tp 悬液。

（二）Tp 和 Sf1Ep 共培养

（1）提前配置 Tp 培养基(TpCM-2),置于 34 ℃ 低氧培养环境(1.5% O_2、93.5% N_2、5% CO_2)中预平衡过夜

（2）提前 1~2 天将棉尾兔上皮细胞按照细胞数(0.5×10^5)~(1×10^5)铺板于六孔板中,并在加入 Tp 的 3 小时前,将棉尾兔上皮细胞的培养基置换成已预先在微需氧环境中平衡的 TpCM-2(2~4 mL)。

（3）用 TpCM-2 培养基稀释获取的新鲜 Tp 悬液,往细胞中加入 50~100 μL 的(0.5×10^6)~(1.25×10^6)Tp,细胞和 Tp 比例约为 1:10,随后迅速转入微需氧环境中培养,每次平行培养三个孔。

（4）所有的操作应迅速,在 30 min 内操作完毕,减少 Tp 培养物与氧气接触。若条件允许,可购买微需氧工作站,以便 Tp 培养物快速进行气体平衡。

（三）Tp 传代

（1）培养 6~7 天后,吸取培养上清液待用。

（2）每孔加入 0.35 mL 含乙二胺四乙酸(EDTA)的 0.25% 胰酶润洗,随后再加入 0.35 mL 胰酶,放入 37 ℃ 培养箱中消化 5 min。

（3）用前一步骤吸取的培养上清液终止消化,充分吹打后收集消化后的培养物。

（4）于新的一盘棉尾兔上皮细胞六孔板中加入 100~500 μL 消化培养物,开始新一轮 Tp 培养。

三、Nichols 株在新西兰兔睾丸的复苏与传代

（一）Tp Nichols 株复苏

（1）从液氮中取出需要复苏的 Tp 冻存液,放于室温让其慢慢融化。

（2）待完全融化后,采用无菌的 1 mL 注射器小心吸取 Tp 悬液。

（3）固定兔子,保证其睾丸自然下垂;采用 75% 酒精消毒兔子睾丸。

（4）沿着两侧睾丸平行方向将 1 mL 注射器扎入相应睾丸中,往睾丸中注射需要复苏的 Tp 悬液。

（二）Tp Nichols 株传代

一般在睾丸接种一周后,隔天抽取感染兔的耳缘静脉血;同时,固定兔子,保证其睾丸自然下垂,采用 75% 酒精消毒兔睾丸,观察感染兔睾丸的肿胀程度(必要时可用手触摸睾丸评估睾丸肿胀情况)。通过 Tp 抗体明胶颗粒凝集试验(TPPA)和快速血浆反应素环状卡片试验(rapid plasma reagin circle card test,简称 RPR)动态监测梅毒感染兔的梅毒特异性抗体

和非特异性抗体的滴度变化。最后，综合 TPPA 滴度（1∶80）、RPR 滴度[（1∶16）～（1∶32）]以及睾丸的肿胀程度，判断感染兔睾丸中 Tp 富集的高峰时期，并及时将感染兔安乐死。

（1）睾丸组织获取：采用 75％酒精消毒兔睾丸，用无菌手术剪刀剪开睾丸鞘膜，用无菌镊子夹出睾丸组织，剪下整个睾丸组织，放入无菌的 50 mL 离心管中。

（2）分离 Tp 株：在生物安全柜中，先用无菌 PBS 或生理盐水润洗睾丸组织，洗去表面的血渍，放入无菌皿中。使用 10 cm 无菌手术剪刀剪去附睾，并沿着睾丸纵轴线将睾丸对半剪开，呈蝴蝶状。随后用剪刀尖端沿着横轴将睾丸实质剪碎，充分暴露组织中的 Tp。将处理后的睾丸组织放入 50 mL 无菌离心管中，加入 5～10 mL 无菌 PBS 或生理盐水，220 r/min 振摇 10 min，500×g 瞬时离心，获取新鲜的 Tp 菌液。

（3）Tp 株传代：于暗视野显微镜下观察获取的 Tp 菌液活力情况，初步估算 Tp 菌液浓度。根据估算值，调整准备接种的菌液比例，接种量以 10^6～10^7 为最佳。小心吸取 1 mL 上清悬液，转种到另一批空白兔的两侧睾丸中，开始新的一轮动物体内的 Tp 株富集。

第二节　梅毒螺旋体临床株的分离培养

除了实验室菌株的常规分离培养，也可进行临床株的分离培养，以获取当前流行 Tp 株的更多特征。

一、Tp 临床样本的收集与处理

(一)标本收集

可收集梅毒患者的皮损标本（如Ⅰ期梅毒的硬下疳组织、Ⅱ期梅毒的典型皮疹组织或皮损渗出液等）、外周血或脑脊液等。

(二)标本处理

在接种梅毒患者的皮损组织时，需采用无菌手术刀片，于无菌培养皿中将获取的皮损组织切碎并研磨均匀，用无菌 PBS 重悬。同样采用无菌 1 mL 注射器小心吸取悬液，进行兔两侧睾丸的接种；对于皮损渗出液，可将取样的无菌拭子置于无菌 PBS 中揉搓重悬，吸取最后的重悬液进行接种；而对于外周血和脑脊液，可直接进行动物接种，分别吸取 1 mL 样本接种于两侧睾丸中。

(三)注意事项

从获取标本到接种，需迅速进行，尽量缩短标本在室温环境中放置的时间，以增加 Tp 在动物体内的存活率，提高分离活菌的阳性率。若不能及时进行动物接种，可将标本暂存于液氮中，但须尽早完成动物睾丸接种，因为随着冻存时间延长，分离活菌的概率会逐渐下降。

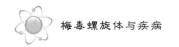

二、*Tp* 临床株的动物接种

具体操作可参考本章第一节中的 *Tp* Nichols 株复苏操作。

三、*Tp* 临床株的分离培养

具体操作可参考本章第一节中 *Tp* Nichols 株的传代操作。

第三节　梅毒螺旋体的鉴定

一、梅毒螺旋体暗视野显微镜观察和计数

暗视野显微镜观察是判断 *Tp* 感染最直观的方法，一般用于日常评估 *Tp* 的动力和数量。暗视野计数方式主要有两种。一种是基于 Fieldsteel 等人介绍的盖玻片法：取 10 μL 的 *Tp* 悬液或消化的培养物放于载玻片上，盖上盖玻片；盖玻片压制的均匀与否，将影响后续镜下计数的准确性，故该过程需特别注意避免产生气泡或者液体溢出盖玻片，否则需重新制片；将制好的玻片置于暗视野显微镜下 40 倍镜随机观察计数 10 个视野或者计数 100 条 *Tp*，重复制样三次，平行计数；根据三次重复结果计算该样本的 *Tp* 动力百分比，并根据以下公式换算 *Tp* 浓度。

$$K_{factor}=\frac{S_{盖}}{S_{视}}\times\frac{1000}{10}$$

$$Tp/mL=K_{fator}\times\frac{计数\ Tp\ 数}{计数视野数}$$

式中，$S_{盖}$ 为盖玻片面积，$S_{视}$ 为 40 倍镜下视野面积。其中，盖玻片面积根据实验室所采用的盖玻片规格计算得出，推荐使用 22 mm×22 mm 规格的盖玻片进行实验。而 40 倍镜下视野面积计算可以通过 40 倍镜下图片显示的标尺长度丈量视野直径，根据圆形面积公式计算得出 40 倍镜下视野面积。

另一种则采用 Helber 细菌计数板，其计数原理类似于牛鲍板计数血细胞，需要计数 100 个方格内的 *Tp* 数量，进行比例换算。但由于其充池技术要求高，并且在暗视野下不易找到计数板的网格线，增加了计数难度和时间，因此在实验室内并没有普及。

二、实时荧光定量 PCR 检测梅毒螺旋体

随着分子诊断技术的发展，实时荧光定量 PCR 作为一种高灵敏度和高特异度的检测手段，虽然在临床诊断梅毒上还未推广，但在评估样本中 *Tp* 数量时，可作为一种较为精确的方法来定量标本中 *Tp* 的载量。一般选用的检测靶标为 *Tp* 高表达且保守的基因，如 *tp*47、 *polA*、*Bmp*、23sRNA 等,可提高检测的灵敏度。由于目前 *Tp* 仍然依赖与其他组织的共培养来获取,因此在提取标本基因组时,需进行前处理来提高 *Tp* 的提取率。因 *Tp* 与宿主细胞组织沉降率不同,故可通过离心力的转换来进行粗分离。一般在获取 *Tp* 悬液时,先进行800~1 000×g 离心 5 min,吸取上清转移至贝克曼(Beckman)离心管中(可承受高速离心),20 000×g 离心 15 min,小心弃去上清。随后加入 30 mL 的无菌 PBS 重悬沉淀,重复上述操作,最后用 1 mL 的无菌 PBS 重悬沉淀,即获得粗提浓缩的 *Tp* 悬液。根据实验室采用的基因组提取试剂盒说明书,吸取一定体积的悬液进行核酸提取。qPCR 检测可选择荧光染料法或者荧光探针法。由于 *Tp* 的核酸提取和扩增均没有配套的成品试剂盒,因此对于采用的提取和检测的方法,其试剂盒的核酸提取率、PCR 扩增效率、检测下限等均需实验室自行进行评估。

三、兔感染试验鉴定梅毒螺旋体

兔感染实验作为评估 *Tp* 活性和毒力的"金标准",是判断 *Tp* 培养是否成功的重要指标。进行兔感染实验时,将获取的 *Tp* 按照 1∶10 梯度稀释成 1~10^4 个,采取皮内注射方式,接种到已提前备皮的新西兰雄兔背部(实验前需确认每只空白兔梅毒血清学均为阴性),每个浓度对称接种。随后接种部位每日剃毛,连续观察 45 天,记录接种部位红斑和硬结的发生发展情况,并每周采集接种兔血进行梅毒血清学试验。待出现典型皮损时,可使用采样针吸取皮损组织液体,于暗视野显微镜下观察是否存在 *Tp*,以证明接种物中存在具有感染性的 *Tp*。同时,也可以采用直径 4 mm 的环钻获取感染兔的皮损标本,提取其中 *Tp* 的RNA 进行实时荧光 PCR 检测,评估皮损中 *Tp* 的载量,以证明接种物中存在具有感染性的 *Tp*。

第四节 梅毒螺旋体分离培养常用器材的处理与相关溶液的配制

一、常用器材的处理

Tp 是感染性病原体微生物,对 *Tp* 的所有操作和处理均需在生物安全二级(biosafety level laboratory-2,BSL-2)的实验室和动物实验室内完成,并严格遵照实验室生物安全的管理规定进行。所有处理 *Tp* 及 *Tp* 感染兔的人员均应穿戴合适的个人防护装备(personal protective equipment,PPE),包括实验服、手套、口罩、防溅眼罩等。通常不会产生 *Tp* 的气溶胶,但在 *Tp* 注射过程中如果针头脱落,则有可能产生气溶胶。佩戴口罩一方面可以防止气溶胶的传播,另一方面也有助于避免暴露于处理兔子时产生的过敏原。

(一)体内培养常用器材的处理

Tp 的体内培养通常是将 *Tp* 接种于新西兰雄兔的睾丸。

（1）操作时所需的所有手术剪、手术镊及相关容器均应在实验前进行高压灭菌，实验后要及时清洗并进行高压灭菌，操作时应严格按照无菌操作要求进行。

（2）进行 Tp 的兔睾丸接种时，可使用实验兔固定架，目前市面上未见商品化的用于兔睾丸接种的固定架（图12-1），因此可以联系五金店订制，最好使用耐用且便于消毒处理的不锈钢材质。

（3）在摘除兔睾丸时，应先用一套无菌器材剪开睾丸鞘膜，再更换另一套无菌器材摘除兔睾丸，从而防止外部微生物的污染。

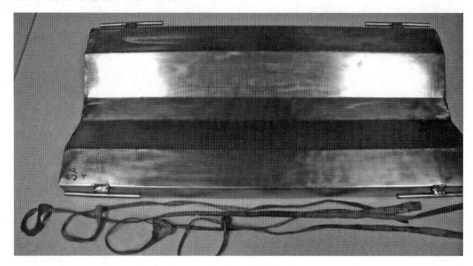

图 12-1　兔固定架

（资料来源：LUKEHART S A，MARRA C M. Isolation and laboratory maintenance of treponema pallidum[J]. Current protocols in microbiology，2007，Chapter 12：Unit 12A1. ）

（4）接种睾丸采用的注射器应选择一次性注射器，针头安上注射器后不应再拔出或者将针头套回，以免发生针刺伤。所有使用过的带针头的注射器均应丢弃于锐器盒，当废弃物达到锐器盒容量3/4时应关闭锐器盒并更换新的锐器盒。

（5）其他耗材如离心管、培养皿等建议使用一次性无菌耗材，实验完成后均应丢弃于专用的感染性废物垃圾袋。

（6）离心机的使用应遵循生物安全原则，当发生泄漏或者污染时，应及时进行相应的消毒处理。

(二)体外培养常用器材的处理

（1）Tp 的体外培养需借助于与 Sf1Ep 细胞共培养，因此在 Tp 培养前应先进行 Sf1Ep 细胞的培养，随后再加入 Tp 进行共培养。Sf1Ep 细胞应培养于 CO_2 培养箱，温度设定为 37 ℃，CO_2 浓度设定为 5%。

（2）细胞培养的常规操作应在超净工作台内完成，但考虑到后续需加入 Tp 进行培养，故需配置生物安全柜进行后续操作。

（3）培养所需耗材，如细胞培养板、细胞培养瓶、细胞培养皿均需使用经组织培养处理的无菌耗材，细胞培养板应带有低蒸发盖，细胞培养瓶应带有滤菌透气孔，建议直接购买一次性的无菌耗材,使用后应丢弃于专用的感染性废物垃圾袋。

（4）Tp 是微需氧微生物,对活性氧的毒性高度敏感,因此,其体外培养依赖严格的微需氧环境。具有恒温恒湿功能的三气培养箱最适合用于 Tp 的体外培养。三气培养箱连接 O_2 气瓶、N_2 气瓶和 CO_2 气瓶,通过控制 O_2 或 N_2 的输入量实现对 O_2、N_2、CO_2 三种气体浓度的精确控制。

① 用于 Tp 的体外培养时,应将 O_2 浓度设定为 1.5%,CO_2 浓度设定为 5%,温度设定为 $34\ ^{\circ}C$。三气培养箱用 N_2 取代空气,再充入 O_2 使其浓度达到设定的水平,再通过 CO_2 的补充使 CO_2 浓度到达设定浓度。

② 体外培养期间应定期观察气瓶压力,当压力低时应备好新的气瓶以备随时更换,保证稳定的微需氧环境。

③ 三气培养箱内加入的水必须是灭菌去离子水,以防止培养箱的污染及矿物质沉积在水箱内产生的腐蚀作用。要定期检查培养箱内水是否足够,及时补充并定期更换。

④ 培养箱应定期用消毒液擦洗消毒,隔板可以取出清洗消毒,防止污染。

⑤ 三气培养箱所用的 CO_2 必须纯净,以防降低 CO_2 传感器的灵敏度及污染 CO_2 过滤器。

（5）在进行 Tp 体外培养前,应对 Tp 会接触到的所有相关培养基及 Sf1Ep 培养产物进行气体预平衡（脱氧）,此时可采用厌氧罐,如图 12-2 所示。

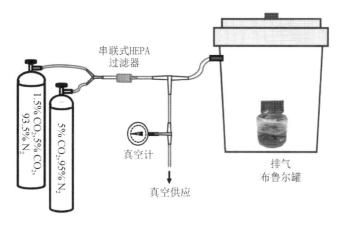

图 12-2　厌氧罐的连接

（资料来源:Edmondson D G,Norris S J. In vitro cultivation of the syphilis spirochete
treponema pallidum[J]. Current protocols,2021,1(2):e44）

① 厌氧罐的通气孔连接气密管,气密管的另一端连接一个三通接头,三通接头的另外两端再用气密管分别连接两个三通接头。这两个三通接头分别再连接两个气瓶和负压机、压力计。

② 将需要进行预平衡的培养基或培养物放入厌氧罐,用负压机对厌氧罐进行抽真空（压力为 $12\sim18\ \text{mmHg}$）,再对厌氧罐进行缓慢充气,充入 $95\%\ N_2$ 和 $5\%\ CO_2$ 混合气。

③ 重复以上操作 3 次后进行一次抽真空,最后充入 $93.5\%\ N_2$、$5\%\ CO_2$ 及 $1.5\%\ O_2$ 混合气。

④ 完成气体预平衡后迅速将培养基或者培养物转移到三气培养箱中进行培养;也可以直接将整个厌氧罐转移入 $34\ ^{\circ}C$ 培养箱中培养,但在转移前应将连接通气孔的气密管夹紧后

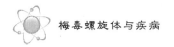

再与三通接头断开。

⑤ 气密管要严格夹紧,以防漏气。厚壁聚乙烯气密管无法保证在整个培养过程中的气密性,因此最好使用新的橡胶气密管或者薄壁聚乙烯气密管,并用两个夹子严格夹紧。

(6) 在不具备三气培养箱的情况下,可以使用带有通气孔的厌氧罐作为培养箱,将培养物置于其内,再充以 1.5% O_2、5% CO_2、93.5% N_2 的混合气后密封厌氧罐,再将厌氧罐置于 $34\ ℃$ 普通培养箱中培养。若条件允许,也可以尝试使用带抽真空功能的厌氧工作站进行体外培养,以保证 Tp 的培养全程在微需氧环境内进行。

二、相关溶液的配制

(一)体内培养常用溶液

在 Tp 的体内培养过程中,除常用的无菌生理盐水和无菌 PBS 外,还会用含 50% 热灭活兔血清和 $1\ mmol/L$ DTT 的 PBS 无菌溶液进行兔睾丸 Tp 的提取。Tp 培养物的冻存应加入含 20% 热灭活兔血清的终浓度为 10% 的甘油,100% 甘油可提前配置成 60% 甘油并进行高压灭菌备用。

(二)体外培养常用溶液

1. Sf1Ep 细胞培养基

Sf1Ep 细胞培养基可直接从美国模式培养物集存库(American type culture collection,ATCC)购买,也可自行配制(表 12-1)。自行配制的培养基需用 $0.22\ \mu m$ 聚醚砜(polyether sulfone,PES)无菌滤器进行过滤灭菌,$4\ ℃$ 条件下保存不超过 3 个月。

表 12-1　Sf1Ep 细胞培养基

成分	体积	建议的厂商/目录号
Eagle's MEM	500 mL	Sigma/M4655
MEM 非必需氨基酸	5 mL	Gibco/11140-050
L-谷氨酰胺	5 mL	Sigma/G7513
丙酮酸钠	1 mL	Sigma/S8636
热灭活胎牛血清	50 mL	任何高质量产品均可

2. Tp 培养基

Tp 的体外培养十分困难,Tp 对培养基所含试剂成分的质量,尤其是热灭活胎牛血清的质量非常敏感是原因之一。Norris 等人筛选了所有不同批号的胎牛血清,发现不同供应商提供的胎牛血清对 Tp 的存活和复制有很大影响,同一个供应商提供的不同目录号的产品,甚至是不同批号的产品都可能影响 Tp 的体外培养。Sigma-Aldrich 提供的热灭活胎牛血清(目录号 F4135)支持 Tp 的长期增殖,推荐用于 Tp 的体外培养。新生小牛血清和牛血清均无法支持 Tp 的增殖。配制培养基时应使用细胞培养级的试剂。对所有试剂均应进行批号跟踪,以便在培养失败时及时发现有问题的试剂。Edmondson 等人用 TpCM-2 培养基成功

进行了 *Tp* 的体外长期培养,TpCM-2 培养基配方见表 12-2。配制好的 TpCM-2 培养基需用 0.22 μm PES 无菌滤器进行过滤灭菌,并使用非无霜(无除霜循环)低温储存,－20 ℃ 条件下可保存长达 6 个月。

表 12-2　Tp 培养基(TpCM-2)

成分	每 50 mL 含量	终浓度	建议的厂商/目录号
1×CMRL1066(不含 *L*-谷氨酰胺或酚红)	37 mL	0.8×	US Biological/C5900-03A
丙酮酸钠	364 μL	0.73 mmol/L	Sigma/S8636
0.1%(w/v)刃天青	50 μL	0.001%	Sigma/R7017
1 mol/L MOPS,pH 7.5	1 mL	20 mmol/L	Sigma/M3183
7.5%(w/v)碳酸氢钠	1.08 mL	19.2 mmol/L	Sigma/S8761
200 mmol/L *L*-谷氨酰胺	500 μL	2 mmol/L	Sigma/G7513
100×*D*-葡萄糖(15%水溶液)	500 μL	17.6 mmol/L	Sigma/G6152
10 g/d*L* *D*-甘露醇(10%水溶液)	80 μL	0.88 mmol/L	Sigma /M1902
5 g/d*L* *L*-组氨酸(5%水溶液)	80 μL	0.52 mmol/L	Sigma/H6034
二硫苏糖醇	4 mg	0.52 mmol/L	Sigma/D9779
热灭活胎牛血清	10 mL	20%	Sigma/F4135

3. *Tp* 分离液

体外培养时,通常用胰蛋白酶处理,使 *Tp* 从 Sf1Ep 细胞表面脱离。但是,当需要进行 *Tp* 蛋白质分析实验时,则不应使用胰蛋白酶处理,此时应使用 *Tp* 分离液(表 12-3)。配制好的 *Tp* 分离液需用 0.22 μm PES 无菌滤器进行过滤灭菌,可以使用 15 mL 无菌离心管分装冻存,－20 ℃ 条件下可保存长达 2 年。

表 12-3　Tp 分离液

成分	体积	建议的厂商/目录号
细胞培养级无菌水	32 mL	/
改良 EBSS(10×)	5 mL	/
MEM 非必需氨基酸	0.5　mL	Gibco/11140-050
碳酸氢钠	1 mL	Sigma/S8761
1 mol/L MOPS,pH 7.5	1 mL	Sigma/M3183
丙酮酸钠	364 μL	Sigma/S8636
0.5 mol/L EDTA pH 8.0	64 μL	/
二硫苏糖醇	4 mg	Sigma/D9779
透析型胎牛血清	10 mL	用 PBS 或 EBSS 隔夜透析

注:改良 Earle's 平衡盐溶液(EBSS,10×)制备方法如下:将 4.0 g KCl、68.0 g NaCl、1.4 g $NaH_2PO_4 \cdot H_2O$ 和 10 g *D*-葡萄糖溶解于 700 mL 细胞培养级无菌水,定容至 1000 mL,再用 1 mol/L NaOH 或 1 mol/L HCl 调节 pH 至 7.6 后过滤灭菌,室温下可保存长达 1 年。

(刘　丹　张惠林　陈玉燕)

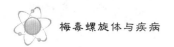

参考文献

［1］FIELDSTEEL A H,BECKER F A,STOUT J G. Prolonged survival of virulent treponema pallidum (nichols strain) in cell-free and tissue culture systems［J］. Infection and immunity,1977,18(1):173-182.

［2］FIELDSTEEL A H,COX D L,MOECKLI R A. Cultivation of virulent treponema-pallidum in tissue-culture［J］. Infection and immunity,1981,32(2):908-915.

［3］NORRIS S J,EDMONDSON D G. Serum requirement for the multiplication of treponema pallidum in a tissue-culture system［J］. Sexually transmitted diseases,1986,13(4):207-213.

［4］LUKEHART S A,MARRA C M. Isolation and laboratory maintenance of treponema pallidum［J］. Current protocols in microbiology,2007,7(1):12A. 1. 1-18.

［5］EDMONDSON D G,HU B,NORRIS S J. Long-term in vitro culture of the syphilis spirochete *Treponema pallidum* subsp. *pallidum*［J］. mBio,2018,9(3):e01153-18.

［6］EDMONDSON D G,NORRIS S J. In vitro cultivation of the syphilis spirochete treponema pallidum［J］. Current protocols,2021,1(2):e44.

［7］GAO K,SHEN X,LIN Y,et al. Origin of nontreponemal antibodies during treponema pallidum infection:Evidence from a rabbit model［J］. J Infect Dis,2018,218(5):835-843.

［8］LIN L R,ZHU X Z,LIU D,et al. Are nontreponemal tests suitable for monitoring syphilis treatment efficacy? Evidence from rabbit infection models［J］. Clin Microbiol Infect,2020,26(2):240-246.

第十三章　梅毒螺旋体的浓缩与提纯

围绕梅毒螺旋体(Tp)展开的致病机制研究、疫苗研制、诊断研发等均需要高度纯化的 Tp,而高纯度 Tp 的获取又依赖浓缩与提纯这一关键技术,其对研究结果的可靠性、准确性起到非常关键的作用。目前,对 Tp 生理生化等方面的认知尚存在一定的局限性,难以对其进行体外长时间培养。由于 Tp 的培养条件苛刻,操作复杂,因此其培养只限于很有限的专业实验室,且仅能维持 Tp 株的生存,尚无法大量繁殖以用于其致病机制的研究。此外,经体外培养的 Tp 的毒力和致病性变化尚未得到充分评估,所以,目前获取 Tp 主要依赖接种新西兰兔睾丸后的提取物(详见第十二章"梅毒螺旋体的分离培养与鉴定")。从兔睾丸组织中分离 Tp,最理想的结果是既确保分离后 Tp 的高纯度,又能保持其活力和毒力。本章节主要介绍如何从感染 Tp 的兔睾丸中浓缩与提纯 Tp 的技术,包括离心法、滤膜法和电泳法。

第一节　离心纯化法

离心纯化法是目前应用最广泛、最经济的一种纯化方法。本节介绍两种常用的离心纯化法。

一、皮质类固醇固定离心纯化法

皮质类固醇的注射、核孔膜过滤和 Hypaque 密度梯度沉降是去除兔睾丸组织常用的措施。

(1)注射皮质类固醇以降低兔子的免疫力,Tp 感染后 11~14 天,从兔睾丸中提取 Tp,每个睾丸获得 35~50 mL 的悬浮液。

(2)使用 4 mg/mL 无脂肪酸牛血清白蛋白和 2 mmol/L 谷胱甘肽的无血清 Eagle 培养基进行提取。

(3)22 ℃,250×g 离心 10 min,去除大颗粒物质。

(4)15 ℃,18 800×g 离心 15 min 浓缩 Tp。

(5)采用 Vortex 混合器混匀 1~4 个睾丸获得的 Tp 悬液,并混合在含有 2 mmol/L 谷胱甘肽的 25 mL 磷酸缓冲盐溶液中。

(6)将悬浮液在 20 ℃,250×g 离心 7 min。

(7)取上清液通过 0.8 μm 过滤器过滤以去除组织细胞。

(8)进一步通过不连续梯度 Hypaque 方法收集 Tp 悬液。

通过以上操作纯化的 Tp 悬浮液,在暗视野显微镜下几乎观察不到兔组织成分。理论上,每只新西兰兔可以获得$(1\times10^{10})\sim(4\times10^{10})$条 Tp(均值为 2.3×10^{10}),纯化后平均回收率为 45%。童曼莉博士等采用该方法纯化野生株 Amoy 株,并完成了亚洲第一株 Tp Amoy 株的全基因组测序分析。

二、盐水萃取法

(一)梅毒螺旋体的粗提

(1)在生物安全柜中,用无菌 PBS 或生理盐水润洗睾丸组织,洗去表面的血渍,并将其放入无菌培养皿中。使用 10 cm 无菌手术剪沿着睾丸纵轴线将睾丸对半剪开,呈蝴蝶状。使用剪刀尖端沿着横轴将睾丸实质剪碎,充分暴露睾丸组织中的 Tp。

(2)将处理后的睾丸组织放入 50 mL 无菌离心管,加入 5~10 mL 无菌 PBS 或生理盐水,220 r/min 振摇 10 min,500×g 瞬时离心,获得新鲜的 Tp 悬液。

(3)将上清转移到一个新的 50 mL 离心管中,在含睾丸组织的离心管中再次加入 25 mL 生理盐水,在摇床上轻柔振摇 20 min,吸出上清液合并到第一次收集的上清液中。

(4)将上清液置于 4 ℃,1 000×g 离心 10 min,此时沉淀可能包含红细胞和其他细胞。

(5)若上清液仍然浑浊,可将其转移至新的 50 mL 离心管,以同样条件再次离心。

(6)重复上述操作,完成粗提。

(二)梅毒螺旋体的纯化

(1)将 Tp 粗提液加入 50 mL 高速离心管中,4 ℃,12 000×g 离心 30 min,弃去上清液。

(2)若所形成的 Tp 沉淀中无肉眼可见的红色沉淀(红细胞),则向高速离心管中加入适量的重悬培养基(90%1640 培养基+10%FBS)或其他实验所需溶液,加入溶液的量视 Tp 的量而定,一般为 1~2 mL。

(3)若所形成的沉淀中含有肉眼可见的红色沉淀(红细胞),则加入适量生理盐水重悬沉淀,将悬液转移至新的 50 mL 离心管中,添加生理盐水至约 25 mL,4 ℃,1 000×g 离心 10 min,去除杂质后再将上清液转移至 50 mL 高速离心管中,12 000×g 离心 30 min。

(4)观察所形成的沉淀中是否含有肉眼可见的红色沉淀,若含有,则重复上述步骤;若所形成沉淀中无肉眼可见的红色沉淀,则加入适量的重悬培养基(90%1640 培养基+10%FBS)重悬 Tp。

三、方法评价

离心法是现阶段提取纯化 Tp 最常用的技术手段,具有取材简单、操作便利、获取量较大等优势。缓冲液替换成生理盐水基本能达到相似的纯度,这极大地方便了在普通实验室提取 Tp。

该方法的不足之处:虽然镜下已几乎观察不到兔睾丸组织碎片,但后续的分子生物学实验依然能测出兔睾丸组织的相关蛋白和基因组(实验中必须设置相关的实验对照,如采用最后一步操作获得的上清液作为对照);Tp 活性损失较大;从睾丸离体到获得纯化的 Tp 总时间约为 2 天,耗时较长。

第二节　滤膜分离提纯法

基于离心法存在的缺陷,学者们进一步改进纯化过程,通过滤膜分离提纯法来提高 Tp 的纯度和活力。

一、基本原理

滤膜分离提纯法以膜两侧的压力差为动力,以滤膜为过滤介质,在适当的压力下,当原液流过膜表面时,膜表面密布的许多细小的微孔只允许比孔径小的物质通过成为滤过液,而原液中体积大于膜表面微孔径的物质则被截留在膜的进液侧,从而实现对原液的净化、分离和浓缩。滤膜法具有过滤精度高、过滤速度快、吸附少、操作方便等优点,但不具有特异性。目前,滤膜法已被广泛运用于多种微生物的分离与纯化,包括大肠埃希菌、沙门氏菌、结核分枝杆菌、李斯特菌等。

二、滤膜分离提纯法分离提纯梅毒螺旋体

(1) 1970 年,Chandler 和 Clark 通过多孔膜过滤 Tp 感染的兔睾丸组织洗脱液,分别研究了 9 种不同滤过孔径的膜纯化效果。具体操作步骤如下所示。

① 搅拌兔睾丸悬浮液以最大限度地使 Tp 均匀分布,将 10 个 1 mL 样本吸入 2.5 mL 塑料注射器中。

② 每个注射器都牢固安装在 Swinnex-25 过滤器组件上,每个组件包含一个 25 mm 的膜过滤器,其孔径分别为 0.22 μm、0.45 μm、0.65 μm、0.80 μm、1.2 μm、3.0 μm、5.0 μm、8.0 μm 和 14.0 μm,第 10 支注射器安装在一个没有过滤器的 Swinnex-25 组件上作为对照。

③ 通过缓慢压下注射器柱塞,1 mL 的悬浮液被推入并部分通过过滤器组件。

④ 取下注射器,充入含 2% 吐温-80 的 2 mL 磷酸缓冲盐溶液后,重新安装注射器到组件上,再推动注射器使磷酸缓冲盐溶液通过过滤器,以增加滤液中 Tp 的回收率。

⑤ 供体兔死亡后 1 小时内制备的 Tp 悬浮液通过各种过滤器过滤后,可确保 96%～100% 的 Tp 具有活力。

⑥ 如果 Tp 悬浮液在室温下放置约 24 h 后再进行过滤,则过滤后回收的 Tp 无活力。

⑦ 另外,在显微镜下,0.22 μm 过滤器的滤液中没有检测到 Tp;0.80 μm 及以上孔径过滤器的滤液中可检测到运动的 Tp 数量大于非运动的 Tp;然而,最大测试孔径 14.0 μm 过滤器的滤液中有 78% 活动的 Tp 和 22% 非活动的 Tp。

该研究使用多孔膜过滤 Tp 感染的兔睾丸悬液,可以从较大的碎片颗粒中分离出 Tp,且在短时间内保持 Tp 的活力,但未对分离纯化后的 Tp 的形态、免疫原性和毒力进行进一步评估。

(2) 1979 年,Trewartha 等在上述研究基础上做了改良。

① 将 Tp 从兔睾丸组织中洗脱到预先室温平衡的维持培养基中(配方见表 13-1),获得约 10^7/mL 的菌液。

② $55\times g$ 离心 5 min,通过过滤器或 $0.80~\mu m$ 聚碳酸酯膜,或两者同时过滤。最后的滤液在显微镜下观察,几乎没有宿主细胞。

③ 将所获得的 Tp 样品稀释到预先室温平衡的维持培养基中,在 34 ℃下厌氧孵育,48 h 内使用显微镜检查 Tp 的活力。

④ 分别在 0 h、24 h、48 h 用含有 20% 甘油的生理盐水 1∶1 稀释后接种到兔子的剃毛背部(0.1 mL/部位),观察并记录背部皮损情况,包括硬化性病变产生的时间、溃疡的直径、皮损愈合时间等。

结果显示,与未处理的粗提取物相比,离心和过滤后提取物中的 Tp 引起感染的潜伏期更短,且形成的病灶更大。通过过滤器和 $0.80~\mu m$ 聚碳酸酯膜进行分离和过滤的提取物中的 Tp 在毒性保持方面明显优于粗提取物中的 Tp,可能与活力高的 Tp 更容易滤过(穿透)滤膜有关。

表 13-1 维持培养基成分列表

成分	含量/(mg·L^{-1})	摩尔浓度/(mmol·L^{-1})
NaCl	4 600.00	7.90×10^{-1}
NaHCO$_3$	276.00	3.29
KCl	230.00	3.08
(NH$_4$)$_2$SO$_4$	96.00	7.26×10^{-1}
KH$_2$PO$_4$	116.00	8.52×10^{-1}
K$_2$HPO$_4$	418.00	2.40
Na$_2$HPO$_4$	34.55	2.43×10^{-1}
MgSO$_4$·7H$_2$O	119.00	4.83×10^{-1}
CaCl$_2$·2H$_2$O	83.00	5.64×10^{-1}
葡萄糖	1 150.00	6.38
果糖	1 920.00	1.07×10^{-1}
山梨糖醇	1 920.00	1.05×10^{-1}
丙酮酸钠	53.00	4.80×10^{-1}
谷胱甘肽	600.00	1.95
半胱氨酸	400.00	3.30
硫代乙酸钠	350.00	3.07
L-谷氨酸钠	210.00	1.44
L-精氨酸	75.58	4.34×10^{-1}
L-胱氨酸	17.27	7.18×10^{-2}
L-组氨酸	22.31	1.44×10^{-1}
L-异亮氨酸	37.79	2.88×10^{-1}
L-亮氨酸	37.72	2.88×10^{-1}
L-赖氨酸	41.75	2.86×10^{-1}

续表

成分	含量/(mg·L⁻¹)	摩尔浓度/(mmol·L⁻¹)
L-甲硫氨酸	10.80	7.23×10^{-2}
L-苯丙氨酸	23.03	1.39×10^{-1}
L-苏氨酸	34.55	2.90×10^{-1}
L-色氨酸	7.20	3.50×10^{-2}
L-酪氨酸	25.91	1.43×10^{-1}
L-缬氨酸	33.11	2.83×10^{-1}
羧化辅酶	3.00	6.20×10^{-3}
腺嘌呤	15.00	1.10×10^{-1}
异丁酸	2.85	3.23×10^{-2}
辅酶 A	1.5×10^{-2}	2.00×10^{-3}
α-硫辛酸	1.5.00	7.20×10^{-3}
p-氨基苯甲酸	1.5.00	1.09×10^{-2}
生物素	1.5×10^{-3}	6.00×10^{-3}
氯化胆碱	8.22.00	5.88×10^{-2}
叶酸	7.3×10^{-1}	1.66×10^{-3}
肌醇	8.94	4.96×10^{-2}
烟酸	0.15	1.22×10^{-3}
烟酰胺	3.22	2.64×10^{-2}
盐酸吡哆醛	1.47	7.22×10^{-3}
盐酸吡哆醇	0.75	3.65×10^{-3}
盐酸吡哆胺	1.00	4.15×10^{-3}
盐酸腐胺	2.50	1.55×10^{-2}
核黄素	0.22	5.80×10^{-4}
盐酸硫胺素	0.87	2.58×10^{-3}
泛酸钙	0.87	1.83×10^{-3}
氰钴胺	1.5×10^{-2}	1.00×10^{-5}
酵母提取物	1 920.00	—
牛血清白蛋白(去脂化)	7 500.00	—
刃天青	0.30	1.30×10^{-3}

三、方法评价

滤膜分离提纯法提供一种分离纯化 Tp 简便、可行的技术,回收的 Tp 悬液可达到几乎没有宿主细胞且 Tp 保持一定的活力和毒性,但许多因素可能导致 Tp 过滤效率产生差异。常见因素包括 Tp 大小、孔径大小、Tp 的活力(活跃的 Tp 容易穿透)。

第三节　电泳分离法

一、基本原理

电泳分离法的工作原理是通过在分离通道中施加电场,使各种成分依照电荷性质及分子构型的不同而随电场方向移动,从而达到分离电场中各种成分的目的。与其他胶体粒子一样,微生物的外表面携带了带电或可充电基团,当带电微生物与水溶液接触时,就形成各自的电双层。在电场作用下,细菌、病毒等微生物呈现出典型的电泳迁移性,这是由微生物的大小、表面的电荷和电双层结构所决定的。使用电泳法能快速、高效地分离生物分子,如蛋白质、脂质、核酸等和更大的大分子组件,如病毒、细菌、细胞器和整个细胞。电泳法已被运用于多种微生物的分离与纯化。

二、电泳法分离梅毒螺旋体

Ebersole 等人使用毛细管区带电泳分离细菌,从生物样本中成功分离粪肠球菌、热性链球菌、金黄色链球菌、无乳链球菌和肺炎链球菌,并且细菌在电泳过程中的活力维持在 90% 以上。Shintani 等人进一步研发了将微芯片毛细管电泳和激光诱导荧光检测耦合在一起的系统,在 200 s 内成功分离出乳酸菌和酿酒酵母的纯培养物。

1970 年,Schmale 等人使用连续粒子电泳分离 Tp,原理见图 13-1。

(1)将切碎的睾丸组织加入磷酸盐缓冲液中,4 ℃缓慢搅拌 1 h,取上清液 1 000×g 离心 10 min,随后吸出上清液 30 000×g 离心 10 min。

(2)将离心后的沉淀悬浮在 0.001 mmol/L 巴比妥缓冲液(pH 8.6)中,4 ℃平衡 18 h(其间至少更换缓冲液一次)后 30 000×g 离心 10 min。

(2)0.001 mol/L 巴比妥缓冲液(pH 8.6)重悬沉淀,随后进行连续粒子电泳,电泳条件为 50 V/cm,11 mA。

采用连续粒子电泳法回收,Tp 悬液中几乎没有颗粒状睾丸碎片。然而,这一过程会对 Tp 菌体造成较大损伤,1/3～1/2 的 Tp 会变成球形(即外包膜膨胀)。

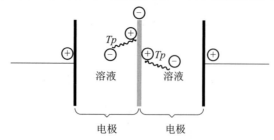

图 13-1　电泳法分离梅毒螺旋体的原理

三、方法评价

连续粒子电泳提供了一种高效、可行的分离 Tp 的技术,但在保持 Tp 正常形态、免疫原性、活力、毒力等方面则有待进一步评估。介电电泳是中性微粒在非匀称电场里向电势低的方向运动,通过这种方式以求电势平衡,使带电微粒和中性微粒分开。介电电泳力的大小取决于微粒的大小与电场强度,相较于其他电泳分离方法,具有更高的选择性,更易控制,在微生物提纯过程中,具有更高的分离提取效率。对于介电电泳、毛细管区带电泳、芯片电泳等是否可以应用于 Tp 的分离和纯化,还有待进一步研究。

(刘莉莉 林 瑜)

参考文献

[1] MATTHEWS H M,YANG T K,JENKIN H M. Unique lipid composition of *Treponema pallidum* (Nichols virulent strain)[J]. Infect Immun,1979,24(3):713-719.

[2] TONG M L,ZHAO Q,LIU L L,et al. Whole genome sequence of the *Treponema pallidum* subsp. *pallidum* strain Amoy:an Asian isolate highly similar to SS14[J]. PLoS One,2017,12(8):e0182768.

[3] EDMONDSON D G,HU B,NORRIS S J. Long-term in vitro culture of the syphilis spirochete *Treponema pallidum* subsp. *pallidum*[J]. mBio,2018,9(3):e01153-18.

[4] LUKEHART S A. New tools for syphilis research[J]. mBio,2018,9(4):e01417-18.

[5] HARDY P J,NELL E E. Isolation and purification of *Treponema pallidum* from syphilitic lesions in rabbits[J]. Infect Immun,1975,11(6):1296-1299.

[6] SCHILLER N L,COX C D. Catabolism of glucose and fatty acids by virulent *Treponema pallidum*[J]. Infect Immun,1977,16(1):60-68.

[7] TODD E C,SZABO R A,MACKENZIE J M,et al. Application of a DNA hybridization-hydrophobic-grid membrane filter method for detection and isolation of verotoxigenic *Escherichia coli*[J]. Appl Environ Microbiol,1999,65(11):4775-4780.

[8] SMITH A M,JONES C. Use of murine myeloma protein M467 for detecting *Salmonella* spp. in milk[J]. Appl Environ Microbiol,1983,46(4):826-831.

[9] GRANT J. Selective mycobacteriophage isolation with membrane filters[J]. Appl Microbiol,1971,21(6):1091.

[10] CHEN W T,HENDRICKSON R L,HUANG C P,et al. Mechanistic study of membrane concentration and recovery of *Listeria monocytogenes*[J]. Biotechnol Bioeng, 2005,89(3):263-273.

[11] CHANDLER F W,CLARK J W. Passage of *Treponema pallidium* through membrane filters of various pore sizes[J]. Appl Microbiol,1970,19(2):326-328.

[12] TREWARTHA F,GRAVES S. Preparation of *T. pallidum* extracts from infected rab-

bit testes[J]. Br J Vener Dis,1979,55(5):379-380.

[13] GRAVES S R,SANDOK P L,JENKIN H M,et al. Retention of motility and virulence of *Treponema pallidum* (Nichols strain) in vitro[J]. Infect Immun,1975,12(5): 1116-1120.

[14] NOGUCHI H. Morphological and pathogenic variations in *Treponema pallidum*[J]. J Exp Med,1912,15(2):201-204.

[15] EBERSOLE R C,MCCORMICK R M. Separation and isolation of viable bacteria by capillary zone electrophoresis[J]. Biotechnology(NY),1993,11(11):1278-1282.

[16] SHINTANI T,TORIMURA M,SATO H,et al. Rapid separation of microorganisms by quartz microchip capillary electrophoresis[J]. Anal Sci,2005,21(1):57-60.

[17] SCHMALE J D,KELLOGG D S,MILLER C,et al. Separation of *Treponema pallidum* from tissue debris through continuous-particle electrophoresis[J]. Appl Microbiol,1970,19(2):287-289.

第十四章　梅毒螺旋体蛋白的表达与纯化

梅毒螺旋体(Tp)体外持续培养与基因操纵在过去的一个多世纪里一直是个困扰研究人员的巨大难题,至今才取得阶段性突破,这严重阻碍了对 Tp 毒力因子与致病机制的研究。重组蛋白是应用重组 DNA 或重组 RNA 技术获得的蛋白质,在探究 Tp 毒力因子与致病机制的研究过程中发挥了重要的作用。本章节以 Tp0259 蛋白表达为例进行说明。

第一节　梅毒螺旋体重组蛋白的表达

一、原核表达

(一)梅毒螺旋体 DNA 提取

从液氮罐中取出保种的 Tp 标准株,然后接种于健康的成年新西兰雄兔睾丸内。待 Tp 繁殖 4 周后以无菌器械取兔睾丸组织,置于含一定无菌生理盐水的无菌玻璃平皿中,剪碎睾丸组织以充分释放 Tp,镀银染色观察 Tp 形态,暗视野显微镜观察 Tp 活力。取无菌纱布过滤后的滤液制备 Tp 基因组 DNA 并将其分装冷藏于-80 ℃冰箱中。

(二)目的基因全基因序列扩增

1. 引物设计与合成

从 GenBank(http://www.ncbi.nlm.nih.gov/Entrez)中获取 tp0259 基因的全基因序列,采用 Gene Tool 1.0 和 Primer Premier 6.0 软件,并结合 pET28a(+)质粒酶切位点图谱设计 tp0259 基因全长基因引物。在上游、下游引物前分别加入相应的酶切位点并加上保护性碱基。

2. PCR 扩增

以 Tp 标准株 DNA 为模板,合理设计反应体系。下面以 50 μL 总体积为例,按表 14-1 所示顺序依次加入。

表 14-1　PCR 扩增体系

上游引物	2 μL
下游引物	2 μL
DNA	3 μL

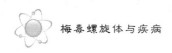

续表

上游引物	2 μL
Mix(5 U/μL)	25 μL
ddH₂O	18 μL
Total	50 μL

冰上加样,吹打混匀后低速离心 20 s,立即置于 PCR 仪进行扩增。PCR 扩增条件:94 ℃预变性 5 min,94 ℃变性 30 s,53 ℃退火 30 s,72 ℃延伸 1 min,共 30 个循环,72 ℃延伸 5 min,终止反应。扩增产物保存于−20 ℃备用。

3. PCR 扩增产物的初步鉴定

取 2 μL 6×Loading Buffer 至 10 μL PCR 产物中,充分混匀,然后于 1.5％琼脂糖凝胶中以 80 V 电泳 30 min,电泳完成后在凝胶成像系统中观察并保存结果。

(三)目的基因原核表达载体的构建

1. PCR 扩增产物的纯化与回收

采用 Omega 公司的 DNA 纯化试剂盒纯化、回收 PCR 产物。

(1)在 50 μL PCR 扩增产物中加入 250 μL Buffer CP,上下颠倒混匀。

(2)转移至置于 2 mL 洁净的离心管的 DNA 纯化柱中,2 000×g 离心 1 min,弃滤液。

(3)取适量无水乙醇至 DNA Wash Buffer 中,摇晃混匀后取 700 μL 至纯化柱中。

(4)12 000×g 离心 1 min,弃滤液。

(5)将 700 μL DNA Wash Buffer 加入纯化柱中,12 000×g 离心 1 min,弃滤液。

(6)将纯化柱置于 2 mL 收集管中,12 000×g 离心 1 min,弃滤液。

(7)向纯化柱中悬空加入 25～30 μL Eluent Buffer,室温静置 2～3 min。

(8)12 000×g 离心 1 min 洗脱 DNA,PCR 纯化产物−20 ℃保存备用。

2. 质粒提取

接种环取适量保种的含 pET28a(＋)的大肠杆菌 JM109 划板,然后 37 ℃过夜培养。质粒提取步骤如下所示。

(1)从 LB 培养平板上挑单个菌落至 3 mL LB(Kan＋)液体培养基,37 ℃ 180 r/min 过夜。

(2)取 1.5 mL 菌液至离心管中,4 ℃ 12 000×g 离心 1 min,弃上清。

(3)取已加入 RNaseA 的 Buffer S1 250 μL 至 Ep 管中,充分振荡混匀。

(4)取 250 μL Buffer S2 至 Ep 管中,轻轻上下颠倒混匀直至溶液透亮。

(5)取 350 μL Buffer S3 至 Ep 管中,上下颠倒混匀,12 000×g 离心 10 min。

(6)轻轻吸取上清液至分离柱中,12 000×g 离心 1 min 后弃滤液。

(7)取 500 μL Buffer W1 至分离柱中,12 000×g 离心 1 min,弃滤液。

(8)取适量无水乙醇至 Buffer W2,颠倒混匀后取 700 μL 至分离柱中,12 000×g 离心 1 min,弃滤液。

(9)重复步骤(8)。

(10) 12 000×g 离心 1 min,彻底去除 Buffer W2。

(11) 将分离柱置于新的 1.5 mL Ep 管中,悬空加入 50 μL Eluent Buffer,室温静置 2 min。

(12) 12 000×g 离心 1 min,置于−80 ℃冰箱中保存备用。

3. 双酶切以及目的片段纯化、回收

50 μL 总体积进行双酶切,按照表 14-2 所示依次加样。

表 14-2 双酶切体系

PCR 纯化产物/pET28a(+)	15 μL
10×NEB Buffer	5 μL
内切酶 1	1 μL
内切酶 2	1 μL
ddH₂O	28 μL
Total	50 μL

在冰上操作以防止产物降解和酶失活,吹打混匀,低速离心 20 s,37 ℃水浴酶切 2 h,然后在水浴箱中 65 ℃孵育 10 min 以停止酶切。纯化、回收的操作步骤同前。

4. 亚克隆连接

反应体系如表 14-3 所示。

表 14-3 亚克隆连接反应体系

酶切纯化后的 PCR 产物	6 μL
酶切纯化后的 pET28a(+)	2 μL
T4 Ligase Buffer	1 μL
T4 DNA Ligase	1 μL
Total	10 μL

在冰上操作以防止产物降解和酶失活,吹打混匀,低速离心 20 s,22 ℃连接 2 h。

5. **感受态细菌的制备**

(1) 从新鲜的 LB 培养平板中挑取大肠杆菌 JM109 单个菌落,接种于 2 mL LB(Kan−)液体培养基中,37 ℃ 180 r/min 摇菌过夜。

(2) 取过夜培养的大肠杆菌 JM109 菌液 100 μL 接种于 2 mL LB(Kan−)液体培养基中,37 ℃ 180 r/min 振荡培养至 OD_{600} 为 0.8 左右。

(3) 2 mL 无菌 EP 管冰上预冷 10 min,然后将 1 mL 菌液转移至 EP 管中,立即冰上孵育 5 min。

(4) 4 ℃ 12 000×g 离心 1 min,弃上清。

(5) 0.1 mol/L CaCl₂冰上预冷 10 min,吸取 500 μL,与菌体吹打混匀后立即冰上孵育 5 min。

(6) 4 ℃ 12 000×g 离心 1 min,弃上清。

(7) 再次吸取 200 μL 冰上孵育 10 min 的 0.1 mol/L CaCl₂,与菌体吹打混匀,冰上孵育

30 min,便可用于后续试验。

6. 连接产物的转化以及阳性克隆的鉴定

(1) 在 200 μL 冰上预冷的感受态细菌中加入 10 μL 连接产物,吹打混匀后冰上孵育 30 min。

(2) 42 ℃热休克 90 s 后,立即冰上孵育 2~3 min。

(3) 取 800 μL LB kan(一)培养基至感受态细菌中,37 ℃ 200r/min 振荡培养 1 h。

(4) 13 000×g 离心 1 min,弃去 900 μL 上清后重悬菌体并均匀涂布于 LB(Kan+)平板上,37 ℃过夜培养后挑取单个菌落并进行鉴定。

7. 重组质粒的鉴定

(1) PCR 鉴定:以菌液为模板,设计特异性引物进行 PCR 扩增;PCR 扩增产物以 1.5%(W/V)的琼脂糖凝胶电泳进行鉴定,并使用凝胶成像系统拍照保存。

(2) 测序鉴定:对菌液 PCR 鉴定为阳性的重组质粒进行测序。应用基本局部比对搜索工具(Basic Local Alignment Search Tool,BLAST)将测定结果和 GenBank 上公布的目的序列进行比对。

(四)重组蛋白原核表达

1. 异丙基硫代半乳糖苷浓度对重组蛋白表达的影响

(1) 从过夜培养的菌液中取 100 μL 至 2 mL LB(Kan+)培养基中,30 ℃ 180 r/min 培养至 OD_{600} 为 0.8 左右。

(2) 设置阴性对照后以不同浓度的诱导剂异丙基硫代半乳糖苷(isopropyl-β-D-thiogalactoside,IPTG)于 37 ℃ 180 r/min 条件下振荡培养 6 h 后各取 1 mL 菌液至 Ep 管,4 ℃ 12 000×g 离心 1 min。

(3) 取 80 μL 无菌 ddH$_2$O 与 20 μL 5×十二烷基硫酸钠聚丙烯酰胺凝胶电泳(sodium dodecyl sulfate polyacrylamide gel electrophoresis,SDS-PAGE)上样缓冲液重悬。

(4) 样品 100 ℃水浴 5 min 后 12 000×g 离心 10 min。

(5) 分别取 10 μL 样品至 12% SDS-PAGE 胶的每个孔道中,浓缩胶以 80 V 电泳,分离胶以 120 V 电泳。

(6) SDS-PAGE 后考马斯亮蓝染色 2 h,脱色 4 h,并使用凝胶成像系统拍照保存。

2. IPTG 诱导时间对重组蛋白表达的影响

(1) 将单个阳性菌落接种于 2 mL LB(Kan+)培养基中,30 ℃ 180 r/min 过夜培养;同时设立空菌和空质粒对照。

(2) 取 100 μL 过夜培养的菌液至 2 mL LB(Kan+)培养基中,37 ℃ 180 r/min 培养至 OD_{600} 为 0.8 左右。

(3) 设置阴性对照,收集 1 mL 未加诱导剂的菌液至 Ep 管中。

(4) 加入诱导剂 IPTG 至终浓度为 0.1 mmol/L,37 ℃ 180 r/min 条件下分别诱导表达不同时间。

(5) 各取菌液 1 mL,4 ℃ 12 000×g 离心 1 min 后收集沉淀,取 80 μL 无菌 ddH$_2$O 与 20 μL 5×SDS-PAGE 上样缓冲液重悬。

（6）样品 100 ℃水浴 5 min 后 12 000×g 离心 10 min。

（7）在 12% SDS-PAGE 胶的每个孔道中加入 10 μL 样品，浓缩胶以 80 V 电泳，分离胶以 120 V 电泳。

（8）SDS-PAGE 结束后考马斯亮蓝染色 2 h，随后脱色 4 h，并使用凝胶成像系统拍照保存。

3. **温度对重组蛋白表达的影响**

（1）以接种针从过夜培养的菌液中取 100 μL 至 2 mL LB（Kan＋）培养基中，37 ℃ 180 r/min 培养至 OD_{600} 为 0.8 左右。

（2）设置阴性对照，以不同温度（20 ℃、25 ℃、28 ℃、30 ℃）于最佳诱导浓度和时间条件下 180 r/min 振荡培养后各取 1 mL 菌液至 Ep 管中，4 ℃ 12 000×g 离心 1 min。

（3）取 80 μL 无菌 ddH_2O 与 20 μL 5×SDS-PAGE 上样缓冲液重悬。

（4）样品 100 ℃水浴 5 min 后 12 000×g 离心 10 min。

（5）各取 10 μL 样品至 12% SDS-PAGE 胶的每个孔道中，浓缩胶 80 V 电泳，分离胶 120 V 电泳。

（6）SDS-PAGE 后考马斯亮蓝染色 2 h，脱色 4 h，并使用凝胶成像系统拍照保存。

4. **重组蛋白存在状态分析**

（1）从诱导表达的菌液中取 1 mL 至 Ep 管中，4 ℃ 12 000×g 离心 1 min 后收集沉淀。

（2）取 200 μL 细菌裂解液至沉淀中，吹打混匀后加入至终浓度为 1.5 mg/mL 的溶菌酶。

（3）置于冰上振荡混匀，裂解 4 h。

（4）冰上 100 W 超声裂解菌体，每次超声 10 s 后间歇 10 s，共 6 次。

（5）4 ℃ 12 000×g 离心 10 min，收集上清（可溶性蛋白）以及沉淀（包涵体蛋白）。

（6）取 40 μL 上清和 40 μL 沉淀分别与 10 μL 5×SDS-PAGE 上样缓冲液混匀。

（7）样品 100 ℃水浴 5 min 后 12 000×g 离心 1 min。

（8）在 12% SDS-PAGE 胶的每个孔道中加入 10 μL 样品，浓缩胶以 80 V 电泳，分离胶以 120 V 电泳。

（9）SDS-PAGE 后考马斯亮蓝染色 2 h，脱色 4 h，并使用凝胶成像系统拍照保存。

5. **重组蛋白鉴定**

（1）取 40 μL Tp0259 蛋白样品与 10 μL 5×SDS-PAGE 上样缓冲液混匀后 100 ℃水浴 5 min，12 000×g 离心 10 min。

（2）各取 10 μL 样品至 12% SDS-PAGE 胶的孔道中，浓缩胶 80 V 电泳，分离胶 120 V 电泳。

（3）电泳结束后，根据 Pre-stained 蛋白 Marker 确定目的蛋白条带大致位置，获取目的蛋白条带所在凝胶。

（4）使用 ddH_2O 洗涤两次，在转膜缓冲液中浸泡 5～6 min。

（5）准备海绵垫、聚偏二氟乙烯膜（polyvinylidene fluoride，PVDF 膜）以及滤纸等物品。

（6）甲醇浸泡 PVDF 膜 1 min。

（7）以 0.06 A、40 min 的条件将 SDS-PAGE 凝胶中的蛋白转移至 PVDF 膜上。

（8）用镊子夹出 PVDF 膜，置于 ddH_2O 中，摇床上漂洗 5 min，然后置于含 5% 脱脂奶粉的洗膜缓冲液（Tris buffered saline Tween，TBST）中，室温下封闭 3 h。

（9）用 TBST 洗膜 5 次，每次 5 min。

（10）用含 5%脱脂奶粉的 TBST 分别以 1∶2 000、1∶1 500 的比例稀释 anti-His 抗体、梅毒患者血清,4 ℃孵育过夜。

（11）用 TBST 洗膜 5 次,每次 5 min。

（12）用含 5%脱脂奶粉的 TBST 以 1∶5 000、1∶3 000 的比例稀释羊抗鼠 IgG、羊抗人 IgG,37 ℃温育 1 h。

（13）用 TBST 洗膜 5 次,每次 5 min。

（14）避光条件下从 ECL 试剂盒中取等量 A、B 试剂至棕色小瓶中,吹打混匀,配制工作液。

（15）使用化学发光成像系统拍照并保存结果。

二、真核表达与鉴定

（一）Tp DNA 提取

参考原核表达。

（二）目的基因全基因序列扩增

参考原核表达。

（三）目的基因真核表达载体的构建

1. PCR 扩增产物的纯化

（1）将 PCR 扩增产物与 Buffer CP 置于 1.5 mL Ep 管中,置于振荡器上混匀。

（2）在收集管中加入 HiBind 柱,将 Ep 管中的液体倒入收集管中,1 000 r/min 离心 1 min。

（3）弃去滤液,在 HiBind 管中加入 Washing Buffer,1 000 r/min 离心 1 min。

（4）弃去滤液,重复步骤(3)。

（5）弃去滤液,将空柱 13 000 r/min 离心 2 min。

（6）将 HiBind 柱置于 1.5 mL Ep 管中,加入 30 μL Elution Buffer,室温静置 2 min,13 000 r/min 离心 1 min,在 −20 ℃保存洗脱的 DNA。

2. 双酶切以及目的片段纯化、回收

50 μL 总体积进行双酶切,按照表 14-4 所示依次加样。

表 14-4　双酶切体系

PCR 纯化产物	15 μL
Cutsmart Buffer	5 μL
内切酶 1	1 μL
内切酶 2	1 μL
ddH$_2$O	28 μL
Total	50 μL

需要注意的是,应在冰上操作以防止产物降解和酶失活;吹打混匀,低速离心 20 s,37 ℃水浴酶切 2 h;然后在水浴箱中 65 ℃孵育 10 min 以停止酶切。纯化、回收的操作步骤同前。

3. 亚克隆连接

反应体系如表 14-5 所示。

表 14-5 亚克隆连接反应体系

酶切纯化后的 PCR 产物	6 μL
酶切纯化后的质粒	2 μL
T4 Ligase Buffer	1 μL
T4 DNA Ligase	1 μL
Total	10 μL

应在冰上操作以防止产物降解和酶失活;吹打混匀,低速离心 20 s,22 ℃连接 2 h。

4. 感受态细菌的制备

(1)从新鲜的 LB 培养平板中挑取大肠埃希菌 JM109 单个菌落,接种于 2 mL LB(Kan-)液体培养基中,37 ℃ 180 r/min 摇菌过夜。

(2)取过夜培养的大肠埃希菌 JM109 菌液 100 μL 接种于 2 mL LB(Kan-)液体培养基中,37 ℃ 180 r/min 振荡培养至 OD_{600} 为 0.8 左右。

(3)2 mL 无菌 Ep 管冰上预冷 10 min,然后将 1 mL 菌液转移至 Ep 管中,立即冰上孵育 5 min。

(4)4 ℃ 12 000×g 离心 1 min,弃上清。

(5)0.1 mol/L $CaCl_2$ 冰上预冷 10 min,吸取 500 μL 与菌体吹打混匀后立即冰上孵育 5 min。

(6)4 ℃ 12 000×g 离心 1 min,弃上清。

(7)再次吸取 200 μL 冰上孵育 10 min 的 0.1 mol/L $CaCl_2$ 与菌体吹打混匀,冰上孵育 30 min,便可用于后续试验。

5. 连接产物的转化以及阳性克隆的鉴定

(1)在 200 μL 冰上预冷的感受态细菌中加入 10 μL 连接产物,吹打混匀后冰上孵育 30 min。

(2)42 ℃热休克 90 s 后,立即冰上孵育 2~3 min。

(3)取 800 μL LB(kan-)培养基至感受态细菌中,37 ℃ 200 r/min 振荡培养 1 h。

(4)13 000×g 离心 1 min,弃去 900 μL 上清后重悬菌体并将其均匀涂布于 LB(Kan+)平板上,37 ℃过夜培养后挑取单个菌落并进行鉴定。

6. 重组质粒的鉴定

(1)PCR 鉴定:以菌液为模板,设计特异性引物进行 PCR 扩增;PCR 扩增产物以 1.5%(W/V)的琼脂糖凝胶电泳进行鉴定,并用凝胶成像系统拍照保存。

(2)测序鉴定:对菌液 PCR 鉴定为阳性的重组质粒进行测序;应用 BLAST 将测定结果同 GenBank 上公布的目的序列进行比对。

(四)重组蛋白真核表达

1. 真核细胞转染

(1)将真核细胞接种于 6 孔板中,37 ℃ 5%CO$_2$环境下培养 16～24 h。

(2)当细胞覆盖率达到 90%时,配置 Lip2000 脂质体转染液。

(3)将真核质粒稀释液滴加至脂质体稀释液中,轻轻混匀,静置 5 min。

(4)以无血清与无抗生素的培养基清洗细胞 2 次,并加入适量培养基使其覆盖全部细胞,然后加入真核质粒/脂质体混合物,轻轻混匀。

(5)继续培养 16 h 后每孔加入 1 mL 完全培养基(新生胎牛血清),然后以标准培养基继续培养 10 h。

2. 真核细胞中蛋白表达鉴定

(1)弃去培养板中的细胞培养液、预冷的 PBS 漂洗细胞。

(2)加入适量蛋白裂解液,然后转移至 Ep 管中,4 ℃ 13 000 r/min 离心 15 min,收集上清液。

(3)取 40 μL 上清液与 10 μL 5×SDS-PAGE 上样缓冲液吹打混匀,煮沸 10 min 后 12 000 r/min 离心 15 min。

(4)取 10 μL 上清液进行 SDS-PAGE 凝胶电泳,利用湿转或半干转技术将目的条带转移至 PVDF 膜上,以含 5%脱脂奶粉的 TBST 封闭 2 h。

(5)以感染 Tp 的新西兰兔血清为一抗、HRP 标记的羊抗兔 IgG 为二抗进行 western blot 鉴定。

第二节　梅毒螺旋体重组蛋白的纯化

一、可溶性重组蛋白纯化

(1)取裂解液至菌体沉淀中充分悬匀,每克湿菌加入 4 mL 裂解液。

(2)按 2 mg/mL 的浓度加入溶菌酶,冰上振荡 3 h。

(3)冰上 100 W 超声裂解菌体,总共超声 60 次,每次持续 10 s 后暂停 10 s。

(4)4 ℃ 12 000×g 离心 20 min,收集上清液。

(5)取蛋白样品 40 μL 与 5×SDS-PAGE 上样缓冲液 10 μL 吹打混匀,于-20 ℃保存备用。

(6)取 2 mL 50%的 Ni-NTA 树脂至镍螯合柱中,然后加入 10 mL 上清液,冰上结合 2 h。

(7)打开镍螯合柱盖子,收集流出液。

(8)分别以 10 mmol/L、20 mmol/L、40 mmol/L 咪唑浓度的 Wash Buffer 洗柱 3 次,每次 4 mL。

(9) 分别以 80 mmol/L、250 mmol/L 咪唑浓度的 Elution Buffer 洗柱 3 次,每次 4 mL。

(10) 各吸取 40 μL 样品分别与 10 μL 5×SDS-PAGE 上样缓冲液吹打混匀。

(11) SDS-PAGE 后考马斯亮蓝染色 2 h,脱色 4 h,并用凝胶成像系统拍照保存。

二、包涵体重组蛋白纯化及复性

(一)大规模诱导表达与包涵体的制备

(1) 按照优化的最适诱导条件进行大规模诱导表达,10 000 r/min 离心 20 min 收集菌体沉淀。

(2) PBS 洗涤菌体,重悬于 PBS 中(每克湿菌体加 8 mL PBS),并加入溶菌酶至 2.0 g/L。

(3) 室温孵育 2 h,超声裂菌(10 秒/次,间歇 10 s,共计 150 次)。

(4) 10 000 r/min 离心 20 min,分别收集上清液和包涵体,取 10 μL 进行 12% SDS-PAGE,考马斯亮蓝染色并分析。

(二)包涵体洗涤和溶解

(1) 超声裂菌分离的包涵体加入洗涤液 I(60 mmol/L EDTA、4% Triton X-100、1.5 mol/L NaCl,pH7.0),混匀,冰浴 30 min,10 000 r/min 离心 20 min。

(2) 收获沉淀,加入洗涤液 II(0.1 mol/L Tris-Cl、20 mmol/L EDTA、2 mol/L Urea,pH7.0),混匀,冰浴 30 min,10 000 r/min 离心 20 min。

(3) 收集洗涤后的上清液和包涵体,取样进行 SDS-PAGE 并分析洗涤效果。

(4) 洗涤后的包涵体重悬于溶解液(0.1 mol/L Tris-Cl、8 mol/L Urea、5 mmol/L DTT,pH8.0),室温孵育 3 h,使包涵体充分溶解。

(三)重组蛋白的变性纯化

(1) 包涵体充分溶解后 10 000 r/min 离心 20 min,收集上清液。

(2) Ni-NTA 柱以 Buffer B(8 mol/L 尿素、100 mmol/L NaH_2PO_4、10 mmol/L Tris-Cl,pH8.0)预平衡,室温 2 000 r/min 离心 2 min。

(3) 将离心后的上清液加至预平衡过的 Ni-NTA 柱,然后室温 2 000 r/min 离心 2 min,收集流出液。

(4) Buffer C(8 mol/L 尿素、100 mmol/L NaH_2PO_4、10 mmol/L Tris-Cl,pH6.3)洗柱,然后室温 2 000 r/min 离心 2 min,收集流出液,反复洗涤 2 次或 3 次。

(5) Buffer D(8 mol/L Urea、100 mmol/L NaH_2PO_4、10 mmol/L Tris-Cl,pH5.9)洗柱,然后室温 2 000 r/min 离心 2 min,收集流出液,反复洗涤 2 次或 3 次。

(6) Buffer E(8 mol/L Urea、100 mmol/L NaH_2PO_4、10 mmol/L Tris-Cl,pH4.5)洗脱,然后室温 2 000 r/min 离心 2 min。

(7) 收集流出液,反复洗脱 2 次或 3 次,分别收集各段洗脱液,取样进行 SDS-PAGE 电泳分析,将含有目的蛋白的洗脱液汇集。

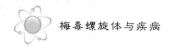

(四)重组蛋白透析复性

(1)将所有洗脱液放入低吸附试管内,缓慢滴加等体积的 PBS,轻摇混匀,置冰上30 min(此时尿素浓度降至 4 mol/L)。

(2)将洗脱液转入透析袋中,然后将透析袋浸于透析液(3 mol/L 尿素、2 mmol/L 还原型谷胱甘肽、0.2 mmol/L GSSG,pH7.4)中,4 ℃搅拌透析过夜。

(3)次日将透析液更换为 2 mol/L 尿素、2 mmol/L 还原型谷胱甘肽、0.2 mmol/L 氧化型谷胱甘肽,pH7.4,并缓慢向透析杯中滴加 1 000 mL PBS,以缓慢降低尿素浓度,使重组蛋白自然复性。

(4)用聚乙二醇(PEG400)浓缩复性蛋白。

第三节　梅毒螺旋体重组蛋白中内毒素的去除

一、内毒素标准溶液的配制

采用 0.1 EU/mL、0.25 EU/mL、0.5 EU/mL、1.0EU/mL 的内毒素浓度制作标准曲线。按照内毒素工作标准品说明书中的操作步骤,将 1 支内毒素工作液稀释至 10 EU/mL,然后再稀释为 1.0 EU/mL 的内毒素溶液,并以此为母液;将母液稀释成 0.1 EU/mL、0.25 EU/mL、0.5 EU/mL、1.0 EU/mL 的浓度梯度,步骤如表 14-6 所示。内毒素标准溶液配制好后需及早用完。

表 14-6　内毒素标准溶液的配制

内毒素浓度/EU·mL^{-1}	1.0	0.5	0.25	0.1
加细菌内毒素检查用水/mL	0	0.5	0.75	0.9
加 1.0 EU/mL 内毒素溶液/mL	1.0	0.5	0.25	0.1

二、内毒素的去除与测定

(1)在 Tp0259 蛋白中加入 100 μg/mL 多黏菌素 B,去除处理 2 h,取 100 μL 内毒素检查用水以及 100 μL 内毒素标准溶液至无热源试管。

(2)取 100 μL 鲎试剂溶液至无热源试管中,吹打混匀后于 37 ℃温育 10 min;取 100 μL 显色液至无热源试管中,吹打混匀后于 37 ℃温育 6 min。

(3)取 500 μL 偶氮化试剂 1 溶液至无热源试管中,吹打混匀后取等量偶氮化试剂 2 溶液至无热源试管中,吹打混匀后再取等量偶氮化试剂 3 溶液至无热源试管中,

(4)吹打混匀后静置 5 min,于 545 nm 波长处读取 OD 值。

(5)设置复孔以减少误差,按照标准曲线计算内毒素含量。

(徐　嫚　肖勇健)

参考文献

[1] XU M,XIE Y,ZHENG K,et al. Two potential syphilis vaccine candidates inhibit dissemination of *Treponema pallidum*[J]. Front Immunol,2021,12:759474.

[2] ZHENG K,XU M,XIAO Y,et al. Immunogenicity and protective efficacy against *Treponema pallidum* in New Zealand rabbits immunized with plasmid DNA encoding flagellin[J]. Emerg Microbes Infect,2018,7(1):177.

[3] XIE Y,XU M,XIAO Y,et al. *Treponema pallidum* flagellin FlaA2 induces IL-6 secretion in THP-1 cells via the Toll-like receptor 2 signaling pathway[J]. Mol Immunol,2017,81:42-51.

[4] CELIE P H,PARRET A H,PERRAKIS A. Recombinant cloning strategies for protein expression[J]. Curr Opin Struct Biol,2016,38:145-154.

[5] GILEADI O. Recombinant protein expression in *E. coli*: a historical perspective[J]. Methods Mol Biol,2017,1586:3-10.

[6] 刘双全,刘琼. 梅毒螺旋体 Tp0844 重组蛋白的表达、纯化及免疫反应性研究[J]. 中华皮肤科杂志,2015,48(05):326-328.

[7] 谢小平,刘双全,张秋桂,吴移谋. 梅毒螺旋体 TP0993 重组蛋白的表达、纯化及免疫活性分析[J]. 中华皮肤科杂志,2013(05):305-308.

[8] 龙福泉,王千秋,张津萍,等. 梅毒螺旋体重组蛋白 Tp0136 的表达、纯化及免疫活性分析[J]. 中华皮肤科杂志,2012(06):396-399.

[9] 肖勇健,伍宁,刘双全,等. 梅毒螺旋体 Tp0319 重组蛋白的表达、纯化及其在临床诊断中的初步应用[J]. 临床检验杂志,2009,27(04):252-255.

第十五章　梅毒螺旋体的形态学检查与免疫学诊断

梅毒螺旋体(Tp)的形态学检查与免疫学诊断在梅毒的诊断、鉴别诊断、疗效观察、预后判断等方面都具有十分重要的作用和地位。

第一节　形态学检查

Tp属螺旋体科密螺旋体属。Tp具有细菌所有的基本结构，同时又与原生动物（原虫）相似，故而在系统生物学分类上，Tp被认为是介于细菌与原虫之间的一类微生物，因其不易被染色，所以又被称为苍白螺旋体。Tp菌体细长，是一种小而纤细的螺旋状微生物，形似细密的弹簧，螺旋弯曲规则，螺旋等距约为$1\ \mu m$，螺旋两端尖直。菌体折光性很强，普通显微镜下很难观察到，只有在暗视野显微镜（darkfield microscopy，DFM）下才可见其透明菌体。此外，还可通过特殊的染色或标记技术观察Tp形态。

一、暗视野显微镜检查

梅毒患者的硬下疳、皮损黏膜组织、淋巴结、脑脊液（CSF）和房水，以及梅毒孕妇的羊水中均可检查到Tp。将标本置于暗视野显微镜下，光线从聚光器的边缘斜射到标本上（图15-1），标本中的Tp产生散射光，从而可根据其特殊形态和运动方式进行检查（图15-2）。

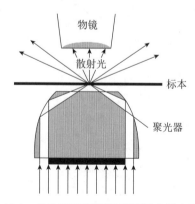

图15-1　抛物面暗视野显微镜聚光器光路图

图 15-2　暗视野显微镜下梅毒螺旋体（400×）

（一）暗视野显微镜下梅毒螺旋体的形态特征

暗视野显微镜高倍镜下观察螺旋体的形态：呈细小、白色、有折光性的螺旋状，长 6～15 μm，直径 0.16～0.20 μm，有 8～14 个螺旋，螺旋距离均匀，两端伸展、伸直。

（二）暗视野显微镜下梅毒螺旋体的活动特征

在暗视野显微镜下，Tp 运动活泼，因其有较强的折光性，故镜下可见翻动的闪光点。Tp 主要有蛇行、旋转和伸缩三种特殊的运动方式。蛇行即弯曲身体摆动前进，如蛇在陆地上的移动；旋转即沿长轴旋转，如拧进中的螺丝；伸缩即改变螺旋距离，伸缩前进如虫爬行。

（三）与其他螺旋体鉴别

使用暗视野显微镜检查时应注意将 Tp 与其他条件致病螺旋体相鉴别。

（1）雅司螺旋体：与 Tp 同属密螺旋体属，其形态与运动特征同 Tp，但患者的病史及皮肤表现不同于梅毒。

（2）生殖器螺旋体：主要存在于阴茎包皮垢内，较 Tp 小，螺旋大且不规则。

（3）齿小螺旋体：主要见于齿垢中，较 Tp 短，其螺旋间距较短，运动不规则，两端略宽于中部。

（4）齿大螺旋体：主要存在于口腔中，尤其是齿缝，较 Tp 长，仅有 3 个或 4 个螺旋，较易识别。

（四）临床意义

（1）暗视野显微镜检查 Tp 结果阳性，在临床上可帮助确诊梅毒。对有皮肤黏膜损害和淋巴结病变的Ⅰ期、Ⅱ期梅毒的诊断有重要价值，具有快速、方便、易操作等特点。

（2）若镜检时未发现 Tp，亦不能排除梅毒。阴性结果的原因可能有以下几点：① 标本中的 Tp 量不足（单次暗视野检测敏感性低于 50%）；② 患者已经接受抗梅毒治疗，皮损已接近消退，皮损部位 Tp 量少；③ 标本取自非梅毒性皮损。

（五）注意事项

（1）取材前要清洁皮损表面皮肤。

（2）取材时应注意无菌操作。

（3）取材时要尽量避免出血，以提高阳性率。

（4）取材后要尽快镜检标本，若搁置时间太久，Tp 的活动能力会下降，导致难以观察结果。

（5）注意取材时间，在硬下疳出现 1～10 天内检查 Tp，阳性率为 86.3%；若在 10 天以后才检查，则阳性率降为 69.2%。

（6）尽量将暗视野显微镜置于暗室，以获得更佳的对比度，避免强光干扰。

（7）暗视野显微镜操作人员必须经过良好培训，且具有一定的实践经验。

（8）Ⅰ期、Ⅱ期梅毒皮损具有潜在的传染性，取材时要注意生物安全防护。

二、镀银染色检查

Tp 虽不易染色，但其具有嗜银性，可被镀银染液染成棕黑色，背景对比明显，形态易于辨认，封片后可长久保存，用普通高倍显微镜即可观察到 Tp（图 15-3）。与暗视野显微镜检查相比，其缺点是无法直接观察 Tp 的运动情况。

在镀银染色检查过程中需注意以下几点。

（1）涂片：只能在空气中自然干燥，不可以加热干燥，否则容易使 Tp 裂解，影响检查结果。

（2）染色：微加热时不能过热，更不能沸腾或蒸干，使其微冒蒸汽即可。

（3）清洗：须用蒸馏水彻底冲洗，否则容易造成涂片本底颜色太深而影响 Tp 的观察。

（4）应注意 Tp 与其他种类螺旋体的区别。

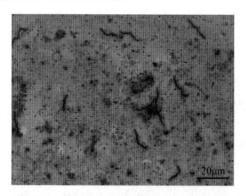

图 15-3　镀银染色的梅毒螺旋体（1 000×）

三、直接免疫荧光试验（direct fluorescent antibody test）

将抗 Tp 单克隆或多克隆抗体用荧光素标记，常用的荧光素有异硫氰酸荧光素（fluorescein isothiocyanate，FITC）。若标本中存在 Tp，荧光标记的抗 Tp 抗体与 Tp 外膜蛋白特异性结合，在荧光显微镜下借助于 FITC 的苹果绿色荧光，可确定 Tp 存在（图 15-4）。直接免疫荧光试验的特异性和敏感性均高于暗视野显微镜检查,可特异性地检查 Tp,有助于消除其他螺旋体的干扰。荧光显微镜下 Tp 荧光颜色取决于所标记的荧光素,如 FITC 标记呈苹果绿色,四乙基罗丹明(tetraethyl rhodamine RB200)标记呈橘红色。

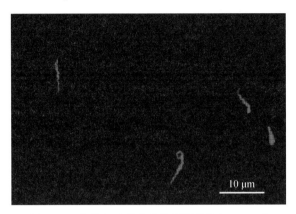

图 15-4　直接免疫荧光的梅毒螺旋体(1 000×)

四、其他显微镜检查

多功能显微诊断仪(multifunctional microscopy diagnostic instrument,MDI)是近年来国外开发的一种综合相差对比、暗视野及偏振光的可变投影显微镜,该仪器集现代光学、光电学、电子学、医学影像学、多媒体计算机技术等多种技术于一身。多功能显微镜诊断仪的优点在于清晰度高、放大倍数高(有效放大倍数可达 22 000 倍)和分辨率高(分辨率最高可达 0.2 μm)。采用多功能显微诊断仪对患者进行诊断时,从患者身上取得的样本无须做任何前处理,可以直接用该仪器进行检查。同时,多功能显微诊断仪还配备了显示器、录像机、彩色激光打印机等,可对结果进行同步观察和拍照。多功能显微诊断仪主要用于 I 期梅毒的诊断,具有快速直接、准确方便的特点。其缺点在于设备昂贵,绝大多数医院的实验室无法采用其进行诊断,因而限制了其应用范围。

第二节　梅毒螺旋体的免疫学诊断

Tp 尚不能在体外进行长时间培养,病原体的形态学检查受样本取材等限制,灵敏度低。检测 Tp 感染后所产生的免疫应答产物(抗体和 T 细胞)或 Tp 自身抗原成为确定 Tp 感染的重要依据。

一、抗体检测

Tp 的抗体检测方法具有成熟、简便、结果可靠等特点,适合各级各类医疗卫生机构开展梅毒的筛查和诊断,是目前提供梅毒临床诊断依据的主要实验室检测方法。Tp 的抗体检测主要分为两大类,即梅毒螺旋体非特异抗体检测和特异性抗体检测。前者采用心磷脂-卵磷脂-胆固醇复合物抗原,检测抗心磷脂的非特异性抗体;后者采用天然或重组的 Tp 抗原,检测抗梅毒特异性抗体,抗体的检测对梅毒的临床诊断具有重要意义。

目前,常用的梅毒非特异抗体试验包括快速血浆反应素环状卡片试验(rapid plasma reagin test,RPR)、甲苯胺红不加热血清试验(toluidine red unheated serum test,TRUST)、性病研究实验室试验(venereal disease research laboratory,VDRL)等。梅毒特异性抗体试验包括梅毒螺旋体颗粒凝集试验(*Treponema pallidum* particle agglutination assay,TP-PA)、梅毒螺旋体血细胞凝集试验(*Treponema pallidum* hemagglutination assay,TPHA)、荧光梅毒螺旋体抗体吸收试验(fluorescent treponemal antibody absorption test,FTA-ABS)、酶联免疫吸附试验(enzyme-linked immunosorbent assay,ELISA)、免疫层析快速检测法(rapid immunochromatography assay,RICA)、化学发光免疫分析法(chemiluminescence immunoassay,CLIA)等。各种方法都有其特点和优势,有其适用的领域,如 ELISA 法和 CLIA 法适用于大规模人群筛查时大标本量的检测,而 RICA 法则适用于基层的医疗卫生机构,如乡镇卫生院或社区卫生服务中心等开展梅毒的筛查和检测。两类梅毒血清学检测方法的临床意义汇总如表 15-1 所示。

表 15-1   梅毒特异抗体和非特异性抗体检测的临床意义

不同检测方法		主要临床意义
梅毒特异抗体 (TPPA、ELISA、RICA、CLIA 等)	梅毒非特异抗体 (RPR、TURST 等)	
阴性	阴性	排除梅毒感染 早期梅毒(窗口期)
阳性	阳性	现症梅毒 既往感染 罕见于生物学假阳性(如雅司感染者)
阳性	阴性	既往感染(血清治愈) 早期梅毒(窗口期) 晚期梅毒
阴性	阳性	梅毒螺旋体非特异抗体生物学假阳性

(一)梅毒非特异性抗体试验

Tp 自身携带的和感染后受损宿主细胞释放的心磷脂抗原,均能刺激机体免疫系统产生抗心磷脂抗体(俗称"反应素"),该抗心磷脂抗体与从牛心肌提取的心磷脂在体外可发生抗原-抗体反应。由于反应素的抗原并非 Tp 所特有,因此反应素也称为梅毒非特异性抗体。梅毒非特异性抗体一般在感染后 6~7 周产生,主要是 IgG 和 IgM 型混合抗体。梅毒非特异性抗体试验通常使用心磷脂、卵磷脂及胆固醇作为抗原的凝集试验。梅毒非特异性抗体与心磷脂形成抗原-抗体复合物,卵磷脂可加强心磷脂的抗原性,胆固醇可增强反应的敏感性。心磷脂、卵磷脂遇水形成胶体微粒,胆固醇遇水形成结晶。当抗原与抗体混合发生反应时,后者随即黏附在胶体微粒的周围,形成疏水性薄膜。通过摇动和碰撞,颗粒与颗粒互相黏附而形成肉眼可见的颗粒凝集,即阳性反应。若遇到非梅毒血清,由于体液中的白蛋白多于球蛋白,而白蛋白对胶体颗粒有保护作用,形成亲水性薄膜,因此即使同样经过摇动和碰撞,抗原颗粒也没有黏附免疫球蛋白的作用,无法形成较大的颗粒,无肉眼可见的凝集,即阴性反应。VDRL、RPR、TRUST 等试验均为此类试验,它们所采用的抗原成分相同,敏感性和特异性基本相似。尽管检测梅毒非特异性抗体被各类指南和规范用于梅毒疗效的判断和活动性的判断,但最新的动物实验研究和部分临床研究发现,梅毒非特异性抗体的变化和治疗与否无关,不支持将其作为判断疗效的指标。当然,这需要更多的循证医学证据支持。

(二)梅毒特异性抗体试验

1948 年,Nelson 等开展梅毒螺旋体制动试验(*Treponema pallidum* immobilization,TPI),开启了梅毒特异性抗体检测的新篇章。随着梅毒病原体研究工作取得越来越多的进展,已有多种检测梅毒特异性抗体的方法应用于临床。分子生物学和免疫学技术的发展进一步促进了 Tp 的研究工作,使得快速、灵敏、特的梅毒诊断方法不断更新完善,有利于广泛开展梅毒的流行病学调查、预防控制等,对梅毒疫苗的探索也有一定意义。

梅毒特异性抗体试验(FTA-ABS、ELISA、TPHA、TPPA 等)测定梅毒感染的特异性抗 Tp 抗体,其敏感性和特异性均较高。根据检测抗体的类别,梅毒特异性抗体试验可分为抗 Tp IgG 抗体检测和抗 Tp IgM 抗体检测(如 ELISA、RICA 和 CLIA),以及未区分 IgG 和 IgM 的抗 Tp 总抗体检测(如 TPPA 和 TPHA)。Tp 特异性 IgM(Tp-IgM)是机体感染 Tp 后首先出现的免疫应答抗体。然而,只要有活的 Tp 存在,就能持续刺激机体产生抗 Tp IgM 抗体,并将其维持在一定水平,因此,其阳性不全是梅毒感染的早期表现。抗 Tp IgM 是梅毒活动性的血清学指标,提示梅毒患者具有传染性,其转阴后再次阳性则提示复发的可能。IgM 抗体不能通过胎盘屏障,其检测有助于对胎传梅毒和神经梅毒的诊断。一般来说,抗 Tp IgG 和总抗体不随驱梅治疗而改变,即使患者经足够的驱梅治疗,相当部分的患者血清反应仍然保持阳性(滴度可能下降),因此,抗 Tp IgG 和总抗体不用于观察疗效、复发及再感染。然而,新的临床研究提示,机体针对某些 Tp 特异性抗原产生的抗体,其时效性变化可能与疗效变化相关。

(三)抗体检查注意事项

(1)梅毒的诊断、分期、活动性判定、疗效观察等,需综合 Tp 检查、梅毒血清学试验、CSF 检查、流行病史、临床表现等。

(2)梅毒非特异性抗体定量试验应在同一实验室,用同一方法(如 VDRL 或 RPR)做连续观察。如果两次试验的滴度相差 4 倍(即 2 个稀释度,如从 1:4 到 1:16,或从 1:8 到 1:32),则说明滴度有显著变化。不同试验方法的半定量结果不能直接比较(如 RPR 滴度通常稍高于 VDRL 滴度)。

(3)梅毒合并 HIV 感染时,Tp 的抗体反应常有异常变化,可表现为滴度过高或过低、滴度上下波动、阳性反应推迟甚至假阴性等。若临床表现提示梅毒而 Tp 抗体试验阴性,此时可行皮损采样行暗视野显微镜检查、皮损活检或直接免疫荧光试验辅助诊断。

（4）Tp 抗体生物学假阳性：非梅毒患者的 Tp 抗体试验呈阳性，此现象称为 Tp 抗体假阳性，常发生于自身免疫性疾病、肿瘤、妊娠、老年人、吸毒等人群。鉴于梅毒特异性抗体检测所采用的抗原的特异性较高，因此，梅毒特异性抗体试验的生物学假阳性率要远低于梅毒非特异性抗体试验的生物学假阳性率。梅毒生物学假阳性一般指的是梅毒非特异性抗体的生物学假阳性，即传统的生物学假阳性。这一点对临床非常重要，即梅毒非特异性抗体检测的生物学假阳性往往提示其他疾病的存在。

（5）Tp 抗体前带现象：传统的免疫学理念认为，前带现象是抗体过剩，不能与抗原形成合适的比例而出现的血清学假阴性现象。Tp 抗体前带现象可发生于所有的抗体试验，尤其是一步法的检测试验。最近的研究显示，梅毒非特异性抗体前带现象的发生并非单纯抗体过剩所致，还与梅毒分期、神经梅毒、妊娠等因素密切相关；而且，前带现象的发生率并不随着抗体滴度的升高而升高，其中一定比例的前带现象出现于中滴度的样本中。当抗梅毒特异性抗体阳性而非特异性抗体阴性时，需要进行血样倍比稀释（直至 1：16），以排除前带现象。

（四）实验诊断程序

若仅采用一种梅毒血清学试验方法，由于受所选用抗原谱和方法学等因素影响，其灵敏性和特异性有一定的局限性。因此，在临床诊疗中，需要采用两种或两种以上的梅毒血清学试验组合互相验证，即实验诊断程序。一般选择一种抗体检测方法为筛查试验，筛查结果阳性者须经另一种抗体复检验证，才能为梅毒临床诊疗提供实验室诊断依据。目前，临床上常用的诊断程序包括传统诊断程序、逆序诊断程序和第三种诊断程序。

1. 传统诊断程序

传统实验诊断程序是以梅毒非特异性抗体试验（如 RPR）作为初筛试验，以梅毒特异性抗体试验作为确认试验。原则上，筛查试验应追求高灵敏度，允许一定量假阳性，但应尽可能减少假阴性结果。由于梅毒非特异性抗体试验的敏感性显著低于梅毒特异性抗体试验，且存在生物学假阳性结果和前带现象，不宜作为筛查指标，因此，《美国性传播疾病治疗指南（2015 版）》推荐有条件的临床实验室首选逆序实验诊断程序。临床研究发现，以梅毒非特异性抗体作为初筛，结果阳性再用梅毒特异性抗体试验确认，可能造成 25% 的漏检。此外，由于梅毒非特异性抗体的检测易出现生物学假阳性和前带现象，导致传统实验诊断程序的灵敏性和特异性均较低，因此，国内外梅毒诊疗指南已不再推荐梅毒的传统实验诊断程序。

2. 逆序诊断程序

逆序实验诊断程序是采用梅毒特异性抗体试验作为初筛试验，而将梅毒非特异性抗体试验作为确认试验。当两者结果不一致时，再采用第二种不同方法学的梅毒特异性抗体试验进行判定。此法相较于传统实验诊断程序具有更高的灵敏度和特异性，更易实现自动化和高通量检测。

3. 第三种诊断程序

由于梅毒特异性抗体的灵敏性和特异性均高于梅毒非特异性抗体，因此，梅毒特异性抗体试验初筛后，再以梅毒非特异性抗体试验进行确认可能是不必要的检查。第三种实验诊断程序,即以梅毒特异性抗体试验作为初筛试验,以第二种不同方法学的梅毒特异性抗体试验作为确认试验。该诊断程序与逆序诊断程序的一致性为99.9%,都有很高的诊断效能,但删除了梅毒非特异性抗体试验检测的环节,并有效地避免了反应素检测的生物学假阳性和前带现象。该诊断程序已经被新版的梅毒诊疗指南,如《欧洲梅毒管理指南(2020版)》《加拿大公共卫生实验室指南(2015版)》引用推荐。

梅毒实验室检测方法和梅毒实验检测流程总结如图15-5所示。

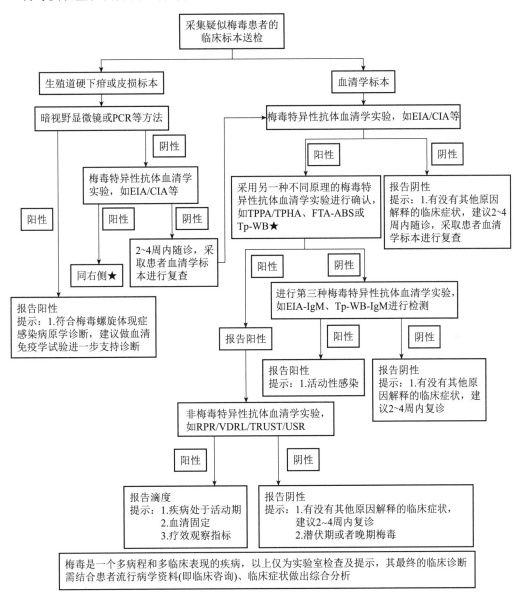

注:VDRL—性病研究实验室试验;USR—不加热血清反应素试验;TRUST—甲苯胺红不加热血清反应素试验;RPR—快速血浆反应素环状卡片试验;FTA-ABS—荧光梅毒螺旋体抗体吸收试验;TPHA—梅毒螺旋体血细胞凝集试验;TPPA—梅毒螺旋体颗粒凝集试验;EIA—酶联免疫试验;CIA—化学发光免疫分析法;WB—免疫印迹技术

图15-5　梅毒实验检测流程图

(资料来源:童曼莉,刘莉莉,林丽蓉,等.梅毒实验诊断程序研究进展[J].中华检验医学杂志,2017,40(11):898-903.)

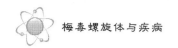

二、梅毒螺旋体抗原试验

抗原作为病原体的组成部分,出现时间较早,检测不受机体免疫效应的影响,有些抗原的多少与病原体的存活状态密切相关。近年来,随着分子生物学技术的发展,新的 Tp 蛋白谱不断被挖掘出来,如感染依赖性抗原、黏附蛋白、鞭毛蛋白等。通过兔感染模型发现 Tp 感染依赖性抗原(Tp0971、Tp0768)对早期梅毒和潜伏感染的诊断具有重要意义。鞭毛蛋白 Tp0463 在胎传梅毒中表现出良好的诊断价值。外膜蛋白 Tp1038、Tp0868 和 Tp0965 对晚期梅毒和隐性梅毒有良好检出率,其中,Tp0965 对血清学反应的敏感性为 98.8%,特异性为 87.5%,且对各期梅毒患者诊断的灵敏度和特异性均较高。这为梅毒诊断提供了新思路,即针对 Tp 在不同感染时期形成的蛋白表达谱不同的特点,应用蛋白质组学技术,如蛋白质非标记定量技术(label-free)质谱法结合免疫印迹,检测不同感染阶段所表达的抗原,或以其作为该阶段的标志物来检测相应的抗体,这对梅毒感染的分期具有重要意义。另外,通过蛋白质芯片技术高通量检测 Tp 抗原物质也具有潜在的应用前景。找到可应用于临床的特异性抗原靶标有望显著缩短窗口期。

三、梅毒细胞免疫学试验

近年来,随着对梅毒免疫学的深入研究,学者发现梅毒的疾病进展与患者的细胞免疫应答之间有着密切联系。Fitzgerald 等提出漂移学说,即 Ⅰ 期梅毒向 Ⅱ 期梅毒发展的同时,CD_4^+ 细胞亚群从 Th1 占优势亚群转变为 Th2 占优势亚群,引起 IL-2、TNF-α、IFN-γ 等 Th1 型细胞因子分泌减少,IL-4 和 IL-6 等 Th2 型细胞因子大量产生,从而抑制细胞免疫功能,使机体清除 Tp 能力下降,梅毒进入潜伏状态。然而,有学者研究显示,在 Ⅰ 期梅毒和 Ⅱ 期梅毒中,CD_4^+ 细胞亚群均以 Th1 占优势。这看似矛盾的两种结果可能都是对 Ⅱ 期梅毒细胞免疫的间接反应,或与病情严重程度有关。恶性梅毒和严重的神经梅毒等患者表现出明显的、统一的变化,包括 CD_4^+ T 细胞、NK 细胞和 CD_4^+/CD_8^+ T 细胞比值的下降以及 CD_8^+ T 细胞含量的升高等。因此,上述指标可用于疾病严重程度的评估及进展的监测。值得一提的是,有研究发现,Th17 细胞以及 IL-17 在梅毒患者外周血中高度表达,对疾病的发生发展起着重要作用。此外,CSF 中趋化因子配体 CXCL-13 的浓度升高可作为神经梅毒的辅助诊断依据。

值得注意的是,从临床数据和动物实验中均发现免疫细胞的变化对梅毒的诊断具有一定的参考价值。Ⅱ 期梅毒皮肤活检显示除 CD_4^+、CD_8^+ 和 CD_{56}^+ 淋巴细胞浸润外,还有大量 CD_{68}^+ 巨噬细胞,其存在于整个真皮、真皮-表皮结合处,在某些情况下围绕真皮内的血管周围,可在血管周围位置和真皮中观察到 CD_{138}^+ 浆细胞。上述研究结果证实了梅毒感染组织中巨噬细胞的存在,并表明细胞微环境可能参与巨噬细胞表型的极化,还是机体对 Tp 识别和清除所需调理抗体的局部来源。此外,有学者发现,巨噬细胞迁移抑制因子(macrophage migration inhibitory factor,MIF)可作为 HIV 阴性患者神经梅毒的 CSF 标志物,CSF-MIF 在神经梅毒诊断中的敏感性为 74.42%,甚至高于 CSF-RPR(39.53%)、CSF 蛋白水平异常

(48.84%)和 CSF 白细胞增多(67.44%)。总之,免疫细胞和细胞因子有望成为梅毒诊断新的生物标志物。

(林丽蓉　许秋燕　杨天赐)

参考文献

[1] TONG M L,LIN L R,LIU L L,et al. Analysis of 3 algorithms for syphilis serodiagnosis and implications for clinical management[J]. Clin Infect Dis,2014,58(8):1116-1124.

[2] 童曼莉,刘莉莉,林丽蓉,等.梅毒实验诊断程序研究进展[J].中华检验医学杂志,2017,40(11):898-903.

[3] 顾伟鸣,杨阳,吴磊,等.梅毒血清学试剂性能评估方案的优化及应用[J].医学检验,2014,29(11):1169-1174.

[4] 尹跃平.性传播疾病实验室检测指南[M].北京:人民卫生出版社,2019.

[5] JIANG C H,ZHAO F J,XIAO J H,et al. Evaluation of recombinant protein TpF1 of *Treponema pallidum* for serodiagnosis of syphilis[J]. Clin Vaccine Immunol,2013,20(10):1563-1568.

[6] LIU W,DENG M X,ZHANG X H,et al. Performance of novel infection phase-dependent antigens in syphilis serodiagnosis and treatment efficacy determination[J]. Clin Chim Acta,2019,488:13-19.

[7] GU W M,CHEN Y,WU L,et al. Exploring serologic indicators for laboratory diagnosis of symptomatic neurosyphilis[J]. J Neuroinfect Dis,2016,7:1-6.

[8] KUN G,XU S,LIN Y,et al. Origin of Nontreponemal antibodies during *Treponema pallidum* infection:evidence from a rabbit model[J]. J Infect Dis,2018,218(5):835-843.

[9] LIN L R,ZHU X Z,LIU D,et al. Are non-treponemal tests suitable for monitoring syphilis treatment Efficacy? Evidence from rabbit infection models[J]. Clin Microbiol Infect,2020,26(2):240-246.

[10] JANIER M,UNEMO M,DUPIN N,et al,2020 European guideline on the management of syphilis[J].J Eur Acad Dermatol Venereol,2020,35(3):574-588.

[11] SINGH A E,LEVETT P N,FONSECA K,et al. Canadian Public Health Laboratory Network laboratory guidelines for congenital syphilis and syphilis screening in pregnant women in Canada[J]. Can J Infect Dis Med Microbiol,2015,26(Suppl A):23A-28A.

[12] TONG M L,LIU D,LIU L L,et al. Identification of *Treponema pallidum*-specific protein biomarkers in syphilis patient serum using mass spectrometry[J]. Future Microbiol,2021,16(14):1041-1051.

[13] QIU X H,ZHANG Y F,CHEN Y Y,et al. Evaluation of the Boson Chemilumines-

cence Immunoassay as a First-Line Screening Test in the ECDC Algorithm for Syphilis Serodiagnosis in a Population with a High Prevalence of Syphilis[J]. J Clin Microbiol,2015,53(4):1371-1374.

[14] LIU L L,LIN L R,TONG M L,et al. Incidence and risk factors for the prozone phenomenon in serologic testing for syphilis in a large cohort[J]. Clin Infect Dis,2014,59 (3):384-389.

[15] LIU F,LIU L L,GUO X J,et al. Characterization of the classical biological false-positive reaction in the serological test for syphilis in the modern era[J]. Int Immunopharmacol,2014,20(2):331-336.

[16] LIN L R,ZHENG W H,TONG M L,et al. Further evaluation of the characteristics of *Treponema pallidum*-specific IgM antibody in syphilis serofast reaction patients[J]. Diagnostic microbiology and infectious disease,2011,71(3):201-207.

[17] LIN L R,TONG M L,FU Z G,et al. Evaluation of a colloidal gold-immunochromatography assay in the detection of *Treponema pallidum* specific IgM antibody in syphilis serofast reaction patients:a serologic marker for the relapse and infection of syphilis [J]. Diagn Microbiol Infect Dis,2011,70(1):10-16.

[18] LIN L R,FU Z G,DAN B,et al. Development of a colloidal gold-immunochromatography assay to detect Immunoglobulin G Antibodies to *Treponema pallidum* with TpN17 and TpN47[J]. Diagn Microbiol Infect Dis,2010,68(3):193-200.

第十六章　梅毒螺旋体的基因诊断

随着聚合酶链式反应(polymerase chain reaction,PCR)技术的不断应用和发展,病原体核酸检测得到广泛应用。PCR 技术也被应用到梅毒螺旋体(Tp)核酸检测并辅助梅毒诊断。本章节通过介绍 Tp 基因检测的特点以及存在的问题,为梅毒基因诊断的临床应用提供参考。

第一节　梅毒螺旋体基因诊断的分类与方法

一、梅毒螺旋体基因结构

梅毒螺旋体属密螺旋体属苍白亚种(*Treponema pallidum* subsp. *pallidum*),具有双链 DNA 结构,1998 年首次完成了对 Nichols 标准株的全基因组测序分析,其全长约为 1.14 Mb,G+C(%)比为 52.8%,有 1 041 个开放阅读框(ORFs),平均长度为 1 023 bp,其中具有预测功能的 ORFs 有 577 个(55%)。全基因组序列在密螺旋体属不同亚种之间的同源性高达 98%,各亚种不同分离株之间的差异不超过 0.5%。

二、梅毒螺旋体基因诊断的分类

20 世纪 70 年代,美国科学家 Mullis 建立 PCR 技术,即体外特异性扩增 DNA 片段的技术,该技术具有高敏感性、高特异性、高产率的特点。PCR 的基本反应过程包括变性、退火和延伸。

(1)变性:将反应体系加热至 95 ℃,模板 DNA 的氢键被破坏,双链打开,同时引物自身以及引物之间的双链也被打开。

(2)退火:将反应温度降至引物熔解温度以下(大约低于熔解温度 5 ℃),便于引物与模板结合。

(3)延伸:升高温度至 72 ℃,在 DNA 聚合酶和 dNTP 等一些反应原料作用下,催化合成新的 DNA 片段,如此进行 n 个循环,可以获得 $2n$ 个目的片段(图 16-1)。

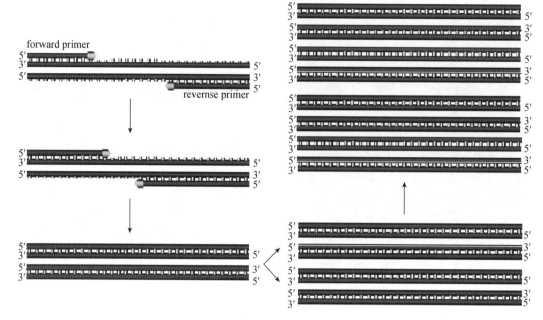

图 16-1　聚合酶链式反应示意图

（资料来源：2004 年《Applied Biosystems ABI 7500 仪器说明书》）

（一）常规 PCR 技术与巢式 PCR

常规 PCR 是在体外对目的基因片段进行扩增，反应过程中不需要荧光采集，将扩增产物进行琼脂糖凝胶电泳，通过条带大小判断是否为目的片段。该反应体系需要 Taq 酶、引物、模板、dNTP、镁离子等。由于某些样本中模板浓度低，一次常规 PCR 无法获得目的片段，因此发展出巢式 PCR。巢式 PCR 需要额外设计一对外引物，要求外引物的上下游均在内引物之外，保证扩增片段可以覆盖内引物扩增片段；第一次扩增后，将外引物扩增的产物作为内引物的模板进行二次扩增，这样可提高检测的敏感性和特异性。但不论是常规 PCR 还是巢式 PCR 技术，均需要对扩增产物进行开盖后分析，因此容易造成实验室核酸污染。虽然巢式 PCR 检测敏感性高于普通 PCR，但其反应时间更长，检测结果也常受到一些质疑。近年来，有学者发现巢式 PCR 可以有效提高血液 Tp DNA 的检出率；甚至还出现了改良的巢式 PCR，即第一次扩增采用常规 PCR，第二次扩增采用荧光定量 PCR，避免琼脂糖凝胶电泳分析造成核酸污染，此方法可在一定程度上提高检测的敏感性。此外，以往研究认为，常规 PCR 的敏感性远低于荧光定量 PCR，但随着聚合酶扩增效率的提升，尤其是高保真酶的应用，其检测灵敏度也可以达到单拷贝数量级，接近荧光定量 PCR 水平。

（二）荧光定量 PCR 技术

实时荧光定量 PCR(real-time fluorescence quantitative PCR，qPCR)技术独特的优势是利用荧光信号实时监测整个 PCR 进程，不需要对产物进行开盖分析，大大降低了污染风险，具有更高的检测敏感性，反应时间短，可批量检测。根据荧光标签结合方式，qPCR 分为染料法和探针法。

（1）染料法常用 SYBR Green 染料，在延伸过程中可以与双链 DNA 的小沟非特异性结合，激发荧光信号，当双链解开，染料呈游离状态，荧光信号消失；扩增完成后需要进行熔解曲线反应，即在降温过程中连续采集荧光信号，当具有相同熔解温度的 DNA 双链解开时，荧光信号迅速降低，进而用于分析扩增产物的单一性及非特异性反应。

（2）探针法常用 Taqman 探针，包括一条 5′端标记荧光基团、3′端标记淬灭基团，以及能与模板特异性结合的核苷酸序列。延伸过程中探针被 Taq 酶水解，从而产生荧光信号。在 Tp 检测中，染料法的特异性略低于探针法，但成本相对较低。

DNA 检测分为定性检测和定量检测，定性检测相对简单，结果只呈现阴性或者阳性，对原始标本中 Tp 载量的高低只能简单通过循环阈值（cycle thresholds，Ct 值）判读。而定量检测通过引入一条标准曲线（一般为质粒标准曲线），可以计算出原始模板的拷贝数。在临床样本检测中，定性方法足以满足需求，而在基础研究中常进行绝对定量，如在 Tp 感染过程中，皮肤伤口、外周血及脏器中的 Tp 如何变化。绝对定量检测可实时监测 Tp 载量的动态变化，有助于了解 Tp 的播散侵袭情况。

（三）逆转录 PCR 技术

上述常用的几种方法检测的是 DNA 样本，而逆转录 PCR 技术（reverse transcription PCR，RT-PCR）则以 RNA 为模板，在逆转录酶的作用下合成与 RNA 互补的 DNA（complementary DNA，cDNA）单链，再以 cDNA 为模板进行 PCR 反应，扩增目的片段。在 Tp 转录水平研究中，RT-PCR 可以定性或定量检测 mRNA 的含量。RT-PCR 分为一步法和两步法。

（1）一步法：在一个反应体系中同时进行逆转录和 PCR 反应。Craig Tipple 等在一个 RNA 的反应体系中同时加入 RNA 逆转录酶、DNA 聚合酶、逆转录引物、扩增引物等反应原料，进行 16S rRNA 逆转录和扩增，分析标本中 16S rRNA 的载量。

（2）两步法：在 Tp 基因转录研究中更为常用，即 cDNA 的合成及 DNA 扩增在两个反应体系中进行。首先，将从样本（血液、组织、脑脊液等）中提取的 RNA 在一个反应体系中进行逆转录后获得 cDNA，再将 cDNA 作为模板在另一个反应体系中进行 PCR 反应。两步法检测可以根据实验目的及靶基因类型进行实验条件优化。在国内外研究中常利用 RT-PCR 分析自然感染进程中或不同诱导因素下的多种 Tp 基因（如 $tp0574$、$tp0126$、$tp0136$、fla、$tprK$ 等）mRNA 转录水平的变化规律。RNA 是活细胞转录生成的产物，其表达水平可以反映细胞活动状态，因此可以作为 Tp 活动性检测指标。在不同类型 RNA 中，核糖体 RNA（rRNA）参与蛋白质翻译过程，其细胞内的表达量远高于其他类型 RNA。例如，Tp 菌液中 16S rRNA 的丰度约为 DNA 的 1000 倍。另有研究发现，神经梅毒患者脑脊液标本中 16S rRNA 的检出率优于 Tp DNA。

（四）环介导等温扩增技术

环介导等温扩增技术（loop-mediated isothermal amplification，LAMP）是一种等温核酸扩增方法，主要针对靶基因的 6 个区域设计 4 条特异性引物，在链置换型 DNA 聚合酶作用下，60～65 ℃等温扩增，60 min 内可以获得 $10^9 \sim 10^{10}$ 倍的产物。由于 LAMP 技术的要求只有恒温，因此不需要高精尖的 PCR 仪器，可以降低检测的成本。国内有学者采用 LAMP 技术检测梅毒患者外周血中的 Tp DNA 载量，其检出下限可达到单个拷贝水平，敏感性接近 qPCR 技术。

（五）限制性片段长度多态分析

限制性片段长度多态性（Restriction fragment length polymorphsm，RFLP）分析：根据 PCR 产物是否位于限制性内切酶的酶切位点内进行设计，是一种最简单的检测点突变的技术。在传统的 Tp CDC 基因分型中，对 MseI 酶切后的 tpr 扩增片段进行琼脂糖电泳分析，不同亚型水解片段的数量及大小均不同（图16-2）。此外，在大环内酯类耐药基因检测中，若点突变位于限制性酶切位点，选择在突变位置前后设计引物，并对扩增产物进行酶切分析，可以鉴定野生型和突变型。

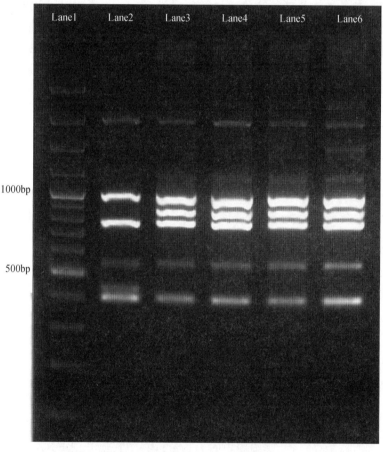

注：Lane1—Maker；Lane2—Nichols 株；Lane3—野生株 1；Lane4—野生株 2；Lane5—野生株 3；Lane6—野生株 4

图 16-2　tpr 基因 MseI 酶切电泳结果

（六）测序分析技术

第一代测序和第二代测序技术广泛应用于梅毒研究。在 Tp 基因碱基突变的研究中，第一代测序的 Sanger 测序法的优势显著，其通过对目的基因测序分析来鉴定碱基突变情况，如检测大环内酯类耐药基因中 23S rRNA 的 2058 或 2059 位单个碱基的突变，可用于检测 $tp0548$、$tp0136$、$tp0750$ 等基因的突变情况。第二代测序主要应用于全基因组测序分析及基因多态性分析，如 $TprK$ 进化树研究、Tp 菌株溯源分析等。

(七)多重探针检测技术

基因突变的检测方法除了上述经典的限制性片段长度多态性和测序分析外,近年来还出现了多重荧光探针检测技术,该技术在其他研究领域广泛应用,如结核杆菌耐药位点检测及基因分型、个体化药物基因分析等。在 Tp 23S rRNA 中 2058 或 2059 位点出现 A→G 突变引起大环内酯类耐药,可针对这两个位置分别设计野生型和突变型探针,分析不同探针荧光的信号结果,以判定标本中是否含有突变型基因。

(八)数字 PCR 检测技术

数字 PCR 检测技术(digital PCR,dPCR):将含有 DNA 模板的反应体系稀释成单分子进行反应,即将标准的 PCR 反应经过微滴处理,分配到约几万个微滴中,每个微滴包含或不包含一个或多个拷贝分子的 DNA 模板;扩增结束后含有 DNA 模板的微滴会产生荧光信号,最终,根据泊松分布原理和阳性微滴的比例,软件可以计算出原始样本浓度和拷贝数,分析过程中无须建立标准曲线就可以进行绝对定量。国内有学者尝试先采用巢氏 PCR 扩增,再使用数字 PCR 分析阳性样本,从而精准定量血浆、尿液和唾液中的 Tp 载量。不过,数字 PCR 也存在一些不足,如检测成本高,遇到检测动态范围小的标本容易产生假阳性结果等问题。

三、梅毒螺旋体基因诊断的方法

(一)靶基因的选择

研究中常用的靶基因有 tp0574(Tp47 蛋白基因)、polA(DNA 聚合酶Ⅰ基因)、fla(鞭毛蛋白基因)、bmp(膜蛋白基因)、16S rRNA 等。Tp 为密螺旋体属苍白亚种,由于这些靶基因在密螺旋体属的地方亚种和极细亚种中具有高度同源性,因此无法根据这些靶基因进行亚种的鉴别。靶基因的选择没有统一标准,研究者可根据实验室条件选择其中一种或几种作为 PCR 检测的目的基因。在国外的研究机构中,常使用 tp0574、polA、bmp、fla 等作为 Tp DNA 和 mRNA 检测靶标,使用 16S rRNA 作为脑脊液 TpRNA 检测靶标。国内的梅毒研究机构较常用 tp0574、polA 和 fla 这三种靶基因。至于何种基因适合作为检测靶标,仅有研究简单比较了 tp0574 和 polA 在患者标本中检测的敏感性和特异性,缺乏对这些基因在检测中的横向比较,因此,在靶基因的选择方面仍有待进一步研究。

(二)标本类型的选择

Tp 的基因诊断之所以无法在临床应用推广,是因为外周血中 Tp 载量低,导致 Tp 核酸检出率极低。Tp 在血液中呈一过性播散,导致菌血症维持时间短且外周血中的 Tp 载量不高。大量研究显示,Ⅰ期硬下疳和Ⅱ期梅毒疹局部皮损标本的 Tp 核酸检出率较高,但目前典型的Ⅰ期和Ⅱ期梅毒并不多见,大部分患者为隐性梅毒。因此,如何提高血液标本的核酸检出率一直是亟待解决的问题。然而,对血液标本的选择一直存在争议,一般认为血浆、EDTA 抗凝全血和耳垂血检出率高于血清或血块样本等,但这些研究的外周血标本大多来自Ⅰ期和Ⅱ期梅毒患者,相关研究很少从潜伏或晚期梅毒患者血液中检出 Tp DNA。总体来说,血液中 Tp DNA 的检出率及载量并不高,目前,仅作为梅毒诊断的有益补充。

此外,有学者也尝试对其他类型标本进行 Tp DNA 检测,如脑脊液、唾液、房水和尿液。脑脊液核酸检测常用于辅助神经梅毒诊断,房水检测可以辅助眼梅毒诊断,尿液和唾液采样较血液标本取材便捷无创。研究显示,外科治疗无效的葡萄膜炎和玻璃体炎患者存在眼梅毒的可能,因此,对这类患者的房水进行 Tp 核酸检测可避免漏诊。对于眼部有症状且病因不明的梅毒患者,房水的核酸检测可以避免漏诊并使患者及时获得适当的治疗。国内学者曾对患者的尿液、唾液、血浆同时进行检测分析,结果显示,在不同梅毒分期及神经梅毒中尿液和唾液 Tp DNA 的检出率甚至高于血浆样本,提示尿液和唾液标本可用于疾病诊断或疗效监测。

(三)核酸提取方法的选择

核酸提取基本上采用离心柱提法,该方法主要利用了硅胶膜表面在高盐、低 pH 条件下可以吸附核酸,而在低盐、高 pH 条件下可以释放核酸这一特性来获得核酸的粗提取物。目前已有商品化试剂盒,依据说明书进行操作即可。但是,基于 Tp 的特殊性,其核酸提取方法不断得到改良。例如,标本的处理通常选择新鲜标本加入自制裂解液后及时提取,全血标本可进行去除红细胞处理,对初步洗脱得到的核酸可进一步浓缩、沉淀以提高浓度。另外,Tp 在离体血液中会发生自然沉降,呈现非均相分布状态,因此,建议在处理标本前充分混匀,且离心后及时分离上下层。

与传统的手工核酸提取方法相比,商品化试剂盒提取操作简单,获取的核酸中试剂残留少,纯度高,更利于后续的扩增,结果也更加稳定。此外,如果提取过多的血液标本或组织,则在裂解过程中会产生过多的碎片残渣,容易堵塞硅胶膜,因此,用于提取的标本量要适中。

此外,由于 Tp 容易降解,因此,如果标本不能及时提取,则通常会对标本进行一些预处理。血液标本可以直接加入裂解液或 Trizol(用于 RNA 提取),组织标本则需要研磨后再加入裂解液或 Trizol,可于 $-80\ ℃$ 保存数周。

(四)PCR 方法的选择

上述介绍的几种 PCR 方法均可用于 Tp 检测,定性检测足以用于分析标本是否存在 Tp 感染。但是,常规 PCR 需要开盖电泳分析,操作较为繁琐且容易造成实验室核酸污染,而染料法或探针法荧光定量 PCR 具有高敏感性和高特异性的特点,更适用于大样本检测分析。荧光定量包括相对定量和绝对定量,其中,绝对定量 PCR 在探究核酸分布及动态变化中具有一定的优势。对于低载量的标本,荧光定量 PCR 可能无法重复、稳定、精准地定量,这种情况下可考虑应用数字 PCR 进行检测分析。

第二节　梅毒螺旋体基因诊断存在的问题与扩增技术的评估

一、梅毒螺旋体基因诊断存在的问题

(一)靶基因的选择没有统一标准

目前,对 Tp 的管家基因的定义和选择尚没有统一标准,有关不同靶基因性能分析方面(如敏感性、特异性等)的研究较少。另外,Tp 与密螺旋体属其他亚种基因组同源性超过

98%,目前常见的靶基因检测(如 $tp0574$、$polA$ 等管家基因)仍无法区分具体亚种类型,临床上需要结合流行病史进行诊断。

(二)检测结果判定没有统一标准

对 Tp 基因检测中阳性结果的判断目前缺乏统一的标准。有学者认为,单个靶基因检测结果阳性即可判定为 Tp 阳性;也有学者认为,双靶基因同时阳性才可确定为阳性。通常情况下,检测样本的 3 个复孔中的 2 个以上复孔有扩增曲线,即可判定 PCR 结果为阳性;或者通过倍比稀释 Tp 标准株 DNA 模板,将可以出现扩增曲线时的最大 Ct 值作为阴阳性判定界值。这些判断标准存在差异,归根结底是因为实验室采用的 Tp 标准株 DNA 模板无法溯源,缺乏已知浓度的标准品。

(三)检测灵敏性参差不齐

随着荧光定量 PCR 应用越来越广泛,定量评估的方法也越来越多种多样,构建质粒标准品或采用纯化 $TpDNA$ 作为标准品,导致现有浓度单位多样化:每毫升样本条数(Tp/mL)、每毫升样本拷贝数(copies/mL)、每微克样本 DNA 浓度拷贝数(copies/μg)、每个反应体系拷贝数(copies/reaction)、相对内参基因的表达量(目的基因 copies/内参基因 copies)等。另外,定量 PCR 检测有 SYBR Green 染料法和 Taqman 探针法,不同研究采用的反应体系、靶基因及定标曲线不一。不仅如此,对检测方法的性能评估也有待完善(目前仅简单评估检出下限),定量 PCR 检测也缺乏统一评估标准及严格的质量控制管理(表 16-1)。

表 16-1 不同 Tp 靶基因检出限分析

基因	标本类型	检出限	检测方法	定量方法	文献
$flaA$	血标本/组织	5copies/reaction	Taqman 探针法	质粒构建标准曲线	SALAZAR J C, Infection and immunity,2007,75(6):2954-2958
$tp0574$	血标本	0.05 pg DNA	Taqman 探针法	Tp DNA 构建标准曲线	GAYET-AGERON A, Sexually transmitted infections, 2009, 85(4):264-269
$tp0574$	血标本	5 copies/mL	Taqman 探针法	质粒构建标准曲线	MARRA C M, Journal of infectious diseases, 2016, 213（8）:1348-1354
$tpp47$	血标本	1 copy/10 μL	SYBR 染料法	Tp DNA 构建标准曲线	TIPPLE C, Sexually transmitted infections,2011,87(6):479-485
$tpp47$	血标本/组织	10 copies/reaction	Taqman 探针法	质粒构建标准曲线	TIPPLE C,PLoS neglected tropical diseases,2015,9(2):1-10
16s rRNA	血标本/组织	23 copies/reaction	Taqman 探针法(RT-qPCR)	质粒构建标准曲线	TIPPLE C,PLoS neglected tropical diseases,2015,9(2):1-10

(四)定量检测结果不对称

PCR 结果的拷贝数不等同于 Tp 的数目。理论上,单个螺旋体仅含一个拷贝基因组

DNA,常用的靶基因是单拷贝基因,因此,一条螺旋体对应一个拷贝。但在实际应用中,质粒标准品或 Tp DNA标准品定量出现的拷贝数远高于螺旋体条数,即一条螺旋体对应几十甚至几百拷贝数,可能与 Tp 暗视野显微镜计数以及质粒标准品拷贝数计算有关;另外,Tp DNA与质粒DNA扩增效率也可能存在差异。

(五)缺乏内参指标的引入

内参的目的在于监测基因检测整个过程的质量问题,如样本提取、扩增效率、污染等。在RNA检测过程中,不论是相对定量还是绝对定量,内参的目的是量化,可以将不同结果进行统一处理,易于比较分析。在DNA检测过程中,组织标本检测一般引入组织本身的管家基因作为内参指标,而在血液标本检测中很少使用内源甚至外源性内参指标。

二、梅毒螺旋体基因诊断技术的评估

尽管当前用于基因诊断的试剂和方法种类繁多,但针对 Tp 基因诊断还未有成熟的商业化体外诊断产品。各个研究机构仅根据自身实验需求制订并简单验证可以使用的PCR方法,未进行严格的性能验证和系统评价。

Tp 基因诊断技术缺乏统一标准,检测过程中没有严格的质量控制管理,如分析诊断技术的敏感性、特异性、最低检出限、重复性试验、交叉反应性、干扰物质研究,以及在定量检测中的精密度和准确度分析等。在既往 Tp 检测中,研究者更多地关注检测限,即最低检出拷贝数作为其方法学性能的"金标准",忽略了重复性验证和干扰物质研究等方面的评估。因此,将来需要在检测人员、仪器设备、实验试剂材料、检测方法、实验室环境等方面进行评估和严格的性能验证,最终获得具有严格质量控制的 Tp 基因检测体外诊断产品。

(朱晓桢 张 巧)

参考文献

[1] FRASER C M,NORRIS S J,WEINSTOCK C M,et al. Complete genome sequence of *Treponema pallidum*,the syphilis spirochete[J]. Science,1998,281(5375):375-388.

[2] WANG C N,CHENG Y Y,LIU B,et al. Sensitive detection of *Treponema pallidum* DNA from the whole blood of patients with syphilis by the nested PCR assay[J]. Emerging Microbes & Infections,2018,7:7.

[3] SMAJS D,MATEJKOVA P,WOZNICOVA V,VALISOVA Z. Diagnosis of syphilis by polymerase chain reaction and molecular typing of *Treponema pallidum*[J]. Reviews in Medical Microbiology,2006,17(4):93-99.

[4] GIACANI L,MOLINI B J,KIM E Y,et al. Antigenic variation in *Treponema pallidum*:TprK sequence diversity accumulates in response to immune pressure during experimental syphilis[J]. Journal of Immunology,2010,184(7):3822-3829.

[5] XIAO Y J,LIU S Q,LIU Z R,et al. Molecular subtyping and surveillance of resistance

genes in *Treponema pallidum* DNA from patients with secondary and latent syphilis in Hunan,China[J]. Sexually Transmitted Diseases,2016,43(5):310-316.

[6] GRILLOVA L,PETROSOVA H,MIKALOVA L,et al. Molecular typing of *Treponema pallidum* in the czech republic during 2011 to 2013:increased prevalence of identified genotypes and of isolates with macrolide resistance[J]. Journal of Clinical Microbiology,2014,52(10):3693-3700.

[7] CENTURIONLARA A,CASTRO C,SHAFFER J M,VANVOORHIS W C,MARRA C M,LUKEHART S A. Detection of *Treponema pallidum* by a sensitive reverse transcriptase PCR[J]. Journal of Clinical Microbiology,1997,35(6):1348-1352.

[8] MARRA C M,TANTALO L C,SAHI S K,DUNAWAY S B,LUKEHART S A. Reduced *Treponema pallidum*-specific opsonic antibody activity in HIV-infected patients with syphilis[J]. Journal of Infectious Diseases,2016,213(8):1348-1354.

[9] GAYET-AGERON A,LAURENT F,SCHRENZEL J,et al. Performance of the 47-kilodalton membrane protein versus DNA polymerase I genes for detection of *Treponema pallidum* by PCR in ulcers[J]. Journal of Clinical Microbiology,2015,53(3):976-980.

[10] CASTRO R,PRIETO E,AGUAS M J,et al. detection of *Treponema pallidum* sp. *pallidum* DNA in latent syphilis[J]. International Journal of Std & Aids,2007,18(12):842-845.

[11] ZHU X Z,FAN J Y,LIU D,et al. Assessing effects of different processing procedures on the yield of *Treponema pallidum* DNA from blood[J]. Analytical biochemistry,2018,557:91-96.

[12] JANIER M,HEGYI V,DUPIN N,et al. 2014 European guideline on the management of syphilis[J]. Journal of the European Academy of Dermatology and Venereology,2014,28(12):1581-1593.

[13] CHEN C Y,et al. Detection of the A2058G and A2059G 23S rRNA gene point mutations associated with azithromycin resistance in *Treponema pallidum* by use of a taqman real-time multiplex PCR assay[J]. Journal of Clinical Microbiology,2013,51(3):908-913.

[14] 查锡良,周春燕. 生物化学[M]. 北京:人民卫生出版社,2009.

[15] 李金明,张瑞. 新型冠状病毒感染临床检测技术[M]. 北京:科学出版社,2021.

第十七章 梅毒螺旋体抗体的制备

梅毒实验室诊断主要依赖以抗原-抗体反应为基础的梅毒血清学试验。抗体的质量直接影响检测方法的特异性和敏感性。迄今为止,抗体制备技术的发展经历了三个阶段:第一阶段采用纯化抗原免疫动物获得的血清多克隆抗体(polyclonal antibody,pAb);第二阶段采用 B 细胞杂交瘤技术制备的单克隆抗体(monoclonal antibody,mAb);第三阶段采用经基因工程技术改造后重新表达的基因工程抗体(genetic engineering antibody)。本章节主要介绍目前常用的梅毒螺旋体多克隆抗体和单克隆抗体的制备方法。

第一节 梅毒螺旋体多克隆抗体的制备

多克隆抗体的制备通常是将纯化的抗原按照一定的程序免疫接种动物(如家兔、小鼠、山羊等),一段时间后收集动物血并分离血清而获得。纯化的抗原通常带有多个抗原表位,动物体内的 B 淋巴细胞在多抗原表位的刺激下被激活,产生含有针对多种不同抗原表位的特异性免疫球蛋白,称为多克隆抗体。多克隆抗体的特异性和效价与用来免疫动物的抗原的性质、免疫动物的种类及免疫接种方式密切相关,该类抗体可发挥中和抗原、免疫调理、介导补体依赖的细胞毒作用、抗体依赖的细胞介导的细胞毒性作用等重要功能。多克隆抗体能与目的抗原的多种抗原表位结合,特异性不高,但由于其来源广泛,制备相对容易,且成本较低,因此在科研和临床上一直被广泛应用。

一、梅毒螺旋体多克隆抗体的制备方法

(一)抗原的制备

梅毒螺旋体(Tp)尚不能在体外进行长时间的培养,其传代和保种依赖于兔感染实验。Tp 多克隆抗体的制备一般不直接采用菌体作为抗原,而采用通过基因重组及原核表达方法制备的 Tp 重组蛋白作为抗原免疫动物。

1. 目的蛋白编码基因的获取与扩增

取 Tp 标准株,采用试剂盒提取螺旋体总 DNA,根据所需目的蛋白的基因序列设计引物,以 Tp 总 DNA 为模板进行聚合酶链式反应(PCR)扩增,并通过琼脂糖凝胶电泳鉴定扩增产物。

2. 重组质粒的构建与鉴定

上述 PCR 产物经纯化酶切后,与用相同酶切后的原核表达质粒连接,连接产物转化感

受态大肠杆菌,抗生素抗性初步筛选阳性克隆菌,并进一步纯化重组质粒进行测序鉴定。

3. 重组抗原的表达与纯化

(1) 将质粒测序鉴定正确的重组菌进行小规模诱导表达,当细菌增殖到达一定程度后加入异丙基-β-D-硫代半乳糖苷(IPTG),30 ℃诱导培养 4～6 h,收集菌沉淀。

(2) 超声破碎菌体并离心,分别留取离心后的上清及沉淀,通过十二烷基硫酸钠聚丙烯酰胺凝胶电泳(SDS-PAGE)分析重组菌的诱导表达情况。

(3) 进一步对小规模培养条件下表达良好的克隆菌进行大规模诱导表达,菌体经溶菌酶作用、超声破碎后,离心并收集上清。

(4) 加入 Ni-NTA 琼脂糖树脂亲和纯化目的蛋白,将纯化并鉴定后的蛋白作为抗原免疫动物。

(二)免疫动物的选择

免疫动物包括兔、鼠、鸡等小型实验动物,以及绵羊、马、山羊等大型实验动物,应根据免疫原的性质选择合适的实验动物进行免疫。对于蛋白质抗原,大部分动物均适合,最常用的是兔与山羊。制备 Tp 多克隆抗体多选用新西兰兔。

(三)免疫程序

取 14～16 周健康新西兰兔(约 2.5 kg),免疫前先采集少量外周血,分离血清作为阴性对照。将上述纯化后的重组蛋白与等体积弗氏佐剂混合并充分乳化后行兔背部皮下多点注射。初次免疫蛋白剂量为 1 毫克/只,佐剂为弗氏完全佐剂;此后每间隔两周进行一次加强免疫,共加强 4 次,加强免疫的蛋白剂量为 0.5 毫克/只,佐剂为弗氏不完全佐剂。大量采集兔血前,要预先取少量兔血进行抗体效价测定,确定抗体效价是否达到要求。若抗体效价达到要求,应在末次免疫后一周内完成大量采血,否则效价将下降。一般采用心脏采血法收集兔血,在分离血清中即含有相应的多克隆抗体。

二、梅毒螺旋体多克隆抗体纯化、鉴定与保存

(一)多克隆抗体的纯化

目的蛋白免疫动物制备的血清是成分复杂的混合物,除含有目的蛋白相应的特异性抗体外,还存在其他非特异性抗体和血清成分。因此,在应用多克隆抗体前必须先对制备的血清进行纯化,以尽量去除血清中的杂质成分,并避免对特异性抗体与相应抗原的反应造成干扰。一般先采用盐析法粗提抗体,然后再采用柱层析法进一步纯化抗体。

(二)多克隆抗体的鉴定与保存

1. 多克隆抗体效价测定

采用 ELISA 法进行抗体效价测定,通过棋盘滴定法将免疫抗体进行倍比稀释,分别与不同浓度的抗原进行反应,也可将倍比稀释的免疫血清分别与不同浓度的抗原反应,对多克

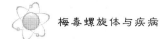

隆抗体效价进行测定。

2. 多克隆抗体纯度测定

多克隆抗体纯度鉴定可采用 SDS-PAGE 电泳、高效液相色谱、高效毛细管电泳等方法。常用的 SDS-PAGE 电泳方法,是将一定量的蛋白先加入 SDS-聚丙烯酰胺凝胶的上样孔,连接电源后,设置电压为 200 V,进行电泳,经考马斯亮蓝染色并脱色后于白光下观察:若只出现一条蛋白带,说明抗体的纯化已达要求;若出现多条蛋白带,表明血清中混有杂蛋白,须进一步纯化。

3. 多克隆抗体特异性鉴定

采用 ELISA 方法,分别将免疫原(抗原)、其他抗原(与免疫原成分相关)与抗体反应,鉴定多克隆抗体的特异性。

4. 多克隆抗体的保存

多克隆抗体的保存方法主要有 3 种。

(1) 4 ℃保存:在鉴定纯化前可保存在 4 ℃冰箱内,为防止细菌污染可将血清过滤除菌或加入防腐剂。4 ℃保存的期限为 3 个月或半年。

(2) 冷冻保存:常用的多克隆抗体保存方法,将多克隆抗体分为小包装保存于$-20\sim$ -70 ℃,可保存 2~3 年,抗体效价无明显下降,但要避免反复冻融。

(3) 真空干燥保存:多克隆抗体分装后,用真空干燥机进行干燥,制成干粉(水分≤ 0.2%),密封后在 4 ℃可保存 4~5 年,抗体效价无明显变化。

第二节　梅毒螺旋体单克隆抗体的制备

多克隆抗体的来源有限,其特异性几乎在每批产品中都有差异。由识别单一抗原表位的 B 细胞克隆产生的抗体称为单克隆抗体,一般采用杂交瘤技术制备。与多克隆抗体相比,单克隆抗体能特异性识别并与抗原的某一种特定表位结合,因此能有效避免与其他抗原产生交叉反应,具有效价高、特异性强、靶向性高、可大量制备等特点。针对 Tp 膜蛋白的单克隆抗体是进行相关膜蛋白功能研究的重要工具。目前,很少有商品化的 Tp 单克隆抗体销售,各实验室多选择自己制备。

一、梅毒螺旋体单克隆抗体的制备方法

(一)抗原的制备

抗原的制备参见本章第一节。

(二)动物免疫及脾淋巴细胞制备

1. 动物免疫

在单克隆抗体的制备过程中,通常用抗原免疫小鼠。初次免疫时,先将抗原与弗氏佐剂

等体积混合并充分乳化,行腹腔注射免疫 BALB/c 小鼠,抗原剂量为 100 微克/只。初次免疫后第 15 天和第 30 天,分别进行第二次和第三次免疫。在第三次免疫后第 7 天断尾取血,通过 ELISA 法确定抗血清效价。若效价达到要求,则取免疫小鼠的脾细胞进行后续的细胞融合;若效价未达到要求,则再加强免疫一次。

2. 脾淋巴细胞制备

(1) 取免疫后的 BALB/c 小鼠,颈椎脱臼处死小鼠,用 75%酒精浸泡 5 min 后固定于解剖台板上。

(2) 在超净台中用无菌手术剪剪开腹膜,取出脾脏,置于盛有 10 mL 细胞培养液的平皿中,轻轻洗涤,并细心剥去周围结缔组织。

(3) 将脾脏移入不锈钢网(100 目或 200 目)上,用注射器针芯轻轻研压脾脏至 10 mL 细胞培养液中,再用吸管轻轻吹打数次,制成单细胞悬液。

(4) 1 000 r/min 离心 5~10 min,细胞沉淀再用培养液洗涤 1 次或 2 次,然后重悬于 10 mL 培养液中,充分混匀后取少许悬液,加台盼蓝染液进行活细胞计数后备用。

(5) 通常每只小鼠可得(1~2.5)×10^8 个脾细胞。

(三)小鼠骨髓瘤细胞的准备

融合前小鼠骨髓瘤细胞的生长状态对成功制备杂交瘤细胞至关重要。瘤细胞处于对数生长期的时间应尽可能长,在融合前不能少于一周。冻存的骨髓瘤细胞在复苏后,用含 10%小牛血清的细胞培养液进行培养,需培养 2 周左右才能达到适合融合的状态。骨髓瘤细胞的倍增时间为 14~16 h。

(四)饲养细胞的制备

在对细胞融合的选择性培养过程中,由于大量骨髓瘤细胞和脾细胞相继死亡,此时单个或少数分散的杂交瘤细胞不易存活,因此通常需加入其他活细胞使之繁殖,这种被加入的活细胞称为饲养细胞。饲养细胞促进杂交瘤细胞增殖的机制尚不明了,一般认为它们可能释放非种属特异性的生长刺激因子,为杂交瘤细胞提供必要的生长条件,也可能是为了满足新生杂交瘤细胞对细胞密度的依赖性。

常用的饲养细胞有胸腺细胞、正常脾细胞和腹腔巨噬细胞,其中,以小鼠腹腔巨噬细胞的来源及制备较为方便,且有吞噬、清除死亡细胞及碎片的作用,因此使用最为普遍。小鼠腹腔巨噬细胞的制备方法如下所示。

(1) 颈椎脱臼法处死小鼠并用酒精浸泡消毒和固定,然后用消毒剪小心剪开腹部皮肤,暴露腹膜。

(2) 用酒精棉球擦拭小鼠腹膜消毒后,再用注射器抽取 10 mL 不含血清的细胞培养液注入腹腔,注意避免刺入肠管。

(3) 右手固定注射器,使针头留置在腹腔内,左手持酒精棉球轻轻按摩腹部 1 min。

(4) 吸出注入的培养液,1 000 r/min 离心 5~10 min,弃上清液。

(5) 先用 5 mL HAT(H——hypoxanthin,次黄嘌呤;A——aminopterin,甲氨蝶呤;T——thymidine,胸腺嘧啶核苷)培养基将沉淀细胞重悬计数。

(6) 根据细胞计数结果补加 HAT 培养基,调整细胞终浓度为 2×10^5/mL,备用。

(7) 96 孔细胞培养板每孔约需 2×10^4 个巨噬细胞,24 孔板每孔约需 1×10^5 个巨噬细胞,每只小鼠一般可制备 $(3 \sim 5) \times 10^6$ 个巨噬细胞,可作为两块 96 孔板的饲养细胞。

(8) 一般在细胞融合前 1～2 天将合适浓度的巨噬细胞加入 96 孔板中,每孔 0.1 mL(相当于 2 滴),置于 37 ℃、5%CO_2 的孵育箱中培养,以使培养板孔底部先铺上一层饲养细胞。

(五)细胞融合

(1) 取对数生长期的骨髓瘤细胞 SP2/0,1 000 r/min 离心 5 min,弃上清液。

(2) 用不含血清的细胞培养液重悬细胞后计数,取所需的细胞数,再用培养液洗涤细胞 2 次。

(3) 将上述方法制备的免疫小鼠的脾细胞悬液与骨髓瘤细胞悬液按 10∶1 或 5∶1 的比例缓慢混合于 50 mL 塑料离心管内,同时加入 PEG 促进细胞融合。

(4) 用无血清培养液洗涤混合后的细胞一次,1 200 r/min 离心 8 min,弃尽上清液。

(5) 轻轻弹击离心管底部,使细胞沉淀略松动,再用培养液重悬细胞,调整细胞密度为 1×10^6/mL。

(6) 将混合细胞悬液加入上一步骤制备的含有饲养细胞的 96 孔板,100 微升/孔,37 ℃、5%CO_2 孵育箱培养。

(六)HAT 选择杂交瘤细胞

经过融合步骤后,混合的骨髓瘤细胞和脾细胞(主要是 B 淋巴细胞)可能出现以下几种形式:瘤细胞与 B 细胞融合、B 细胞与 B 细胞融合、瘤细胞与瘤细胞融合,还有未融合的瘤细胞、未融合的 B 细胞、细胞多聚体等。将促融合后的细胞在 HAT 培养基中培养,可出现以下几种结果。

(1) 细胞的多聚体形式容易死亡。

(2) 未融合的 B 细胞在培养基中不能生长繁殖,于 5～7 天内死亡。

(3) 未融合的骨髓瘤细胞中合成 DNA 的主要途径被氨基蝶呤阻断,又缺乏次黄嘌呤-鸟嘌呤磷酸核糖转移酶(hypoxanthine-guanine phosphoribosyl transferase,HGPRT)而不能利用次黄嘌呤,虽有 TK 可利用胸腺嘧啶核苷,但终因缺乏嘌呤不能合成完整 DNA,进而使骨髓瘤细胞在 HAT 培养基中不能增生而死亡。

(4) 由骨髓瘤细胞和脾细胞融合形成的杂交瘤细胞,其合成 DNA 的主要途径虽然被氨基蝶呤阻断,但由于与脾细胞融合,可获得其 HGPRT,利用次黄嘌呤合成嘌呤碱,最终与嘧啶一起合成 DNA。

因此,杂交瘤细胞通过选择性培养得以生存而被筛选出来。一般在融合 24 h 后加入 HAT 选择培养液。使用 HAT 选择培养液维持培养两周后,改用 HT 培养液再维持培养两周,再改用一般培养液。

(七)ELISA 方法筛选分泌抗体的杂交瘤细胞

融合细胞通过 HAT 培养基筛选培养后,仅少数孔内能形成分泌特异性抗体的杂交瘤细胞。在杂交瘤细胞布满孔底约 1/10 面积时,取细胞培养上清,使用 ELISA 方法检测有无与免疫抗原相对应的特异性抗体,筛选出所需的杂交瘤细胞系。

（八）杂交瘤细胞的克隆化（有限稀释法）

单个细胞培养又称克隆化。杂交瘤细胞在 HAT 培养液中生长和形成群落后,其中仅少数是分泌特异性单克隆抗体的细胞,而且有的培养孔中生长了多个细胞群落,分泌的抗体可能不同,故必须及时筛选培养上清是否含有所需的单克隆抗体,以便有针对性地进行细胞克隆化。通过多次克隆化,可从细胞群体中淘汰遗传性不稳定的杂交瘤细胞,细胞克隆化一般至少进行 3 次。在细胞克隆化培养之初,还需加入饲养细胞以辅助杂交瘤细胞生长,一段时间后饲养细胞会自然死亡。有限稀释法是最常用的一种细胞克隆化方法,将细胞悬液连续稀释,最终使 96 孔板的每个培养孔内平均为 0 个或者一个细胞;培养 3～4 天后,选择单个细胞群落且能分泌抗体的阳性者,反复多次克隆即可获得由单个细胞增殖而形成的同源杂交瘤细胞系。

（九）杂交瘤细胞的冻存

之所以要及时冻存原始孔的杂交瘤细胞及每次克隆化得到的亚克隆细胞,是因为在没有建立一个稳定分泌抗体的杂交瘤细胞系之前,细胞培养过程中随时可能发生细胞污染、抗体分泌能力丧失等情况,如果没有原始冻存细胞,则可能因为上述意外而前功尽弃。目前,多采用液氮保存细胞,细胞在液氮中可保存数年或更长时间。冻存细胞要定期复苏,检查细胞的活性和分泌抗体的稳定性。

（十）杂交瘤细胞复苏

从液氮罐内取出冻存管,立即浸入 37 ℃水浴,轻轻摇动,使之迅速融化;将细胞用含血清的完全培养液洗涤两次后,移入含有饲养层细胞的培养瓶内培养;当细胞形成集落时,检测抗体活性。

二、梅毒螺旋体单克隆抗体的纯化、鉴定与保存

（一）单克隆抗体的大量生产

一般通过在小鼠体内接种杂交瘤细胞,生产腹水进行单克隆抗体的大量制备。先在BALB/c 小鼠腹腔内注射 0.5 mL Pristane（降植烷）,1～2 周后再注射 1×10^{6} 个杂交瘤细胞。接种细胞 7～10 天后可产生腹水,注意密切观察动物的健康状况与腹水征象。待腹水尽可能多而小鼠濒临死亡之前,处死小鼠,用滴管将腹水吸入试管中,一只小鼠一般可获得1～10 mL 腹水。此外,也可用注射器抽取腹水,可反复收集数次,或将腹水中的细胞冻存起来,复苏后转种其他小鼠腹腔。腹水中单克隆抗体含量可达 5～20 mg/mL。

（二）单克隆抗体的纯化

从培养液或腹腔积液获得的单克隆抗体中含有大量来自培养液、宿主或克隆细胞本身的无关蛋白,须进一步分离和纯化。可逐步用半饱和、饱和硫酸铵进行沉淀,达到初步浓缩和纯化后,再进一步采用柱层析纯化。

(三)单克隆抗体的鉴定与保存

(1)单克隆抗体效价测定:一般采用 ELISA 方法进行抗体效价测定。

(2)单克隆抗体纯度测定:采用 SDS-PAGE 鉴定单克隆抗体的纯度。

(3)单克隆抗体的特异性鉴定:采用 ELISA 方法,将免疫原(抗原)、其他抗原(与免疫原成分相关)分别与单克隆抗体反应,鉴定单克隆抗体的特异性。

(4)单克隆抗体的 Ig 类别鉴定:单克隆抗体 Ig 类别鉴定通常以兔抗小鼠 Ig 类及亚类抗体作为二抗,对培养液中的单克隆抗体按 ElISA 间接法进行测定。

(5)单克隆抗体的保存:保存方法与多克隆抗体的保存基本相同(参见本章第一节)。

(童曼莉　沈　旭)

参考文献

[1] EDMONDSON D G,HU B,NORRIS S J. Long-term in vitro culture of the syphilis spirochete *Treponema pallidum* subsp. *pallidum*[J]. mBio,2018,9(3):eO//53-18.

[2] KUBANOV A,RUNINA A,DERYABIN D. Novel *Treponema pallidum* recombinant antigens for syphilis diagnostics:current status and future prospects[J]. BioMed research international,2017,2017:1436080.

[3] LITHGOW K V,CAMERON C E. Vaccine development for syphilis[J]. Expert review of vaccines,2017,16(1):37-44.

[4] VAN VOORHIS W C,BARRETT L K,LUKEHART S A,SCHMIDT B,SCHRIEFER M,CAMERON C E. Serodiagnosis of syphilis:antibodies to recombinant Tp0453,Tp92,and Gpd proteins are sensitive and specific indicators of infection by *Treponema pallidum*[J]. Journal of clinical microbiology,2003,41(8):3668-3674.

[5] BRINKMAN M B,MCKEVITT M,MCLOUGHLIN M,et al. Reactivity of antibodies from syphilis patients to a protein array representing the *Treponema pallidum* proteome[J]. Journal of clinical microbiology,2006,44(3):888-891.

[6] NEWCOMBE C,NEWCOMBE A R. Antibody production:polyclonal-derived biotherapeutics[J]. J Chromatogr B AnalytTechnol Biomed Life Sci,2007,848(1):2-7.

[7] BLANCO D R,CHAMPION C I,DOOLEY A,et al. A monoclonal antibody that conveys in vitro killing and partial protection in experimental syphilis binds a phosphorylcholine surface epitope of *Treponema pallidum*[J]. Infection and immunity,2005,73(5):3083-3095.

[8] MCKEVITT M,BRINKMAN M B,MCLOUGHLIN M,et al. Genome scale identification of *Treponema pallidum* antigens[J]. Infection and immunity,2005,73(7):4445-4450.

[9] ITO F,HUNTER E F,GEORGE R W,POPE V,LARSEN S A. Specific immunofluorescent staining of pathogenic treponemes with a monoclonal antibody[J]. Journal of

clinical microbiology,1992,30(4):831-838.

[10] LI Q L,TONG M L,LIU L L,LIN L R,LIN Y,YANG T C. Effect of anti-TP0136 antibodies on the progression of lesions in an infected rabbit model[J]. International immunopharmacology,2020,83:106428.

[11] ASCOLI C A,AGGELER B. Overlooked benefits of using polyclonal antibodies[J]. Biotechniques,2018,65(3):127-136.

[12] 贾慧娜,罗海玲.多克隆抗体制备方法的研究进展[J].中国草食动物科学,2012(4): 66-69.

[13] KE W,MOLINI B J,LUKEHART S A,GIACANI L. *Treponema pallidum* subsp. *pallidum* TP0136 protein is heterogeneous among isolates and binds cellular and plasma fibronectin via its nh2-terminal end[J]. PLoS neglected tropical diseases,2015,9 (3):22.

[14] 曾铁兵,裴瑞青,张跃军,等.梅毒螺旋体 Tp0993 重组蛋白的表达及鉴定[J].南华大学学报(医学版),2010,38(5):598-600.

[15] CAMERON C E,KUROIWA J M,YAMADA M,FRANCESCUTTI T,CHI B, KURAMITSU H K. Heterologous expression of the *Treponema pallidum* laminin-binding adhesin Tp0751 in the culturable spirochete *Treponema phagedenis*[J]. Journal of bacteriology,2008,190(7):2565-2571.

[16] 韩雪,崔勇青,胡子颖,等.梅毒螺旋体重组蛋白 Tp0453-Gpd 的表达及免疫性研究[J]. 安徽大学学报(自然科学版),2019,43(4):91-95.

[17] YAMASHITA M,KATAKURA Y,SHIRAHATA S. Recent advances in the generation of human monoclonal antibody[J]. Cytotechnology,2007,55(2-3):55-60.

[18] LIU J K. The history of monoclonal antibody development-Progress,remaining challenges and future innovations[J]. Ann Med Surg (Lond),2014,3(4):113-116.

[19] 史海龙,李军,崔亚亚.抗梅毒螺旋体单克隆抗体的制备[J].中国民族民间医药,2009, 18(7):30,56.

[20] 杨天赐.基因治疗药物中基因传递载体的应用基础研究[D].厦门:厦门大学,2009.

第十八章　梅毒的组织病理学

梅毒螺旋体侵入皮肤和/或黏膜后,早期在局部繁殖,引起局部非特异性的炎性反应,如血管内膜炎以及血管周围炎;之后,Tp 随血液循环而播散到全身,造成各组织器官的损害,引起相应的组织病理改变;到了晚期,组织的破坏导致上皮样细胞以及巨细胞肉芽肿改变,甚至纤维化而形成瘢痕。在感染后的不同时期,其病理改变有所不同。

第一节　Ⅰ期梅毒

Ⅰ期梅毒在临床上表现为硬下疳,是由 Tp 入侵皮肤黏膜后在局部引起的反应。

在早期,其组织病理学的改变没有特异性,仅表现为表皮下或黏膜下中性粒细胞、小淋巴细胞、浆细胞等炎症细胞浸润,形成局限性的病灶;小血管周围也有明显的炎症细胞浸润。随着硬下疳的形成,损害组织的边缘表现为棘层肥厚,近中心部位表皮变薄,真皮内小血管及淋巴管周围出现密集的、以小淋巴细胞为主的浸润,可见散在的浆细胞,其中的淋巴细胞以 CD_4^+ 以及 CD_8^+ 细胞为主。

到了硬下疳的溃疡期,表皮甚至真皮部分缺失,在浸润的炎症细胞中,浆细胞明显增多,在淋巴细胞的周围还可见到比较密集的单核细胞浸润;同时,可伴有毛细血管增多以及血管内皮细胞肿胀、显著增生,血管壁纤维素沉积,管腔狭窄或闭塞,以及因为供血不足而出现的表皮变性、坏死。局部淋巴结中有大量浆细胞以及炎症细胞浸润,血管内皮细胞增生以及淋巴滤泡形成。通过 Levaditi 氏镀银染色以及螺旋体特异性抗体免疫组化检查,可见皮肤组织以及局部淋巴结组织中有大量 Tp。由于镀银染色时网状纤维也可以着色,因此容易与螺旋体混淆,需要注意区别。采用 Warthin-Faulkner 染色可以减少网状纤维的干扰。

第二节　Ⅱ期梅毒

Ⅱ期梅毒时,Tp 通过血液播散,引起全身皮肤、黏膜以及内脏的损害。皮疹形态多种多样,组织病理的改变也因皮疹形态不同而有所差异。皮肤的主要病理表现为空泡性界面皮炎伴有棘层肥厚以及表皮突细长改变。角质层中可见中性粒细胞聚集,真皮内血管管壁增厚以及内皮细胞肿胀与增生。血管周围有以淋巴细胞以及浆细胞为主的炎症细胞浸润,在炎症细胞中常有散在的上皮样细胞肉芽肿以及少量巨细胞。病程越长,浆细胞越多。采用镀银染色时,可在约 1/3 的病例表皮里面找到 Tp。使用 Tp 特异性免疫组织化学检测可以提高 Tp 的检出率。

（1）斑疹：病理改变没有特异性，常规HE染色的诊断价值不大；具体表现为表皮没有改变或仅有轻度海绵水肿，真皮浅层水肿，乳头层毛细血管增生、血管扩张充血、内皮细胞肿胀，血管周围有少量淋巴细胞、浆细胞等炎症细胞浸润（图18-1和图18-2）。

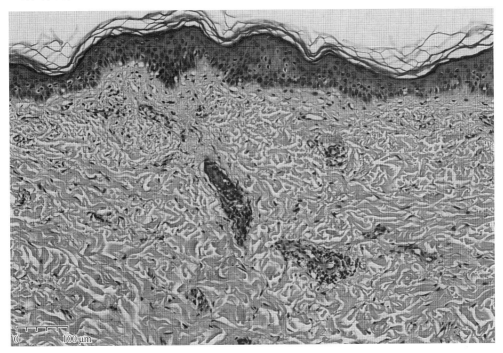

图18-1　棘层轻度海绵水肿，基底层灶状液化变性，血管周围少量炎细胞浸润（HE染色，20×）

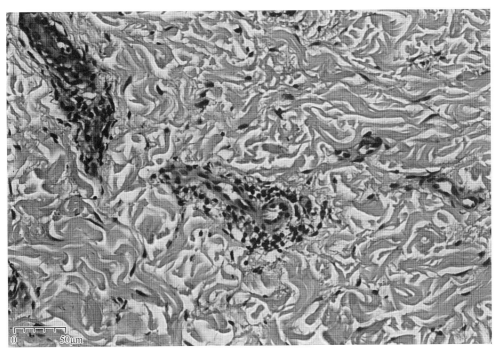

图18-2　血管内皮细胞轻度肿胀，管周少量淋巴细胞及浆细胞浸润（HE染色，40×）

（2）丘疹性梅毒疹：在早期，表现为真皮乳头水肿，毛细血管内皮细胞明显肿胀，偶有白细胞碎裂性血管炎样改变；组织中有大量包括中性粒细胞、浆细胞在内的炎症细胞浸润，网状真皮的血管周围有类似炎症细胞浸润。到了中期，表皮局灶性角化不全、中性粒细胞聚集以及海绵水肿，基底细胞层空泡样改变；真皮浅层以及深层有以浆细胞为主的炎症细胞浸润。到了晚期，表皮角化不全，棘层增厚，基底细胞空泡样改变，真皮乳头层红细胞外溢；真皮炎症细胞浸润明显加重，整个真皮可见以浆细胞为主的炎症细胞弥漫性浸润；毛细血管扩张，管壁增厚，内皮细胞肿大；附属器以及皮下组织也可有炎症细胞浸润；采用弹力纤维染色时，炎症区域内可见有不同程度的弹力纤维破坏。

（3）丘疹鳞屑性梅毒疹：组织学改变类似银屑病，表现为表皮增生，不同程度的角化过度与角化不全，角质层内中性粒细胞微脓肿；真皮浅层有苔藓样炎细胞浸润，真皮内以及血管周围有淋巴细胞、浆细胞、组织细胞等炎症细胞浸润，深层的炎症以片状浸润为主（图 18-3 和图 18-4）。

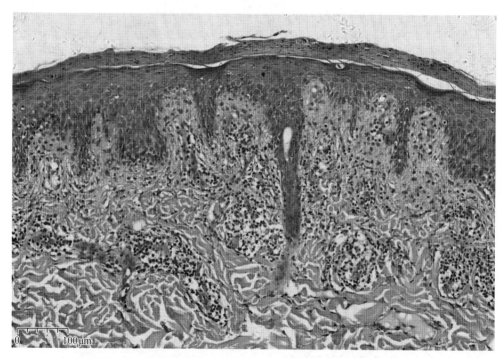

图 18-3　表皮增生，角质层内角化不全，见中性粒细胞微脓肿，
真皮浅层血管周围炎细胞浸润（HE 染色，20×）

（4）脓疱性梅毒疹：角质层下有由中性粒细胞浸润形成的脓疱，炎症细胞甚至可以侵入邻近毛囊而导致毛囊上皮细胞坏死；可伴有不规则的棘层肥厚；真皮改变与丘疹性梅毒疹类似，表现为毛细血管增生、扩张，血管内皮细胞肿胀、管腔闭塞以及组织坏死，弥漫性混合性炎性细胞浸润，可累及真皮全层。

（5）蛎壳样梅毒疹：比较少见，病理改变与脓疱性梅毒疹类似；病灶中央有较厚的脓痂，棘层中上部可形成较大的海绵状脓疱，细胞内水肿，可累及毛囊。

（6）扁平湿疣：病理改变与丘疹性梅毒疹相似，表现为表皮局限性增生，棘层肥厚，表皮突增宽并下延，细胞内以及细胞间水肿，炎症细胞外渗，有时可见海绵状脓疱或脓肿；此外，

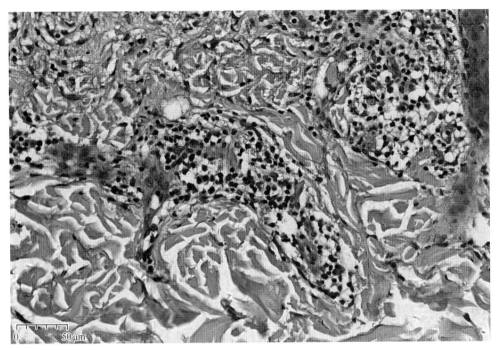

图 18-4　血管内皮细胞轻度肿胀,管周淋巴细胞、浆细胞浸润(HE 染色,40×)

部分视野可见角质层以及颗粒层缺损;真皮上部水肿,毛细血管增多,血管扩张,内皮细胞肿胀甚至闭塞,可见大量以淋巴细胞和浆细胞为主的弥漫性炎症细胞浸润;真皮下部可见血管周围袖口状炎症细胞浸润,并有明显的血管内膜改变(图 18-5 和图 18-6)。部分病例累及毛囊上皮。通过镀银染色或免疫组化染色容易找到 Tp。

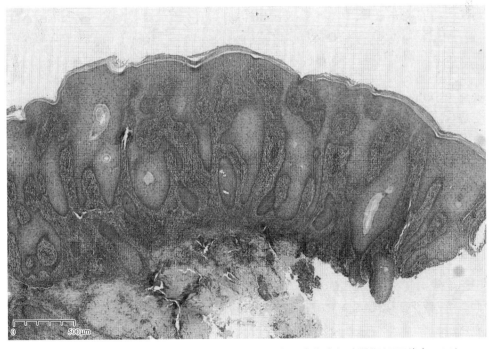

图 18-5　表皮增生,棘层增厚,表皮突下延,真皮浅层密集炎细胞浸润(HE 染色,4×)

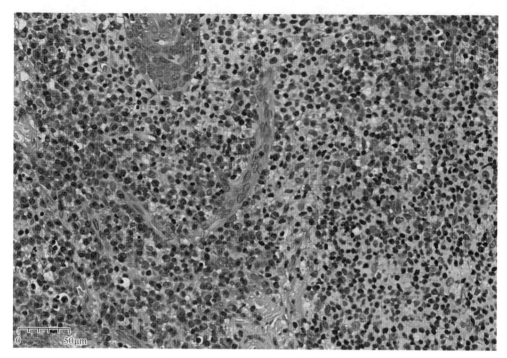

图 18-6　血管内皮细胞肿胀明显，血管腔闭塞，大量淋巴细胞、浆细胞浸润(HE 染色，40×)

（7）梅毒性脱发：毛囊周围以及血管周围有淋巴细胞以及浆细胞浸润，外毛根鞘上皮伴有毛囊周围纤维反应，休止期毛发增多。在脱发组织中可以找到 Tp，其主要分布于从毛囊漏斗部到峡部稍上方的外毛根鞘处。有文献认为 Tp 不侵犯毛乳头。

（8）口腔黏膜斑：表现为黏膜鳞状上皮增生与水肿，中性粒细胞浸润，微脓肿形成；固有膜浆细胞浸润；血管增生，内皮细胞肿胀，血管闭塞，血管周围大量浆细胞浸润；多无肉芽肿形成。

（9）急性梅毒性脑膜炎：表现为以血管周围淋巴细胞和浆细胞为主要炎症细胞浸润的脑膜炎性反应。早期可有动脉炎、颗粒状室管膜炎以及反应性颅底蛛网膜炎。

（10）梅毒性肝炎：可以产生粟粒性肉芽肿，与病毒性肝炎类似；表现为肝实质内散在的局灶性坏死，Kupffer 细胞增生以及胆管周围炎。

（11）梅毒性肾病：肾小球基底膜有颗粒状 IgG 类、补体类等免疫复合物沉积。

（12）毛囊丘疹性脓疱型梅毒疹：血管周围炎症细胞呈围管状浸润，真皮上部弥漫性炎症细胞浸润，可见大量浆细胞，毛囊周围常有上皮样细胞以及巨细胞组成的小肉芽肿。

（13）Ⅱ期复发梅毒疹：真皮内有大量浆细胞、组织细胞以及淋巴细胞灶性浸润，毛细血管内皮细胞肿胀或闭塞，血管扩张，血管周围炎症细胞浸润，甚至是全身性动脉炎。

第三节　Ⅲ期梅毒

Ⅲ期梅毒为梅毒未接受治疗或治疗不充分发展而来，目前比较罕见，主要表现是结节性梅毒疹、树胶肿以及梅毒性近关节炎。病理改变主要在真皮，以淋巴细胞、浆细胞、组织细胞以及成纤维细胞浸润为主，并与上皮样细胞和巨噬细胞共同组成肉芽肿；主要累及皮肤黏膜、骨骼、心血管以及神经系统,组织中 Tp 含量很少,一般无传染性,但病灶组织破坏性大,愈合后可遗留瘢痕。

(1)结节性梅毒疹:真皮内有肉芽肿样改变。在早期,结节是由浆细胞、淋巴细胞、成纤维细胞、上皮样细胞以及巨噬细胞浸润而形成的肉芽肿。干酪样坏死轻微或缺如。大血管多不受累。

(2)梅毒树胶肿:主要累及真皮以及皮下组织,为大量淋巴细胞、浆细胞以及上皮样细胞浸润而形成的肉芽肿,病灶中央可见大片干酪样坏死,坏死组织周围可见上皮样细胞及多核巨细胞浸润。血管管壁增厚,血管腔狭窄甚至闭塞,血管周围有浆细胞以及淋巴细胞浸润,病灶处弹性纤维常被破坏。表皮破溃后可形成溃疡。在恢复期,病灶发生纤维化而形成瘢痕。

(3)梅毒性近关节结节:在早期,在致密的纤维组织内可见由浆细胞、淋巴细胞以及上皮样细胞构成的岛屿样细胞团,血管增多以及管壁增厚,血管周围有淋巴细胞以及单核细胞浸润。到了晚期,结节中央可有坏死,偶见多核巨细胞。在陈旧性病灶中,浸润细胞减少或消退,局部纤维化玻璃样变。

(4)内脏梅毒:表现为内脏的肉芽肿样改变以及弥漫性间质性炎症,其中以弥漫性间质性炎症更为常见。肉芽肿样改变多见于睾丸、肝以及心肌。

(5)黏膜梅毒:常见于口腔、舌、咽喉、鼻腔等处黏膜,与皮肤梅毒同时发生或稍晚于皮肤梅毒发生,表现为硬化性黏膜炎、黏膜梅毒结节以及黏膜树胶肿样病理改变。在早期,硬化性黏膜炎表现为黏膜下以浆细胞、淋巴细胞以及组织细胞为主的广泛炎症细胞浸润,血管周围尤其明显,并可见以上皮样细胞以及巨噬细胞为中心的肉芽肿样结构;到了晚期,随着纤维增多,伴有成纤维细胞增生,可发生纤维化。黏膜梅毒结节主要发生在唇与舌,病理改变与皮肤结节性梅毒疹相似。黏膜树胶肿与树胶肿类似。

(6)心血管梅毒:相关文献报道,约80%的Ⅲ期梅毒有心血管形态的改变,其中约10%出现临床表现。Ⅲ期梅毒对心血管的损害主要累及主动脉、冠状动脉口、心脏瓣膜以及心肌,其中以主动脉炎最常见,主动脉炎里面又以胸主动脉较为常见。主要表现为主动脉内膜动脉粥样硬化样改变,伴钙化,可以累及主动脉的整个内膜面;主动脉中层可出现斑片状坏死,以及弹力纤维碎裂、破坏,之后局灶性纤维化以及瘢痕形成。弹力纤维破坏可导致主动脉扩张以及主动脉瘤;主动脉外膜表现为纤维性增厚,滋养血管炎症细胞浸润明显;主动脉瓣环损害并扩大,可引起主动脉瓣关闭不全。心血管梅毒极少累及心肌以及心内膜,也不直接侵犯瓣叶;偶有主动脉以及心肌树胶肿浸润以及纤维瘢痕形成。

(7)神经梅毒:Tp 侵入神经系统引起的神经系统临床表现。

① 梅毒性脊髓炎:包括脑膜血管型梅毒的神经损害、脊髓硬脊髓膜炎、脊膜脊髓炎、脊髓动脉内膜炎、神经根炎等。主要病理改变包括硬脊膜炎症性增厚,并可能与蛛网膜、软脑膜粘连;脊膜血管性损害,出现血管内膜炎,血管周围有炎症细胞浸润和脊膜损害;脊髓内髓鞘和轴突变性。

② 脑膜血管神经梅毒:表现为动脉炎,通常侵犯小动脉。主要表现是浆细胞以及淋巴细胞浸润滋养血管以及外膜,引起滋养血管闭塞以及血管平滑肌和中层的弹力纤维破坏,内膜下成纤维细胞增生,血管腔逐渐狭窄以及血栓形成,甚至是动脉闭塞,容易引起脑梗死。

③ 麻痹性痴呆:由 Tp 直接侵犯大脑引起的脑脊髓炎。主要表现为脑组织萎缩、脑膜增厚、脑实质慢性变性、脑皮质神经节数目减少和退行变性,以及皮质与白质的神经胶质细胞

增生。具体包括:脑膜以及血管周围浆细胞和淋巴细胞浸润;神经细胞变性以及缺失,小神经胶质和星状细胞增多;血管壁以及小神经胶质中有铁质沉积;部分患者脑组织中有 Tp;蛛网膜下隙也可有浆细胞、淋巴细胞以及含铁质的吞噬细胞浸润。

④ 脊髓痨:主要表现为脊髓后根和后索的退行性改变,以腰骶段为主,但也可累及脊膜、脑膜、脑神经、前角细胞和前根、自主神经系统等;常有轻度或中度的脊膜增厚,以背侧明显;脊髓内血管周围炎症细胞浸润;软脑膜有不同程度的浆细胞、淋巴细胞浸润;蛛网膜中可以找到 Tp。

(8) 消化系统梅毒:食管梅毒主要包括树胶肿以及弥漫性硬化两型。前者起于黏膜下层,硬肿突入管腔,波及黏膜而形成溃疡;后者波及食管上、下部,显微镜下见食管壁上淋巴细胞浸润、上皮细胞增生以及小动脉内膜炎,后期可形成溃疡以及纤维变性。胃的改变表现为树胶肿。

(9) 耳梅毒:最常见的改变是神经-迷路炎,表现为含巨噬细胞的、粟粒大小的树胶肿,骨质破坏,淋巴细胞浸润和阻塞性动脉内膜炎。

(10) 鼻梅毒:主要累及鼻中隔以及下鼻甲和鼻底,也可累及鼻骨以及鼻翼。早期为黏膜下层、内膜、骨膜以及软骨膜间的炎症,之后可形成树胶肿性溃疡、坏死以及树胶肿性浸润,最后瘢痕愈合。

第四节　胎传梅毒

一般认为,在妊娠 18 周前,胎儿不会发生感染。随着妊娠月份增加,胎儿感染的比例升高,到妊娠 8 个月达到高峰。但也有文献报道,在妊娠 9 周以及 10 周的胎儿体内找到了少量 Tp。胎传梅毒几乎可以累及胎儿的所有器官,但没有Ⅰ期梅毒硬下疳的表现。主要组织病理改变是血管内膜增生和闭塞性动脉内膜炎,特点为血管周围单核细胞以及浆细胞浸润。

一、胎盘与脐带病理改变

孕妇感染梅毒后,Tp 通过脐带累及胎盘,表现为胎盘异常增大、增厚、坚硬和苍白。病理改变:局灶性绒毛炎及绒毛坏死,以及母体侧灶性浆细胞和淋巴细胞浸润;绒毛血管内皮和外膜增生,血管闭塞;绒毛增大,不成熟;肉芽组织大量间质增生与沉积;偶有多发性小树胶肿;后期出现胎盘弥漫性纤维化。

如果孕妇未经治疗,则约88%的患者的脐带中可以找到 Tp。其中,组织形态正常的脐带中,有92%发现 Tp;而形态不正常的脐带中,有84%可找到 Tp。

文献报道,活产、有先天梅毒的产妇胎盘组织的主要组织病理改变为坏死性脐带炎、绒毛增大、急性马蹄绒毛组织炎和慢性马蹄绒毛组织炎;而死产、有先天梅毒的产妇胎盘组织的主要病理改变为坏死性脐带炎、绒毛增大、急性马蹄绒毛组织炎、慢性马蹄绒毛组织炎、增生性血管炎和成红细胞增多症。

二、内脏病理改变

(1) 肝:表现为管区的炎性反应,门管和血管周围胶原纤维环状沉积;肝实质局灶性炎症与瘢痕形成,甚至表现为弥漫性肝炎;可以见到弥漫性树胶肿以及活跃的髓外造血;肝组织中可以发现 Tp。

（2）脾：约90％有脾肿大，脾窦扩张，造血细胞活跃；脾血管周围肉芽组织沉积，甚至呈洋葱样改变。

（3）胰腺：炎症比较严重，胰小管隔离、闭塞，腺泡炎症浸润，血管周围环状胶原沉积。

（4）消化道：黏膜下层增宽，黏膜下可见细胞呈泡状核改变，血管周围有颗粒状改变的大核细胞聚集；黏膜固有层以及黏膜下层可检测到 Tp。

（5）肺：约50％有肺损害，表现为肺体积慢性增大、变硬，呈黄白色，肺泡间隔纤维化；间质性肺炎，肺间质充满淋巴细胞、组织细胞以及少许浆细胞；大、中血管周围巨噬细胞浸润。

（6）肾：肾小球间质血管周围单核细胞以及浆细胞浸润；肾小球基底膜 IgA、IgG、IgM 以及补体沉积，但也可能没有补体而只有免疫复合物沉积。

三、骨骼系统

骨骼系统的损害比较常见。文献报道，6个月前的胎儿尸检中，约97％的胎传梅毒患儿有典型骨损害，以骨软骨炎最为常见。病变主要发生在干骺结合部。膜性骨受累时，多表现为局灶性骨膜炎，可引起局限性外生性骨疣以及骨质疏松。无论是软骨内成骨还是膜性成骨，都可引起血管周围炎性细胞浸润，骨小梁侵蚀，最终以纤维化代替。损害严重时，骨骺以及干骺被破坏，骨以及软骨的碎片从骨中分离而形成"假性 Charcot 关节"。骨干还可以出现虫蚀样改变。骨骺端的骨化中心通常不受损害。

在早期胎传梅毒中，骨的损害以骨软骨炎以及骨膜炎最多见，主要累及骺软骨以及骨髓，表现为组织坏死、软骨组织破坏；坏死组织周围有大量的新生血管和结缔组织增生，形成肉芽组织，并有淋巴细胞和多核白细胞浸润。当骨髓腔受累时，可以形成大小不等的感染灶以及溶骨性破坏，并可有树胶肿形成。到了晚期，表现为骨外膜以及内膜增生，骨皮质增厚，骨髓腔变窄。如果婴儿能够成活，多数于半岁左右愈合，没有后遗症。

四、牙

胎传梅毒的新生儿可出现恒牙牙胚、龈乳头中动脉内膜和血管周围炎症细胞浸润。成釉器、龈乳头、中动脉内膜和血管管壁中可以检测到 Tp。损害最终可导致牙齿切缘中心没有釉质，进而导致成熟牙不规则。

五、中枢神经系统

中枢神经系统的损害表现为浆液性脑膜炎或出血性脑膜炎，约1/3有脑脊液异常。

第五节　梅毒螺旋体特异性抗体检测组织中梅毒螺旋体

以往使用暗视野显微镜、镀银染色法直接对体液或组织中的 Tp 进行观察，具有重要的意义。但是，用暗视野显微镜检查，其敏感性较高而特异性较低，且易受观察者技术水平的限制；而镀银染色法的敏感性和特异性均较低，且易受到其他病原体的干扰。近年来，不少实验室开始使用 Tp 特异抗体的免疫组化法来检测组织中的 Tp，取得了较好的效果。在本方法中，Tp 表现为红染或棕色、细长、螺旋状（图18-7）。Ⅰ期梅毒患者的 Tp 主要位于表皮下部近基底细胞层以及真皮血管周围;在直肠黏膜标本上主要位于近浆膜层一侧组织内及血管周围。Ⅱ期梅毒患者的 Tp 主要位于表皮全层、附属器周围、真皮血管周围,但以表皮下部、基底层以及真皮乳头层内较多(图18-7);在淋巴结活检标本中,Tp 主要位于滤泡周围的炎性肉芽组织中。Ⅲ期患者皮肤组织标本的血管壁中也可以检测到 Tp。该方法使用的是特异性抗体,可明显提高组织中 Tp 检测的敏感性和特异性,且可以检测窗口期的疑似患者;但随着患病时间延长,其检出率可能会降低。

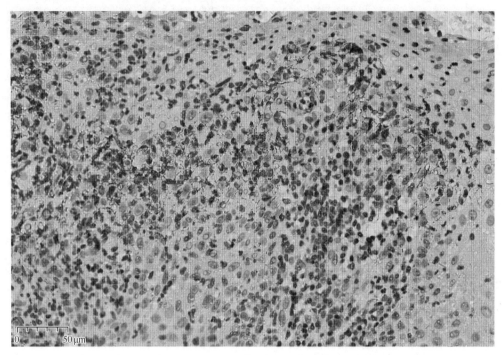

图 18-7　免疫组化显示表皮下部有棕色、细长、螺旋状微生物(放大倍数 40×)
(资料来源:南方医科大学皮肤病医院薛汝增教授惠赠)

(罗迪青)

参考文献

[1] 史玉泉.实用神经病学[M].3版,上海:上海科学技术出版社,2004.

[2] 龙振华.梅毒病学[M].北京:北京科学技术出版社,2004.

[3] 张晓东,赵玉铭.梅毒的诊断与治疗[M].北京:人民军医出版社,2005.

[4] 薛立玮.梅毒的诊断与治疗[M].南昌:江西科技出版社,2004.

[5] 赵来刚,李琴芬,王娇,李瑾,余美桦.梅毒产妇胎盘组织病理活检诊断早期先天梅毒的临床价值[J].中国医学前沿杂志(电子版),2020,12(3):100-103.

[6] 巩慧子,王涛,郑和义,李军.Ⅱ期梅毒41例免疫组化特征分析[J].中华皮肤科杂志,2021,54(10):884-887

[7] 陈洁.梅毒螺旋体的免疫组化法检测意义[D].杭州:浙江大学,2012.

第十九章　梅毒的防控

第一节　防治原则

自 20 世纪 70 年代末、80 年代初性病在我国死灰复燃后,性病疫情经历了逐渐蔓延、快速上升、广泛分布和初步遏制 4 个阶段。为加强性病的防治工作,我国相继出台了一系列政策法规和规划,包括《性病防治管理办法》《中国预防与控制梅毒规划(2010—2020 年)》《预防艾滋病、梅毒和乙肝母婴传播工作实施方案》等,投入了大量经费用于梅毒的母婴传播阻断工作。各地努力落实梅毒控制规划,全部梅毒报告发病率的增长速度得到遏制,反映新发感染的I期与II期梅毒报告发病率呈持续下降趋势(年均下降 8.99%,由 2010 年的 12.18/10 万下降至 2020 年的 4.75/10 万);反映母婴传播的胎传梅毒呈更为显著的持续下降趋势(年均下降 18.53%,由 2010 年的 62.07/10 万活产数下降至 2020 年的 8.00/10 万活产数),达到了梅毒控制规划的目标。

目前,我国性病防治形势依然严峻。梅毒报告发病数持续居我国乙类传染病第 3 位,梅毒流行的危险因素广泛存在,部分人群存在卖淫嫖娼、婚前和婚外性接触、男男性接触等多性伴高危行为;宣传教育不够深入,缺乏针对性,重点人群的梅毒防治知识水平不高和防范意识不强,预防干预措施覆盖面不足;部分医疗机构的梅毒诊疗服务不规范、服务机制不健全、可及性不够,防治队伍能力不足。因此,梅毒的防控任务仍十分艰巨,工作亟待加强。

针对梅毒流行的严峻形势,梅毒防治在原则上要坚持政府主导、部门各负其责、全社会共同参与;坚持综合治理、依法防治、预防为主、防治结合;坚持分类指导、科学防治、精准防控。在行动上,要全面落实各项综合防治措施,健全防治体系,开展健康教育和干预,提高不同人群对性病的认识;开展扩大筛查,加强早期发现与规范诊疗,有效控制梅毒流行,减少梅毒对社会的危害。

第二节　宣传教育

梅毒是梅毒螺旋体(Tp)感染引起的一种性病,其本质上是一种社会病、行为病,缺乏预防知识和高风险的性行为是造成梅毒传播流行的主要原因。对于行为因素所引起的疾病,持续的健康教育、健康促进是具有显著成效的预防措施。因此,完善梅毒健康教育和知识普及的长效机制,通过健康教育为人群树立"自己是健康责任第一人"的理念,提高自我防护意识和能力,是目前预防和控制梅毒最根本的方法之一。同时,采取一系列促使人群改变、减少和避免高危行为,保持低危或安全行为,以及采取一系列加强梅毒早期发现和诊断、及时治疗或转介处理的干预行动,可以有效预防和控制梅毒的流行和传播。

一、定义和目的

健康教育是通过有计划、有组织、有系统的教育活动,促进人们自愿地采取有利于健康的行为,健康教育被广泛应用于各种疾病的防治工作,其实质是一种干预措施,受众人群可以是个体、人群乃至全社会。健康教育的目的是改善、达到、维持和促进个体提高防范梅毒的意识及能力,建立和促进个人、社会对梅毒预防和保持自身健康状况的责任感,帮助人们确定哪些是有害于自己或他人健康的危险行为,从而促进个体和社会采取正确的、有利于健康的行为,实现健康促进。

二、主要模式

(一)大众健康教育

大众健康教育是指利用多种宣传教育形式向范围广泛、为数众多的社会人群传递梅毒防治的知识信息,主要形式和内容包括如下几点。

(1)结合艾滋病防治常态化宣传教育,开展梅毒防治知识的"五进(进社区、进企业、进医院、进校园、进家庭)"活动。可充分利用"世界艾滋病日"和"性病防治主题宣传周"开展面向大众的梅毒防治宣传活动,并将集中性宣传与常态化管理相结合。

(2)要弘扬社会主义核心价值观,落实属地、部门、单位、个人"四方责任",强调"自己是健康第一责任人"的理念,提高大众防范意识和能力,减少社会歧视。

(3)围绕梅毒防治核心信息及防治要点开展:介绍梅毒的主要传播途径、临床表现和健康危害;突出强调梅毒对社会、家庭和个人的危害;指出梅毒与艾滋病感染的关系;介绍梅毒的预防措施;引导正确的求医行为;强调接受规范化治疗的重要性;营造全社会共同参与预防梅毒的氛围。

(二)针对重点人群和高危人群的健康教育

因年龄或职业特点等因素,青年学生、老年人、育龄妇女、孕产妇等重点人群感染梅毒的风险高于大众人群。男男同性性行为者、暗娼、吸毒等高危人群存在着性伴不固定、多性伴、不能坚持使用安全套等高度危险行为,该人群梅毒感染率明显高于其他人群,传播梅毒的风险较高。对重点人群和高危人群的健康教育工作对提高其健康意识和自我预防与保护能力有重要作用,对有效控制梅毒的传播有重要意义。针对此类人群开展健康教育的形式和内容包括如下几种。

(1)在流动人口聚集地、学校、社区、村委会、保健站等地通过流动宣传车、发放宣传教育材料和宣传品、开展健康教育讲座、设置宣传栏、进行现场梅毒预防知识和生殖健康咨询等方式开展针对重点人群的健康教育活动;在高危人群集中的酒吧、歌厅、KTV、桑拿、发廊、按摩中心等场所,在艾滋病自愿咨询检测(voluntary counseling & testing,VCT)门诊、社区药物维持治疗门诊、戒毒/劳教中心等机构,以及在医疗机构性病诊疗相关科室,如皮肤性病科、泌尿科、妇产科等,通过发放宣传教育材料、开展健康教育讲座、进行免费梅毒预防知识和生殖健康咨询、利用人群常用社交软件推送健康科普文章和小视频等形式开展针对高危人群的健康教育。

(2)与艾滋病健康教育结合,积极开展同伴教育和外展服务。与社会组织合作,开展针对高危人群的健康教育,扩大目标人群健康教育的覆盖面和提高可接受性。

(3)针对流动人口、青年学生、老年人、育龄妇女、孕产妇等重点人群的健康教育,应强化梅毒感染危害和感染风险意识,倡导安全性行为,提高自我防护能力,避免和减少易感染梅毒的行为,并促进患者采取正确求医行为。针对青年学生,要支持教育部门结合艾滋病宣传教育将梅毒防治知识纳入学校健康教育课程。针对易感染性病风险行为人群的健康教育,重点在于提高人群的梅毒预防知识知晓率,突出强调梅毒感染危害,强化感染风险意识,提升风险评估能力,有效避免和减少危险行为的发生,并采取正确的求医行为。

(三)医疗机构主动开展的健康教育

具有梅毒感染风险和可疑梅毒临床表现的人群就诊时,医疗机构直接接触患者,是一个主动开展梅毒健康教育的良好平台。开展健康教育的形式和内容包括如下几种。

(1)医疗机构针对就诊者开展多种形式的健康教育,包括:在候诊区播放宣传教育视频、设置宣传资料架可免费取阅健康教育材料、设置宣传栏、张贴宣传海报等,宣传内容可把梅毒与艾滋病防治知识相结合,提高就诊者重视程度和可接受性。

(2)医务人员将梅毒防治贯穿整个诊疗服务的始终:开展梅毒和性病的健康教育时,需要单独的空间,进行一对一交流,保证患者隐私;从开始接诊起,特别是在询问病史的过程中,就可以对就诊者的危险行为进行评估,以确定怎样进行有针对性的健康教育;应视门诊繁忙程度和患者的具体情况,利用数分钟的时间(建议至少 3 min)进行梅毒预防知识讲解、降低危险行为教育,发放有关健康教育的处方和宣传材料,进行性伴通知的指导与安全套促进等。而用药的注意事项、遵医行为教育、安排随访和复诊通常是在开完处方后(或让患者取药返回后)进行。

(3)医疗机构还应积极参与性病防治机构和社会组织开展的梅毒健康教育外展活动,提供梅毒防治知识宣传和就医指导。

第三节　行为干预

一、定义和目的

行为干预是指针对个体与群体的、与梅毒感染有关的危险行为及其影响因素而采取的一系列促使干预对象改变、减少和避免危险行为,保持低危或安全行为,以及促进梅毒感染风险人群的早期发现、早期诊断、早期治疗或转介处理的措施和行动。其目的是减少和避免高危行为的发生,以及早期发现和诊治患者,遏制梅毒在人群中的传播。

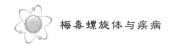

二、不同人群的干预模式和流程

(一)重点人群干预

1. 针对流动人口

对于流动人口,可组织到流动人口密集场所提供现场干预服务,包括宣传、健康教育、咨询和检测;可在流动人群聚集地开设方便门诊,为流动人口提供方便可行的服务;可与医疗卫生、妇幼保健、疾病控制、社区服务、就业保险、法律援助等多方面多部门沟通协作,为流动人群提供适宜的转介服务与后续支持服务;可对具有高危行为和疑似梅毒患者的流动人口建立随访机制,在提供转介服务的同时,密切关注其后续转介到位情况和诊疗情况,必要时可通过电话、网络、社交软件提供帮助;在流动人口中选择有积极性、影响力和传递信息能力较强者为同伴教育者,在其周围人群中传递梅毒预防知识信息。

2. 针对青年学生和社区青年

卫生和教育部门密切配合,在学校、社区等地持久地开展梅毒防治和生殖健康知识讲座,定期提供梅毒咨询检测和转介服务,安放安全套自动售货机;对各类学校的校医和健康教育的任课教师进行预防梅毒及相关知识培训,提升其指导学生开展预防的能力;学校对入学新生发放预防艾滋病、性病(梅毒)健康教育处方;将预防性病(梅毒)相关知识纳入各类学校教学计划,保证一定的授课学时;在各类学校和社区设置专门的宣传栏、宣传园地,内容定期更新,学校的图书馆、阅览室可备有一定数量的性病、艾滋病防治及相关知识读物。

3. 针对老年人

对于老年人,可利用社区网络提供简明易懂的梅毒防治知识宣传,或通过报纸、广播、电视等老年人接触较多的宣传途径开展宣传;可将梅毒与其他常见慢性基础疾病的咨询相结合,以避免老年人尴尬;在老年人常规体检中酌情增加梅毒咨询检测服务。

4. 针对孕产妇

通过各种途径和形式针对广大育龄妇女进行以梅毒为主的性病、艾滋病健康教育和宣传,强调梅毒的传播途径、生殖健康危害、预防措施等,引导正确的求医行为,尤其需加强对农村文化水平较低的妇女的相关知识宣传力度,扩大覆盖面;在婚检中开展梅毒的筛查,以最大限度地减少梅毒母婴传播和不良妊娠结局;妇幼保健机构应在所有孕产妇第一次产检时提供梅毒咨询和检测服务,对检测阳性孕妇应进行规范的抗梅毒治疗;没有治疗条件的妇幼保健机构,应建立运转顺畅的转介网络,确保所有患有梅毒的孕产妇获得及时、规范的治疗;加强对孕产妇梅毒患者所生婴儿的诊断、治疗和随访管理。

(二)高危人群干预

1. 针对男性同性性行为者(MSM)

MSM人群是一群有着自己的社会生活和个人生活的群体,针对MSM人群的干预必须有针对性、有目标、分层次,建立相应的干预策略和方法。在不同地区开展的MSM干预需先了解当地 MSM 社群的活动、需求、分布现状、参与现状及对干预活动的认识;了解当地 MSM 干预工作者的工作现状,以及社会对 MSM 群体的偏见状况和该群体的社会压力表现等。这些有利于干预措施的落实。

性病防治机构要联合医疗机构、社会组织、社会团体和有影响力的个人开展有针对性的 MSM 人群梅毒干预工作,扩大干预工作的覆盖面,提高可接受性和效率。

MSM 人群干预的基本方法包括参与式培训、外展服务、咨询热线、同伴教育、性病诊疗服务、艾滋病自愿咨询检测服务等,干预模式包括如下几种。

(1) MSM 社区组织开展的社区行为干预:早期的干预形式,非常自主,一般缺乏资金支持,具有一定的随意性,目前这种形式的干预已逐渐消失和分化。

(2) 以疾病预防控制部门主导的社区干预:疾病预防控制部门积极开展工作的表现,但是深入人群力度不够,比较机械化,参与感和氛围感较差。

(3) 疾病预防控制部门与社区组织合作的社区干预:目前较为流行的模式,由社区组织在疾控中心的指导和配合下提供服务,使得社区组织的工作积极性提高、号召力加强,对 MSM 人群的切身利益的关注也有所提升,有利于工作的开展。

(4) 性病门诊与社区组织合作的社区干预:一种以性病门诊服务为平台的模式,性病门诊的医生和社区组织联合行动,共同深入社区开展各种干预活动和诊疗咨询,提高目标人群的安全性意识,及时满足性病诊疗的需求,降低性病传播的风险。

(5) 非政府组织介入的社区干预:由相关的非政府组织直接通过项目或资助形式开展的干预,目前工作领域不断扩大。干预内容涵盖了宣传、安全套发放、健康教育、咨询检测、风险评估、诊疗、转介等各个方面。

2. 针对暗娼人群

暗娼人群感染和传播梅毒的高危行为主要是商业性性行为、不安全性行为和不正确求医行为,因此,针对暗娼人群开展的行为干预的主要目的是提高安全性行为,推广 100% 安全套使用;引导正确求医,及时发现和治疗梅毒与生殖道感染。

暗娼人群自身最为关切的需求是妇科病和性病的咨询、诊疗和转归,因此,近年来针对暗娼人群的干预逐步将健康教育宣传、行为干预等与生殖健康服务相结合,并建立了一些干预模式,包括如下几种。

(1) 疾病预防控制中心高危人群干预工作队干预模式:以发放宣传资料、安全套,开展宣传教育和行为干预为主,较少涉及目标人群的健康状况和梅毒、生殖健康问题的咨询,覆盖面窄,可及性较差。

(2) 依托性病门诊开展外展干预工作的模式:医务人员走出诊室,深入高危场所接近目标人群,开展不同形式的外展服务,提供高质量的梅毒医疗服务,转介有需求的目标人群。

(3) 临床医务人员参与疾病预防控制中心的干预活动模式:可提高目标人群对干预工作的可接受性和扩大干预覆盖面。

(4) 依托社区卫生服务中心开展的综合干预服务模式:由社区卫生服务中心、疾病预防控制中心、同伴教育员共同组成,分工协作,各司其职,扩大了覆盖面,更具可持续性。

(5) 依托有关社会组织建立妇女健康服务活动中心的模式:补充了外展服务的不足,提高了门诊医生参与外展工作的可行性,保证了干预工作的质量,但覆盖面有限,需要持续的经费支持。

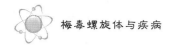

3. 针对性病门诊就诊者

性病门诊就诊者一般为具有感染性病风险的高危人群,目前,大多数医疗机构的性病门诊主要提供性病的诊疗服务,较少开展健康教育和行为干预服务。在性病门诊开展干预工作旨在提升就诊者以梅毒为主的性病预防知识的知晓率,促使其改变高危行为,并加强其性伴的管理。性病门诊提供的干预服务包括以下几个方面。

(1)候诊宣传:通过播放视频、张贴宣传海报、设置宣传栏和导医咨询台等方式,宣传梅毒预防的一般知识。

(2)健康教育处方的发放:制订梅毒健康教育处方,内容包括疾病定义、临床表现、诊疗和预防的注意事项、安全套的正确使用方法等信息。

(3)安全套促进:医务人员在提供健康教育和咨询服务的同时,进行安全套防病作用及正确使用方法的讲解,必要时进行正确使用的示范,并免费发放安全套。

(4)提供咨询服务:医务人员针对就诊者的梅毒或性病防治需求开展一对一的咨询,可以通过设立咨询门诊、艾滋病自愿咨询检测门诊(VCT)等方式开展。

(5)利用中国疾病预防控制中心性病控制中心开发的"携手医访"APP医生/患者端,向患者发放电子干预工具包,包括推送梅毒防治健康知识、提供后续的咨询服务等。

(6)性伴通知:应在保密、患者自愿的情况下通过患者自愿通知或发放性伴通知卡的形式开展性伴通知。

4. 针对吸毒人群

通过深入了解吸毒人群行为状况及其影响因素,进行目标人群的需求评估,从而采取针对性的干预措施。我国目前针对吸毒人群采取的行为干预主要是降低危害,应用各种措施和方法减少使用毒品相关行为所造成的不良后果,主要包括以下几种。

(1)美沙酮维持治疗:提供一种方便、合法、医学上安全有效的药物替代毒品,有助于改善吸毒者的健康状况,为心理和行为干预等综合治疗提供机会。

(2)清洁针具。

(3)梅毒为主的性病咨询检测服务。

(4)安全套促进,减少吸毒诱发的危险性行为。

(5)艾滋病自愿咨询检测。

(6)同伴教育。

第四节 筛查与规范化诊疗

一、梅毒筛查

梅毒筛查是指对有梅毒感染风险的人群进行主动检测,目的在于及早发现梅毒感染者,及时给予诊断和治疗处理,以控制梅毒的进一步传播,具有十分重要的公共卫生意义。

（一）医疗卫生机构梅毒"应检尽检"

医疗卫生机构的梅毒筛查是对未直接寻求梅毒诊疗服务的就诊者开展的梅毒检测。其检测对象为临床医生认为有梅毒感染可能性的人群，包括皮肤性病科、妇科、泌尿科、肛肠科等科室的门诊患者；住院和术前检查的患者、孕妇等；艾滋病自愿咨询检测门诊和社区药物维持治疗门诊就诊者；等等。

1. 筛查主体

建议任何有可能涉及感染梅毒的就诊者的医疗卫生机构均应提供梅毒筛查服务。目前，要求性病诊疗机构（包括综合医院皮肤性病科和皮肤性病专科医院）、综合医院和妇幼保健院的产前门诊、自愿婚前医学检查机构、社区药物维持治疗门诊、艾滋病咨询检测机构、性病预防控制机构等必须开展梅毒筛查工作。

2. 筛查对象

（1）门诊就诊者中发现的可疑梅毒临床表现者：生殖器或肛门周围有溃疡、糜烂、丘疹、斑块，躯干和掌跖部位有红斑、丘疹、斑丘疹、鳞屑性斑丘疹等的患者，尤其是对称分布、无自觉症状、脱发、皮损边缘不清楚或具有虫蚀状等临床表现的患者。

（2）具有高危行为的就诊者：有非婚性行为、有多性伴和临时性伴、发生过不使用安全套的性行为，以及性伴有上述行为或患有性病者。

（3）除专科门诊外，其他临床科室发现的可疑患者：神经科发现的原因不明的脑膜炎或脑膜血管炎患者，及出现精神异常症状者；心血管科发现的原因不明的主动脉炎、主动脉瓣闭锁不全、冠状动脉口狭窄等患者；儿科发现的出现鼻炎、发育不良、哺乳困难、水疱、掌跖脱屑性红斑等症状的新生儿；眼科发现的原因不明的虹膜炎、虹膜睫状体炎、脉络膜炎、视神经网膜炎等患者；口腔科发现的口腔黏膜出现白色或粉红色糜烂性损害且常规治疗无效者。

（4）参加产前保健的孕妇。

（5）接受自愿婚前医学检查者。

（6）所有住院患者、接受器械侵入性操作的患者和手术患者。

（7）梅毒快检为阳性的就诊者，及其他机构转介而来的梅毒疑似患者。

3. 筛查手段

目前，主流筛查手段包括反向检测策略和双检策略两种。反向检测是指首先通过梅毒螺旋体血清试验［如梅毒螺旋体明胶颗粒凝集试验（*Treponema pallidum* particle agglutination test，TPPA）］进行初筛，若结果为阳性，则进一步用任何一种非梅毒螺旋体血清试验［如快速血浆反应素试验（RPR）或甲苯胺红不加热试验（TRUST）］进行复检，确认是否为梅毒。双检是指同时进行梅毒螺旋体血清试验和非梅毒螺旋体血清试验，根据试验结果判断梅毒感染情况。

（二）非医疗卫生机构梅毒"愿检尽检"

非医疗卫生机构"愿检尽检"主要是指在社会层面进行的梅毒筛查，通常包括社会组织针对特殊人群（如 MSM 和暗娼）所开展的检测筛查，以及个体购买检测试剂后进行的自我检测筛查。这类筛查可以覆盖医疗卫生机构难以触及的特殊群体，工作方式灵活且易被这些人群所接受,是梅毒干预工作中不可替代的部分。

(1)筛查主体:社会组织、其他非医疗卫生机构性质的公益类组织及个人。

(2)筛查对象:具有高危特征但没有前往医疗机构进行筛查的个体,如发生过无保护的同性性行为、有多性伴或临时性伴、已知患有其他性病或 HIV 感染、性伴有上述行为或患有性病。

(3)筛查手段:先采用梅毒快速检测试剂盒(一般为胶体金法)进行初筛,如结果为阳性,则前往医疗机构进行进一步筛查。

二、梅毒转介

梅毒筛查阳性者需结合病史和临床表现才能明确诊断,进一步给予规范治疗和处理。因此,对于在没有条件给出明确诊断或治疗处理的机构发现的梅毒筛查阳性者,必须转介到有相应条件的机构或部门进行下一步的处理。只有落实梅毒筛查阳性者的"应转尽转"原则,才能真正有效地遏制梅毒的传播和蔓延。

(一)转介对象

(1)无性病诊疗资质的医疗机构发现的梅毒血清学阳性者。

(2)在有性病诊疗资质的医疗机构内非专业科室所发现的可疑梅毒病例,建议归口进行统一管理,均转介到本院的皮肤性病科进行确诊和治疗,或者请专科医生会诊提供诊疗方案。

(3)无性病诊疗资质或条件的医疗机构或妇幼保健机构对孕妇进行梅毒血清学常规检测时发现的血清抗体阳性者。

(4)非性病专业机构(如妇幼保健院的产前门诊、自愿婚前医学检查机构、社区药物维持治疗门诊、艾滋病咨询检测机构、采供血机构、出入境检验检疫机构等)发现的梅毒血清学阳性者。

(5)社会小组或其他非医疗机构组织筛查出来的梅毒血清学阳性者。

(6)患者就诊的医疗机构实验室不能满足梅毒诊断需求,可将患者的临床标本转送至其他有条件的实验室。

(二)转介程序

每个县(区)的卫生健康行政部门应指定至少一家医疗机构作为当地梅毒检测、治疗和会诊机构,该机构应具备梅毒诊疗资质和技术能力,有能力承担当地梅毒的转介、会诊等工作。

转出机构为每个梅毒血清学阳性患者填写《转介卡》,标明姓名、性别、年龄、检测结果、接诊机构名称、地址、联系方式等,并将所有转诊信息记录在转诊登记簿上,内容包括转诊原因、转诊接收单位、随访和患者反馈等信息,并要求接诊机构人员填写转介卡的确认栏,以便获得反馈。

《转介卡》可印制为三联形式,其中一联留底,两联给患者。患者到接诊机构就诊后,将《转介卡》的一联给接诊机构留底,由接诊医生在另一联填写诊断和治疗情况,由患者反馈给转诊单位。转出机构可通过核对《转介卡》的反馈,或电话联系接诊单位确认转介是否成功。

对于部分医疗机构开展的梅毒血清转介,转出机构的医务人员应将血清样本妥善运往转介实验室,转介实验室应及时检测并出具书面检测报告。

三、规范诊疗与随访

医疗机构提供规范的梅毒诊疗对梅毒的预防和控制有着极其重要的作用。尽快地进行规范诊断和治疗是梅毒患者得到治愈、传染源得到消除的重要保证。对患者的规范随访能较好地评估治疗效果以及了解治疗后患者病情的变化。梅毒的规范诊疗实践包括梅毒的检测、诊断、治疗、复查和随访。

(一)行政保障

1. 健全梅毒诊疗机制

各级卫生健康行政部门应加强对梅毒控制的组织、领导,根据当地梅毒流行情况,健全和完善梅毒规范化诊疗体系。合理设置性病诊疗机构,加强医疗卫生机构实验室的建设,完善诊疗网络,提高梅毒诊疗的可及性;规范承担梅毒等性病医疗工作的各级医疗卫生机构的资质和人员准入。承担梅毒等性病医疗工作的医疗机构应具备开展梅毒诊疗的场地、设施、人员和技术条件,能够为就诊者提供一对一的诊疗空间,能开展梅毒诊断试验(非梅毒螺旋体血清学试验和梅毒螺旋体血清学试验),并制定相应的规章制度。医疗机构、妇幼保健机构、社区卫生服务机构之间建立有效的梅毒转介、会诊制度。

2. 加强性病医疗质量控制体系建设

各级卫生健康行政部门要建立健全各级性病医疗质量控制网络,并将提供梅毒规范诊疗作为医疗机构工作考核的重要指标之一。性病医疗质控机构通过培训、质控、督导等加强对医疗机构性病诊疗服务的技术指导和考核工作,提高医疗服务质量。医疗机构应定期开展性病医疗质量的自查和整改,接受质控机构的质量考核。

3. 完善梅毒治疗药物保障体系

医疗机构应配备有效治疗梅毒的药物(苄星青霉素或普鲁卡因青霉素、青霉素、头孢曲松、多西环素等),规范药品的储存和使用管理。

4. 完善检测体系

医疗机构和妇幼保健机构应开展梅毒螺旋体血清学试验和非梅毒螺旋体血清学试验。鼓励有条件的医疗机构开展针对早期梅毒的实验室检测,包括病原学检测(暗视野显微镜检查、镀银染色显微镜检查或核酸检测技术)、IgM 抗体检测等。

(二)医务人员诊疗能力建设

1. 提高医务人员梅毒诊疗能力

医疗机构内承担梅毒诊疗的相关医务人员都应定期接受相关的专业知识和技能培训。各省应根据国家要求和当地需要制订培训计划,针对不同等级的医疗机构开展专业知识和技能培训,提高医疗保健机构及医务人员的诊疗水平和能力,为梅毒感染者提供规范化的诊断、治疗、预防、咨询等。主诊医师必须获得省或市级性病临床专业培训证书,且以后至少每3 年培训一次。

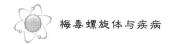

2. 规范对梅毒病例的诊断与治疗

医疗机构应对梅毒患者实行早诊早治,规范治疗的原则,建立并严格执行性病诊疗服务的各项规章制度。医务人员在梅毒临床诊疗工作中,应遵守医德规范,不得歧视性病患者,尊重和保护就诊者的隐私,严格执行保密制度,严禁擅自公开就诊者的相关信息。首诊医师应负责就诊者的诊断、治疗、疫情报告、预防服务、随访等。应根据最新的中华人民共和国卫生行业标准《梅毒诊断》(WS273—2018)和治疗指南开展临床诊疗服务。主诊医师应掌握梅毒诊断标准、病例分类和病例上报要求、治疗指南,合理、规范地使用药物,并做好复查和随访。要按照国家法律法规及时进行疫情报告,并为就诊者提供健康教育与咨询、性伴通知、安全套促进等预防服务。

(三)诊疗实践

1. 检查与诊断

临床医师应根据就诊者的流行病学史、临床表现和实验室检查进行梅毒诊断。主诊医师应完整采集患者的病史,包括性行为史、婚育史、治疗史等,对患者进行全面系统的体格检查,包括全身皮肤黏膜、淋巴结、骨骼、心血管、神经系统等。

对于非梅毒螺旋体血清学试验筛查阳性者,应做梅毒螺旋体血清学试验,以进一步确证是否为梅毒感染和排除生物学假阳性反应。对于梅毒螺旋体血清学试验筛查阳性的患者,应做非梅毒螺旋体血清学定量试验,以进一步评估患者的疾病活动程度和指导治疗。对梅毒感染者应进行其他性传播疾病,包括艾滋病的筛查。

对于有神经系统症状、眼部症状及非梅毒螺旋体血清学试验持续高滴度者,可行腰椎穿刺做脑脊液常规、脑脊液生化和梅毒抗体检查,以进一步排除神经系统感染。

2. 规范治疗

(1)治疗原则:及时、足量、足疗程治疗,疗后定期随访,性伴同查同治。

(2)药物和剂型的选择:① 早期梅毒和晚期皮肤梅毒用苄星青霉素(长效青霉素)或普鲁卡因青霉素;② 神经梅毒和心血管梅毒用水剂青霉素;③ 头孢曲松可作为早期梅毒、神经梅毒、眼梅毒、耳梅毒的替代治疗药物;④ 青霉素过敏者选用多西环素(8岁以下者禁用)。

3. 复查和随访

梅毒患者经足量规则治疗后,应定期随访观察,包括全身体检和复查非梅毒螺旋体血清学试验滴度。

对于不同时期的梅毒患者,每次的复诊时间和随访时间有不同的要求,应按照诊疗指南要求来进行。

第五节　实验检测与质控

梅毒的实验室检测工作是梅毒防治工作的重要环节,主要包括建立梅毒实验室质量管理网络、加强实验室能力建设、规范实验室检测技术、开展实验室检测质量考评督导等方面的内容。

一、建立梅毒实验室质量管理网络

各级地方卫生健康行政部门应重视梅毒检测实验室的质量管理,保证性病诊疗机构梅毒实验室负责人和技术人员队伍的稳定,保证实验室空间足够和所需仪器设备齐全,并定期进行督查。

各级卫生健康行政部门要根据本地性病流行情况和防治工作需要,在建立健全省级性病中心实验室的基础上,完善国家、省、市三级性病实验室质量管理体系。省级性病中心实验室要接受国家性病参比实验室组织的实验室工作质量考核,并负责全省梅毒检测实验室的质量管理和督导。性病诊疗机构的梅毒检测实验室应开展质量管理,二级甲等以上医疗机构梅毒检测实验室应参加相关机构组织的实验室质量考核。

二、加强实验室能力建设

(一)人员培训

梅毒检测技术人员需经过上岗培训和在岗持续培训。上岗培训内容应包括梅毒检测基础知识、梅毒检测技术、实验操作流程、检测的临床意义、质控要点、生物安全等,能独立熟练地进行操作并经考核合格,持证上岗。在岗持续培训指在工作中根据需要再次接受培训,实验室技术人员至少每 3 年接受一次复训。

(二)设备及环境

开展梅毒血清学检测的实验室需要满足实验室管理和生物安全要求。实验室应根据开展的检测方法配备基本仪器设备。

(三)试剂

梅毒血清学检测必须采用经国家药品监督管理局注册批准的试剂。不同厂家生产的同一种试剂的敏感性和特异性存在一定的差异,应选择临床质量评估敏感性和特异性高的试剂。

三、规范实验室检测技术

省级梅毒中心实验室应具备开展各种梅毒血清学检测方法、梅毒血清学检测质量控制和评价的条件和能力。各级医疗卫生机构的梅毒检测实验室应根据其实验室级别和承担的任务开展梅毒实验室检测。三级甲等医疗卫生机构应能够开展非梅毒螺旋体血清学试验和梅毒螺旋体血清学试验。二级甲等医疗卫生机构应能够开展非梅毒螺旋体血清学试验和至少一种梅毒螺旋体血清学试验。一级甲等医疗卫生机构应能够开展至少一种梅毒血清学检测方法。

所有开展梅毒检测的实验室应参照梅毒诊断行业标准和梅毒实验室检测指南进行检测操作,并制定所开展检测项目的标准操作程序(standard operating procedure,SOP)。

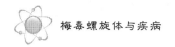

四、实验室质量控制

进行梅毒检测的实验室应定期进行实验室质控。实验室质控包括内部质控和外部质控。

(一)内部质控

内部质控是指由本实验室组织的质控,包括样品接收、保存、检测至报告的各个环节。省级中心实验室应经过国家性病参比实验室认可,并按照国家性病参比实验室的相关要求建立质控机制。

(二)外部质控

外部质控是由本实验室之外的机构或单位组织对本实验室质量保证和质量控制工作的评价。外部质控包括职能工作考核和实验室能力验证。职能工作考核主要评价实验室的质量保证工作。能力验证或室间质控主要评价实验室的质量控制工作,是检验实验室对未知样品的检测结果是否正确的能力。所有梅毒检测实验室应参加外部质控。外部质控内容包括职能工作考核(问卷调查和现场评价)、能力验证等。

第六节　监测与流行病学调查

梅毒监测与流行病学调查是梅毒防治工作的重要基础,通过积极开展被动和主动的疫情监测,同时进行相关的流行病学专题调查,可以有效地评估梅毒流行情况,发现影响流行的危险因素,以便能够更好地制订梅毒防控策略与措施,同时也可以更加有效地评价梅毒防治成效。

一、监测

梅毒监测是指连续、系统地收集、分析人群中梅毒发病、患病、分布及其危险因素的资料,是一项长期、系统性的流行病学调查策略。

(一)监测对象

监测病种为梅毒,梅毒病例应符合最新的卫生行业标准《梅毒诊断》(WS273—2018),包括Ⅰ期梅毒、Ⅱ期梅毒、Ⅲ期梅毒、隐性梅毒和胎传梅毒。监测人群理论上应为所有具有梅毒患病风险的人群。

(二)主要监测指标

(1)梅毒发病率:从监测开始到经过一段时间后新发展成为梅毒的患者在调查的监测人群中所占的比例。

（2）梅毒患病率：在某个特定时间点调查的监测人群中梅毒患者所占的比例。

（3）行为流行率：在某个特定时间点调查的监测人群中具有某种特定行为（如安全套使用、高危性行为、梅毒 HIV 检测）的人所占的比例。

（三）被动监测策略

梅毒被动监测主要通过常规的病例报告形式进行。根据《中华人民共和国传染病防治法》，梅毒为乙类传染病。提供梅毒诊疗服务的医疗机构，其医务人员在日常诊疗工作过程中，每诊断一例新发的梅毒病例，必须由医院公共卫生科或相关科室在规定时间内填写《传染病报告卡》，并通过网络平台进行网络直报。医院公共卫生科或相关科室工作人员同时负责对填报病例报告信息进行审核和订正。在当地卫生行政部门协调下，性病预防控制机构定期组织对医疗机构填报的梅毒病例报告信息的准确性进行核查。

相较于常规病例报告，哨点监测是一种加强形式的梅毒被动监测。

1. 选择哨点监测地区或机构

哨点监测点的选择主要考虑当地梅毒流行水平，目标人群类型、分布、数量、流动性、变化等。监测点需要具备以下几个条件：① 监测点内的调查对象数量满足样本量需要，最好在连续的检测过程中能满足样本量的要求；② 具有良好的梅毒实验室检测与标本保存条件；③ 能组建专门的调查队伍，调查人员具有良好的业务素质，接受过专业培训；④ 能很好地组织与协调调查工作；⑤ 与活动场所或开展调查的单位保持良好的关系，能够保证调查和标本采集工作顺利开展。

2. 建立哨点监测系统

完整的监测系统应当包括监测网络、原始数据记录与报告系统（信息系统）、网络和数据管理系统。监测系统内卫生行政部门负责领导、协调和制订梅毒监测规划，为监测系统运转提供保障；疾病控制机构负责监测的实施与管理，包括数据收集、汇总、分析、分发和反馈、监测的督导与评价等；临床机构或哨点机构负责病例的筛查、检测、诊断、标本采集检测、记录与报告等，主要在所提供服务的人群范围内开展工作。我国目前已经建立了覆盖 31 个省份、300 多个地市、2900 多个县区、1.5 万家医疗机构的性病疫情监测管理网络，覆盖全国105 个县区的性病监测点网络，以及覆盖 72 家医疗机构的哨点医院疫情监测网络。

3. 监测调查对象选择

主要调查对象包括：

（1）男男性行为者：与男性有过同性性行为的男性，主要来源为网络、男男酒吧、茶吧、洗浴中心等。

（2）暗娼：通过性服务或性交易换取金钱、财务或其他利益的女性，主要来源为洗浴中心、夜总会、酒吧、网络、宾馆、酒店、羁押监管场所等。

（3）性病就诊者：有性病相关主诉，或高危行为，或患有性病而主动到医疗机构就诊的人群，主要来源为提供性病诊疗服务的医疗机构相关门诊。

（4）VCT 和美沙酮门诊患者：前往 VCT 或美沙酮门诊的患者。

（5）吸毒者：口服、吸入或注射各类成瘾性药物的群体，主要来源为各类娱乐场所和羁押、监管场所。

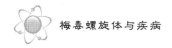

4. 资料收集和分析

定期收集和分析哨点监测数据,如果分析结果显示有明显异常的疫情变化情况,则需要考虑对特定地区或人群开展相应的梅毒流行病学专题调查。

(四)主动监测策略

通过在固定地区主动开展定期、系统的人群梅毒患病率监测和危险行为监测,观察梅毒流行变化趋势,分析影响变化的危险因素。

1. 明确监测目的

主要的监测目的是评估特定人群中梅毒问题的严重情况;发现梅毒患病率较高的亚人群;确定梅毒防治及干预的重点人群;监测特定人群梅毒患病率随时间变化的趋势;评估特定地区梅毒患病的估计数和评价疾病负担。

2. 监测调查对象选择

调查对象的选择一般根据调查目的和当地梅毒流行水平确定。如果当地梅毒发病率低,或者梅毒处于低流行水平,则调查对象主要集中在高危人群,如暗娼、男男性行为者、性病就诊者、吸毒者等;如果当地性病发病率较高,或者梅毒处于集中流行水平,则在调查高危人群之外还需调查重点人群,如长途卡车司机、妇幼门诊就诊者;如果当地梅毒发病率很高,或梅毒处于广泛流行水平,则调查对象应包括高危人群、重点人群与普通人群,如孕产妇、婚检人群等。

3. 资料收集和分析

定期收集和分析哨点监测数据,如果分析结果显示有明显异常的疫情变化情况,则需要考虑要对特定地区或人群开展相应的梅毒流行病学专题调查;如果分析结果显示某项危险行为因素与疾病流行显著相关,则要考虑就此开展相关干预行动。

二、专题调查

专题调查是针对梅毒流行与预防控制中出现的突发的、专项的问题而专门设计开展的调查,是一项短期、非系统、非连续性的流行病学调查策略。

(一)调查内容

梅毒流行病专题调查主要包括以下几种情况。
(1)梅毒疫情漏报率及漏报原因调查。
(2)梅毒疫情上升或下降的原因调查。
(3)高危人群或特定人群(如男男性行为人群)梅毒暴发的原因调查。
(4)不同人群的梅毒患病率调查。
(5)梅毒导致的并发症和后遗症发病率及患病率调查。
(6)特定地区内性病门诊梅毒规范化诊疗情况调查。
(7)特定地区梅毒实验室检测方法调查。
(8)其他专题调查。

（二）调查实施

梅毒流行病专题调查的设计、组织、实施与科研课题一致,首先,制定完善的调查方案,包括调查问题的提出与背景、目的、内容、方法、调查表格等;其次,需要制订详细的经费预算方案,囊括整个调查过程中可能产生的所有费用。专题调查的组织实施和队伍建设需要根据调查问题的大小、调查的范围、涉及的调查对象与机构等确定,一般可以由公共卫生机构与研究机构或大学开展合作,共同开展专题调查。整个调查过程中需要定期收集和录入资料,资料收集完成后应进行质量评估并注明来源。调查结束后要对资料进行分析并撰写专题调查报告。

（杜方智　郑晓丽　张　栩　王千秋）

参考文献

[1] 王千秋,刘全忠,徐金华,周平玉,苏晓红.性传播疾病临床诊疗与防治指南[M].上海:上海科学技术出版社,2020.

[2] 梁国钧.性病防治培训手册:预防与干预[M].北京:人民卫生出版社,2011.

[3] 中华人民共和国卫生部.中国预防与控制梅毒规划（2010—2020）[Z].卫疾控发〔2010〕52 号,2010.

[4] 梁国钧.性病艾滋病防治工作的有效结合[J].中国艾滋病性病,2011,17(05):594-596.

[5] 童戈.艾滋病防治工具书:MSM 人群干预[M].北京:人民卫生出版社,2005.

[6] WANG C,CHENG W,LI C,et al. Syphilis self-testing:a nationwide pragmatic study among men who have sex with men in China[J]. Clin Infect Dis,2020,70(10):2178-2186.

[7] LU Y,NI Y,LI X,et al. Monetary incentives and peer referral in promoting digital network-based secondary distribution of HIV self-testing among men who have sex with men in China:study protocol for a three-arm randomized controlled trial[J]. BMC Public Health,2020,20(1):911.

[8] CHENG W,WANG C,TANG W,et al. Promoting routine syphilis screening among men who have sex with men in China:study protocol for a randomised controlled trial of syphilis self-testing and lottery incentive[J]. BMC Infect Dis,2020,20(1):455.

[9] DONG W,ZHOU C,ROU K M,et al. A community-based comprehensive intervention to reduce syphilis infection among low-fee female sex workers in China:a matched-pair,community-based randomized study[J]. Infect Dis Poverty,2019,8(1):97.

[10] 蒋娟,杨凭,王千秋.性病门诊干预工作手册[M].上海:上海科技出版社,2007.

[11] 杜方智,郑志菊,王千秋.非性病诊疗机构梅毒的筛查与转介[J].中国艾滋病性病,2019,25(03):320-322.

[12] 梁国钧.医疗机构梅毒的筛查和转介[J].中国艾滋病性病,2015,21(08):731-733.

[13] YANG F,ZHANG T P,TANG W,et al. Pay-it-forward gonorrhoea and chlamydia

testing among men who have sex with men in China:a randomised controlled trial[J]. Lancet Infect Dis,2020,20(8):976-982.

[14] BARROW R Y,AHMED F,BOLAN G A,et al. Recommendations for providing quality sexually transmitted diseases clinical services,2020[J]. MMWR Recomm Rep, 2020,68(5):1-20.

[15] 尹跃平.性传播疾病实验室检测指南[J].北京:人民卫生出版社,2019.

[16] 中华人民共和国国家卫生健康委员会.梅毒诊断(WS 273—2018)[S].北京:中国标准出版社,2018.

[17] 中华人民共和国卫生部.性病防治管理办法[J].北京:中华人民共和国卫生部,1991.

[18] LEWIS D A,LATIF A S,NDOWA F. WHO global strategy for the prevention and control of sexually transmitted infections:time for action[J]. Sex Transm Infect, 2007,83(7):508-509.

[19] 龚向东.性病防治培训手册:疫情监测[M].北京:人民卫生出版社,2011:5.

[20] GHANEM K G,RAM S,RICE P A. The modern epidemic of syphilis[J]. N Engl J Med,2020,382(9):845-854.

第二十章　梅毒螺旋体疫苗

　　梅毒是由梅毒螺旋体（Tp）引起的慢性系统性性传播疾病，其在世界范围内广泛流行，尤其是一些发展中国家及经济水平较差的国家，目前已成为全球普遍关注的公共卫生问题。据世界卫生组织（World Health Organization，WHO）统计，全球每年新发梅毒患者约 1 200 万，而且发病率呈逐年上升趋势。尽管至今未发现对青霉素耐药的 Tp 菌株，但青霉素过敏患者的存在与耐大环内酯类 Tp 菌株的流行给梅毒的治疗带来了极大的困难。因此，迫切需要寻求其他有效手段进行梅毒的预防和控制。疫苗是目前预防和控制梅毒流行最经济有效的干预措施。与其他病原体疫苗研究相比，Tp 疫苗研发存在一定限制，如 Tp 外膜脆弱，Tp 无法进行基因操控，Tp 的基础研究相对较少等，严重影响了 Tp 疫苗研发的进程。Tp 疫苗的研究主要经历了灭活疫苗、减毒活疫苗、重组亚单位疫苗和 DNA 疫苗阶段，但目前均尚未进入临床应用，希望在未来可以通过接种疫苗来进行梅毒的有效防控。本章节主要从 Tp 疫苗类型、Tp 疫苗研究的难题与解决方法等方面出发，详细阐述 Tp 疫苗研发的现状，为未来 Tp 疫苗研究提供思路与方向。

第一节　梅毒螺旋体疫苗的研究现状

　　从人类历史的记载来看，没有有效的疫苗就不可能彻底消灭对应的传染性疾病。最初的疫苗始于 1796 年英国 Edward Jenner 研发的预防天花的牛痘苗。疫苗是将病原体及其代谢产物经过人工减毒、灭活或利用基因工程技术等方法制成，用于预防传染病的具有刺激机体免疫系统产生免疫力的主动免疫生物制剂。

　　Tp 疫苗可预防 Tp 的传播，增强机体对 Tp 的抵抗力，改善机体的健康状态，有望成为降低梅毒发病率和死亡率的最佳方法，对控制梅毒大范围流行至关重要。尽管目前乙型肝炎病毒（hepatitis B virus，HBV）和人乳头状瘤病毒（human papillomavirus，HPV）等病原体的疫苗已应用于临床，但 Tp 的实验性疫苗尚未获得成功。近年来，Tp 体外可持续培养的突破使 Tp 基因的操纵成为可能，为研发安全有效的 Tp 疫苗奠定了基础；反向疫苗学与减法基因组学也相继应用于 Tp 的研究，进一步推动了 Tp 疫苗研发的进程。认识到研发 Tp 疫苗的潜力以及需求后，WHO 和美国国立变态反应和感染性疾病研究所（National Institute of Allergy and Infectious Diseases，NIAID）共同撰写了这方面的课题研究。为了激发科学们对研发性传播病原体疫苗的热情，该项课题将 Tp 等 5 种性传播病原体疫苗列为优先发展的疫苗。目前，Tp 疫苗的研究已经取得部分进展。

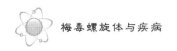

第二节　梅毒螺旋体疫苗的种类和应用

一、灭活疫苗

(一)原理

灭活疫苗是一类利用物理或化学等方法灭活病原微生物,但仍保留其抗原性的生物制剂。

(二)特点

灭活疫苗主要诱导特异性抗体产生。由于其不能进入宿主细胞内增殖,不能通过内源性抗原提呈的方式诱导细胞毒性 T 淋巴细胞(cytotoxic T lymphocyte,CTL)的产生,因此,灭活疫苗不能有效诱导 CTL 介导的细胞免疫应答。由于抗体持续时间短,因此通常需进行多次接种,菌体部分抗原成分还能诱导自身免疫或免疫病理损害,有时可引起较重的注射局部和(或)全身反应。

(三)应用

Metzger 等将经 4 ℃短期(7~10 天)储存的无活力的 Tp 以静脉注射和肌注方式多次免疫新西兰兔后,首次证实 Tp 菌体抗原能产生部分性保护,而化学灭活或热灭活 Tp 可能破坏 Tp 脆弱的外膜蛋白,从而无法诱导兔产生免疫保护。1973 年,Miller 以 γ 射线照射灭活的 Tp 大量、反复静脉注射新西兰兔,经历 37 周免疫期后以有毒株攻击该新西兰兔,证实其获得了完全保护,并激发了长期无菌免疫。以上研究初步证实:

(1)灭活 Tp 疫苗可诱导动物产生有效的抗 Tp 免疫应答。

(2)Tp 表面抗原对免疫保护作用起着决定性作用,但 Tp 表面抗原很脆弱,而且对热不稳定。

(3)不同 Tp 菌株的保护性抗原不同,Tp 免疫不能诱导宿主产生针对异源 Tp 菌株的交叉免疫保护。灭活疫苗接种不能取得良好免疫保护效果主要是因为采用物理或化学方法处理 Tp 破坏了其表面不稳定的抗原。

因此,大多数研究者将研究焦点集中于 Tp 的外膜蛋白(outer membrane proteins,OMPs),但 Tp 外膜中的脂质也有待探索。该法较为烦琐,费用昂贵,免疫时间过长,而且不能产生完全保护,限制了 Tp 灭活疫苗的研发和应用。

二、减毒活疫苗

(一)原理

将病原体野毒株在适宜培养基或宿主细胞中反复传代或应用不同化学诱变剂对其诱变

后传代而获得的毒力丧失或明显降低,但保留了其免疫原性的活病原体,即减毒活疫苗。减毒活疫苗以类似隐性感染或轻症感染的方式促进原病原体上多种目标抗原被机体免疫细胞识别、加工和提呈,在不发病的情况下可引起机体出现类似原病原体自然感染的黏膜、体液和细胞免疫应答。

(二)特点

减毒活疫苗的特点:① 多种接种途径;② 只需接种一次;③ 能诱导体液免疫、细胞免疫。由于接种后病原体能在机体内生长繁殖,因此对机体刺激时间长,免疫效果好。但减毒株生产工艺较复杂,成本高,需要冷链运输,接种后在机体内可能存在毒力恢复的风险,有些菌体成分还可能诱导自身免疫或其他免疫病理反应。此外,由于接种减毒活疫苗易诱发免疫缺陷者和孕妇出现严重疾病,因此一般不对这类人群进行接种。

(三)应用

20 世纪 70 年代,人们建立了 Tp 的新西兰兔感染模型,用于研究 Tp 减毒活疫苗的免疫保护性。与灭活疫苗相比,减毒活疫苗具有免疫原性强、免疫力持久等优势,但对自身免疫功能障碍者来说,减毒活疫苗具有潜在的致病风险。以 4 ℃冷藏、100 ℃加热或青霉素处理过的 Tp 免疫家兔仅能获得部分保护性免疫。以 γ 射线处理的 Tp Nichols 株免疫新西兰兔 36 周后再在真皮内接种同种 Tp,接种部位未形成硬性下疳且淋巴结穿刺检查未发现 Tp,因此,新西兰兔获得了针对 Tp Nichols 株的完全性保护性免疫,而且免疫保护作用持久。Tp 外膜蛋白是引起机体获得免疫保护作用的主要原因,这为 Tp 减毒活疫苗及外膜蛋白疫苗的研究奠定了基础。尽管目前 Tp 的体外可持续培养取得突破,但该方法对 Tp 菌量需求大、耗时长,难以应用于人体。

三、重组亚单位疫苗

(一)原理

重组亚单位疫苗是通过 DNA 重组技术制备,以微生物的某种或多种抗原作为保护性免疫原的疫苗,又称为重组抗原疫苗。

(二)特点

重组亚单位疫苗不含活的病原体或核酸,而且因去除了与保护性免疫无关的成分,所以不良反应少,安全性高,成本低廉,纯度高,稳定性好,但免疫原性较低,需要联合免疫佐剂才能取得良好的免疫保护效果。

(三)应用

由于 Tp 不能在细胞内繁殖,因此 CTL 作用甚微。目前认为,Th1 型细胞因子(如 IFN-γ)活化巨噬细胞是清除早期局部 Tp 的主要机制,而 Th2 型应答产物抗体能调理巨噬细胞吞噬 Tp,所以,理想的梅毒疫苗分子应能同时诱导 Th1 型和 Th2 型免疫应答。OMPs 直接接触免疫系统,是其相应特异性抗体调理吞噬细胞吞噬的靶分子。此外,黏附素(OMPs 成分)抗体还能阻断 Tp 感染、定植和扩散。因此,OMPs 成为梅毒疫苗的主要候选分子,寻找合适的 OMPs 成为 Tp 重组亚单位疫苗研发的关键。然而,由于 Tp 的 OMPs 稀少,外膜十分脆弱,因此 Tp 体外培养困难,难以进行基因操作,筛选和鉴定 OMPs 十分困难。目前,重组外膜蛋白 Tp92(Tp0326)、TprK(Tp0897)、TprI(Tp0620)、Tp0155、Tp0453、Tp0136、Tp0751等的免疫保护性在兔模型中已被评价。其中,Tp92 是明确的 OMP,是 Tp 所有蛋白中唯一与革兰氏阴性菌 OMPs 序列同源的蛋白。Tp92 在不同临床 Tp 菌株之间高度保守,可以诱导机体产生较强的部分保护性免疫,从而获得不同菌株间的交叉免疫保护。TprK 的 C 区具有高保守性的氨基酸序列,能获得不同菌株间的免疫保护,可能是潜在的疫苗成分。黏附素 Tp0751 与 Tp0136 免疫后可延缓病损的发展并抑制 Tp 向机体远端器官扩散,促进局部炎症细胞浸润,产生部分保护性免疫,可能是重要的梅毒疫苗候选分子。但也有研究显示,Tp0751 虽然株间高度保守,但表达丰度低,可能不是表面暴露的黏附素,而且也未能获得免疫保护性。Tp0136 在 Tp 株间高度异质性,其保守区能否诱导 Tp 菌株间的交叉保护还需要进一步评价。

此外,内膜脂蛋白 TpN15(Tp0171)、TpN47(Tp0574)、TmpB(Tp0769),周质蛋白 Gpd(Tp0257)、4D 抗原(TpF1/Tp1038)、TprF(Tp0316)及鞭毛蛋白的保护性也已被评价,其中,Gpd、4D 抗原、TprF 与鞭毛蛋白免疫显示出部分保护性,这表明筛选梅毒疫苗分子不应仅限于膜表面蛋白。但是,Tp 独特的细胞形态学结构很大程度上限制了 Tp OMPs 的确定及其在重组蛋白疫苗研究中的应用。

四、DNA 疫苗

(一)原理

DNA 疫苗又称核酸疫苗或基因疫苗,是运用基因工程技术将编码病原体有效免疫原的基因与细菌真核质粒构建成重组体,再通过注射等途径使其进入机体,重组质粒可转染宿主细胞,使宿主细胞表达能诱导有效保护性免疫应答的抗原蛋白,与宿主的 MHC Ⅰ 类和 MHC Ⅱ 类分子结合后,提呈给 T 细胞,诱导机体产生适应性细胞免疫和体液免疫应答。

(二)特点

DNA 疫苗能诱导细胞免疫和体液免疫,可在体内持续表达蛋白,因而维持时间长、制备简单、可大量生产、成本低、性质稳定、易储存和运输,而且通过宿主细胞内表达翻译后修饰的天然构象蛋白不存在减毒活疫苗毒力恢复的风险,但 DNA 疫苗免疫原性低,需选用适当的佐剂以增强其免疫原性。

(三)应用

近年来,有研究将 Tp92、Gpd、FlaB3 等单基因核酸疫苗通过肌肉多点注射方法免疫新西兰兔,进而进行 Tp 感染保护性的相关研究,结果发现这两种膜蛋白 DNA 疫苗均能在新西兰兔体内诱发较强的细胞及体液免疫应答效应,产生较好的保护作用。在早期感染接种

Tp 的 0～60 天期间,核酸疫苗免疫组新西兰兔皮损的螺旋体暗视野检测阳性率及溃疡病灶形成率均远低于对照组,且红肿病损直径也在同一时间点远小于对照组,愈合时间也较对照组早。利用编码鞭毛蛋白 FlaB3 的质粒 DNA 肌注新西兰兔,可诱导总 IgG、血清 IFN-γ、IL-6 和 IL-8 的分泌量增加和 CD8$^+$ 细胞显著增多,而血液、肝脏、脾脏和睾丸中的 Tp 负载显著减少。此外,组织病理学分析表明,FlaB3 质粒免疫的家兔可获得较好的免疫保护作用。

DNA 疫苗作为一种新型疫苗具有良好的发展前景。由于目前 DNA 疫苗诱导的免疫反应性较弱,因此下一步研究可综合考虑通过密码子的优化、载体的选择、免疫佐剂的选择、免疫途径、初次免疫和加强免疫接种的免疫策略等来提高其免疫原性和免疫保护性。

第三节　梅毒螺旋体疫苗佐剂、免疫途径与免疫策略

一、佐剂

佐剂是指与抗原同时或预先应用,能够增强机体针对抗原的免疫应答能力或改变免疫反应类型的制剂。1926 年,Glenny 等研究发现,明矾沉淀白喉毒素能产生一种微粒,能极大地增强机体对抗原的特异性免疫应答,从而拉开了佐剂使用的序幕。Tp 疫苗的研究目前主要集中于重组亚单位疫苗与 DNA 疫苗,但与传统的灭活疫苗或减毒活疫苗相比,这两类疫苗往往存在免疫原性弱等缺点,需要理想的免疫佐剂来增强其作用。随着疫苗研究的发展,对佐剂的研究也逐渐深入,除了弗氏佐剂,各国学者还发现了许多新型疫苗佐剂。

(一)细胞因子

细胞因子是免疫原、丝裂原或其他刺激剂诱导多种细胞产生的低分子量可溶性蛋白质,具有多种生物学活性。近年来,人们发现多种细胞因子(GM-CSF、IFN-γ、IL-2、IL-4、IL-12、IL-18、趋化因子等)具有免疫佐剂作用,可不同程度地增强疫苗的免疫效果,并可引导机体免疫应答类型朝有利的方向转化,具有重要的理论和实用价值。目前,在 Tp 疫苗研究中应用比较多的细胞因子佐剂是 IL-2。

白细胞介素 2(IL-2)是广泛应用的细胞因子佐剂,可作用于多种效应细胞,包括 T 淋巴细胞、B 淋巴细胞、巨噬细胞和 NK 细胞,可诱导 T 淋巴细胞增殖、增强细胞间的接触以及诱导细胞分泌细胞因子。IL-2 对机体体液免疫和细胞免疫都有着不同程度的增强作用,但更倾向于增强机体细胞免疫效应,诱导免疫应答向 Th1 型方向转变。

选用 IL-2 作为免疫佐剂与 Tp 膜蛋白 Gpd 共表达于真核表达载体 pcDNA3.1(＋)并免疫新西兰兔,感染保护性研究指标显示 IL-2 基因与 Tp Gpd 抗原基因不管是融合表达还是非融合表达,均能显著增强 Gpd 单基因疫苗的免疫效应和免疫保护作用。

IL-2 作为 Tp 疫苗的基因佐剂,其产生的佐剂效应缺乏一致性。细胞因子基因对疫苗所诱导的免疫应答的佐剂作用错综复杂,影响因素颇多,同一细胞因子对编码同一病原体的不同抗原、不同类型疫苗的反应也不完全一致。

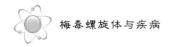

(二)壳聚糖

壳聚糖(chitosan,CS)是一种由单糖通过 β-1,4 糖苷键形成的天然生物多糖甲壳质的脱乙酰基衍生物,有许多带正电荷的氨基基团,具有独特的聚阳离子特性。这种天然阳离子多聚糖能与 DNA 有效地组合成键,对组合的 DNA 具有一定程度的保护作用,使其免受胞内各种核酸酶的降解;同时,CS 的正电性特点使其更易于与细胞膜接近,有利于 DNA 进入细胞。研究证实,用 CS 包裹外源基因能够显著地提高外源基因在哺乳动物细胞内的转染效率,同时可延长 DNA 在细胞内的表达。因此,CS 可成为真核表达载体及核酸疫苗的良好包被材料和缓释性载体。但也有研究将 CS 纳米颗粒作为基因转导载体,将 pcDNA/IL-2 作为佐剂,与 Tp Gpd 核酸疫苗联合免疫,在新西兰兔体内进行感染保护性研究,发现用 CS 纳米颗粒包裹 Tp Gpd 疫苗对疫苗的体液及细胞免疫效应均只有一定的促进作用,未能显著增强免疫效应。

(三)CpG 寡聚脱氧核苷酸

细菌 DNA 的活性源于由胞嘧啶和鸟嘌呤通过磷酸二酯键连接成的非甲基化的二核苷酸,即 CpG,C 代表胞嘧啶,G 代表鸟嘌呤,p 代表磷酸二酯键。非甲基化的 CpG 序列是一种非常有潜力的免疫增强剂,可直接作用于 B 淋巴细胞,刺激成熟的 B 淋巴细胞增殖,还能促进 B 淋巴细胞分泌细胞因子,上调 B 淋巴细胞表面分子的表达。而在哺乳动物的 DNA 序列中,60%~90%的 CpG 序列发生了甲基化,因此无免疫刺激活性。研究显示,人工合成的含 CpG 序列的寡聚脱氧核苷酸(CpG oligodeoxynucleotides,CpG ODN)能有效激活小鼠的 NK 细胞,并刺激小鼠的脾细胞分泌 IFN,将 CpG ODN 用脂质体包裹后,其刺激效果能进一步增强。近年来的研究表明,人工合成的 CpG ODN 表现出多样化的免疫刺激作用。由于 CpG ODN 在增强抗原免疫保护作用和 Th1 型别转换,以及诱导全面的系统与黏膜免疫应答方面具有诸多优势,因此其作为疫苗佐剂展现出良好的应用前景。

采用 pcDNA/Gpd-IL-2 疫苗肌肉注射初次免疫、CpG ODN＋pcDNA/Gpd-IL-2 疫苗鼻饲加强免疫的免疫接种法免疫新西兰兔,从而进行 Tp 感染保护性研究,结果发现由于 CpG ODN 的佐剂效应,该接种法诱导产生的兔特异性 IgG 抗体水平、细胞因子水平等指标较 pcDNA/Gpd-IL-2 疫苗肌肉注射初次免疫、pcDNA/Gpd-IL-2 疫苗鼻饲加强免疫的免疫接种法均显著提高,而鼻咽部和阴道局部黏膜免疫的主要抗体 sIgA 水平也显著升高。

(四)菌影

菌影(bacterialghost,BG)也称菌蜕,是通过温控激活表达质粒编码的 E 蛋白在革兰氏阴性菌胞膜上形成一个裂解通道,释放胞质内容物后形成的一种无活性细菌空壳,其保持了活菌原有的完整颗粒形态和表面抗原成分。类似活菌感染了被菌影免疫后的机体,很容易被 APC 靶向高效摄入并使 APC 充分活化,继而启动适应性免疫应答。因此,菌影是一种完美的天然靶向免疫刺激佐剂,具有强大高效装载外源 DNA 和重组蛋白的能力,转载后不影响目的抗原/表位的天然构象,目前其装载程序已标准化,其大容量非常适合作为多价核酸疫苗或重组蛋白疫苗的载体;BG 还是一种良好的黏膜免疫刺激剂,常规的疫苗肌注和皮下接种法通常只能诱导系统免疫应答,BG 装载的 DNA 疫苗或重组蛋白疫苗只需肌注即可诱发高水平的黏膜和系统免疫应答；此外，菌影还具有安全性高、无须后续的蛋白纯化、可大量快速制备、廉价、稳定、易保存等诸多优点。目前，已有大肠埃希菌、霍乱弧菌等十余种革兰氏阴性菌被制成菌影作为佐剂载体应用于 Tp 疫苗的研究。

二、免疫途径及异源加强免疫

（一）免疫途径

免疫途径即疫苗的接种途径，疫苗的接种途径很多，对接种途径的选择应以能使机体获得最好的免疫效果为原则。免疫途径是免疫应答类型的影响因素之一，如足部和背部皮下注射某种特定抗原，其免疫反应会分别偏向 Th1 型和 Th2 型免疫应答。

Tp 可侵袭机体的心脏、眼睛、大脑、骨骼等多个组织器官。选用适当的疫苗接种途径，诱导机体产生免疫保护效果，能有效地预防 Tp 对机体的感染。对新西兰兔进行 Tp 疫苗候选抗原肌内接种可诱导其产生高滴度的抗 Tp 中和性抗体，延缓新西兰兔病损的发展，抑制 Tp 向新西兰兔远端器官扩散，从而发挥 Tp 疫苗候选抗原的免疫保护效应。近年来，研究人员发现，以 Tp 天然抗原免疫新西兰兔可能不足以获得完整的免疫保护，但非传染性伯氏疏螺旋体可作为一种有效载体刺激机体产生针对 Tp 抗原的特异性免疫应答，评估 Tp 候选疫苗抗原的免疫保护效果。

（二）异源加强免疫

异源加强免疫是指先用一种类型的疫苗（如 DNA 疫苗）进行基础免疫，再用其他类型疫苗（如相同目的基因表达的重组蛋白疫苗）进行加强免疫，其比同一类型疫苗多次加强免疫的同源免疫效果更好，是一种很有前景的疫苗免疫策略。

研究发现，采用 pcDNA/Gpd-IL-2 核酸疫苗肌注初次免疫新西兰兔，将 CpGODN 与 Gpd-IL-2 重组蛋白抗原耦合联用鼻饲新西兰兔以加强免疫的接种策略导致的免疫应答效应并不比 pcDNA/Gpd-IL-2 核酸疫苗 3 次肌肉注射免疫后的系统免疫应答效应差。相反，该接种策略还大大促进了黏膜免疫的主要抗体 SIgA 的分泌，从该组的抗 Tp 皮肤感染实验皮损病灶暗视野显微镜 Tp 阳性率及皮损溃疡阳性率来看，其保护性效果更优于 pcDNA/Gpd-IL-2 核酸疫苗 3 次肌肉注射加强免疫模式，且大大降低了疫苗用量，减少了免疫次数。

第四节　梅毒螺旋体疫苗有待解决的问题及展望

控制梅毒流行最主要的手段就是预防，而接种疫苗被认为是最行之有效的措施。抗原构象、疫苗分子协同效应、接种策略、投递载体、佐剂、免疫途径等是影响 Tp 疫苗免疫保护性效果的重要因素。Tp 疫苗研究已有长足的进步和一定的突破，但仍存在许多亟待解决和探索的问题，如 Tp 疫苗在不同性别、不同年龄段人群中的预防效果如何；免疫保护作用持续多长时间和是否需加大免疫剂量；如何进行动物模型的选择和免疫策略联合应用及优化；如何在 Tp 疫苗研发过程中统筹考虑 Tp 随机改变疫苗候选抗原表达的能力。此外，由于

Tp 致病机制较为复杂和外膜蛋白较为稀少,因此单一免疫原很难获得完全保护性,未来需要积极研发多价疫苗和多表位疫苗。

随着对 Tp 致病机制、病原体免疫逃逸的分子机制等进一步阐明及疫苗设计、免疫途径、免疫佐剂等研究不断取得进展,明确适当的疫苗佐剂和/或输送系统,加强候选疫苗在人体受试者评价体系和测试模型的研究,选择合理的候选疫苗进行Ⅰ期临床试验以确定安全性和保护性,确定潜在的临床疗效终点或生物标志物以评估疫苗效果,有助于最终研制出有效的人用预防性疫苗和治疗性疫苗,为人类预防和控制梅毒做出贡献。

横跨多个学科的合作将对 Tp 疫苗的推动起重要作用。WHO 鼓励相关工作者响应这一行动,加速新型 Tp 疫苗的研发进程。流行病学家、基础科学家、临床研究人员、政策制定者、政府、公共卫生场所、学校、工厂等都将在研发新疫苗的过程中发挥作用,促进未来临床发展,倡导对 Tp 疫苗的投资等。虽然许多差距和障碍依然存在,但是 Tp 疫苗的研发极有可能取得成功,并最终消除梅毒对全球性健康的严重危害。

(徐 嫚 赵飞骏)

参考文献

[1] CAMERON C E. Syphilis vaccine development:requirements,challenges,and opportunities[J]. Sex Transm Dis,2018,45(9S Suppl 1):S17-S19.

[2] XU M,XIE Y,ZHENG K,et al. Two potential syphilis vaccine candidates inhibit dissemination of *Treponema pallidum*[J]. Front Immunol,2021,12:759474.

[3] ZHENG K,XU M,XIAO Y,et al. Immunogenicity and protective efficacy against *Treponema pallidum* in New Zealand rabbits immunized with plasmid DNA encoding flagellin[J]. Emerg Microbes Infect,2019,8(1):353.

[4] HAWLEY K L,MONTEZUMA-RUSCA J M,DELGADO K N,et al. Structural modeling of the *Treponema pallidum* outer membrane protein repertoire:a road map for deconvolution of syphilis pathogenesis and development of a syphilis vaccine[J]. J Bacteriol,2021,203(15):e0008221.

[5] LIEBERMAN N A P,LIN M J,XIE H,et al. *Treponema pallidum* genome sequencing from six continents reveals variability in vaccine candidate genes and dominance of Nichols clade strains in Madagascar[J]. PLoS Negl Trop Dis,2021,15(12):e0010063.

[6] OSIAS E,HUNG P,GIACANI L,et al. Investigation of syphilis immunology and *Treponema pallidum subsp. pallidum* biology to improve clinical management and design a broadly protective vaccine:study protocol[J]. BMC Infect Dis,2020,20(1):444.

[7] HAYNES A M,FERNANDEZ M,ROMEIS E,et al. Transcriptional and immunological analysis of the putative outer membrane protein and vaccine candidate TprL of *Treponema pallidum*[J]. PLoS Negl Trop Dis,2021,15(1):e0008812.

[8] ROMEIS E,TANTALO L,LIEBERMAN N,et al. Genetic engineering of *Treponema pallidum subsp. pallidum*, the Syphilis Spirochete [J]. PLoS Pathog, 2021, 17

（7）：e1009612.

［9］ NODA A A，MÉNDEZ M，RODRÍGUEZ I，et al. Genetic recombination in *Treponema pallidum*：implications for diagnosis，epidemiology，and vaccine development［J］. Sex Transm Dis，2022，49（1）：e7-e10.

［10］ LITHGOW K V，HOF R，WETHERELL C，et al. A defined syphilis vaccine candidate inhibits dissemination of *Treponema pallidum subspecies pallidum*［J］. Nat Commun，2017，8：14273.

［11］ PARVEEN N，FERNANDEZ M C，HAYNES A M，et al. Non-pathogenic Borrelia burgdorferi expressing *Treponema pallidum* TprK and Tp0435 antigens as a novel approach to evaluate syphilis vaccine candidates［J］. Vaccine，2019，37（13）：1807-1818.

［12］ ZHAO F，WANG S，ZHANG X，et al. Protective efficacy of a *Treponema pallidum* Gpd DNA vaccine vectored by chitosan nanoparticles and fused with interleukin-2［J］. Can J Microbiol，2012，58（2）：117-123.

［13］ LIN M J，HAYNES A M，ADDETIA A，et al. Longitudinal TprK profiling of in vivo and in vitro-propagated *Treponema pallidum subsp. pallidum* reveals accumulation of antigenic variants in absence of immune pressure［J］. PLoS Negl Trop Dis，2021，15（9）：e0009753.

［14］ ZHAO F，ZHANG X，LIU S，et al. Assessment of the immune responses to *Treponema pallidum* Gpd DNA vaccine adjuvanted with IL-2 and chitosan nanoparticles before and after *Treponema pallidum* challenge in rabbits［J］. Sci China Life Sci，2013，56（2）：174-180.

［15］ ZHAO F，LIU S，ZHANG X，et al. CpG adjuvant enhances the mucosal immunogenicity and efficacy of a *Treponema pallidum* DNA vaccine in rabbits［J］. Hum Vaccin Immunother，2013，9（4）：753-760.

第二十一章　梅毒的临床治疗

第一节　治疗目的与原则

一、治疗目的

各个阶段梅毒的治疗目的不尽相同,具体如下所示。

(1) 早期梅毒:尽快消除其传染性,控制临床症状,阻断疾病进一步恶化,预防梅毒复发和发生晚期梅毒。

(2) 晚期良性梅毒:控制症状,防止发生新的损害,使已经发生的功能障碍得到部分恢复。

(3) 心血管梅毒、神经梅毒及各种内脏梅毒:控制症状,预防并发症;但需要与各相关专科进行多学科协作,防止治疗的不良反应以求恢复相关脏器功能。

(4) 隐性病毒:防止病情持续进展和发生晚期梅毒。

(5) 早期胎传梅毒:挽救患儿的生命,控制症状,并使梅毒血清学检测结果转阴。

(6) 晚期胎传梅毒:阻断病理损害的进展及预防新的损害发生。

二、治疗原则

(1) 早诊断,早治疗:抗梅毒治疗开始得越早,治疗效果越好。一般来说,Ⅰ期梅毒的治愈率大于Ⅱ期梅毒。已发生器质性病变的晚期梅毒,即使经过充分的抗梅毒治疗,受累器官的功能也不易恢复。

(2) 正规治疗:按指南推荐的治疗方案给予足剂量、足疗程的治疗。不规范的治疗药物和疗程可升高治疗失败率和疾病复发率,诱导耐药菌株的产生,且能促使晚期损害提前发生。

(3) 治疗后要进行足够长时间的随访检测:所有病期梅毒患者经正规治疗后都要接受足够长时间的随访,定期进行随访和血清学试验检测,以判断治疗效果好坏和病情是否复发。一般来说,病程越长,随访时间也越长。

(4) 所有梅毒患者均应做人类免疫缺陷病毒(HIV)的咨询和检测。

(5) 患者的所有性伴侣应同时进行梅毒临床检测和相应的治疗。对于不同病期的梅毒患者的性伴侣,追溯的时间不同,病期越短,追溯的时间越短。对于胎传梅毒的患儿,要对其生母及生母的性伴侣进行检查。

第二节　治疗方案

青霉素是所有类型梅毒的首选和最有效的治疗药物,至今尚没有 Tp 对青霉素耐药的确切依据。只有在青霉素过敏或无法得到青霉素的情况下,才考虑使用其他抗生素。各期梅毒的治疗需选择合适的青霉素剂型与疗程:早期梅毒和晚期树胶肿梅毒选用苄星青霉素、普鲁卡因青霉素;神经梅毒首选水剂青霉素。与普鲁卡因青霉素相比,孕妇、免疫功能异常者及合并 HIV 感染者使用苄星青霉素治疗有着更高的失败率。研究显示,使用注射用青霉素钠替代苄星青霉素,或者使用不合理剂量和疗程的普鲁卡因青霉素治疗早期梅毒,可升高复发率及促进晚期损害的提前发生,应严格避免。在新版治疗指南中,四环素因为缺乏可靠的临床资料证实其有确切疗效,目前已不再沿用,且近年来四环素也很少见于我国医疗市场。有越来越多的证据表明,多西环素作为梅毒替代治疗药物对非神经梅毒有一定疗效,但因需要多次用药,患者的依从性可能是治疗成功与否的关键。有研究显示,使用推荐剂量的头孢曲松治疗早期梅毒有效,但其远期疗效不明确。

近年来的研究显示,世界各地对大环内酯类抗生素耐药的 Tp 株有增长趋势,我国也已有阿奇霉素治疗孕妇梅毒和阻断胎传梅毒失败的报道。在上海和南京地区,使用阿奇霉素治疗早期梅毒的失败率和大环内酯类药物耐药株的比例高达 90% 以上,因此,目前已不再推荐将红霉素类药物作为梅毒治疗的替代药物。如有必须使用的适应证,则须在治疗前做耐药检测,否则,需要在治疗后加强临床和血清学随访。

一、成人早期梅毒

成人早期梅毒的治疗包括 I 期梅毒、II 期梅毒和早期隐性梅毒的治疗。

(1) 推荐方案:苄星青霉素 240 万单位,分两侧臀部肌肉注射,每周一次,共一次或两次;或普鲁卡因青霉素 80 万单位,每日 1 次,肌肉注射,连续 15 天。

(2) 替代方案:头孢曲松 0.5~1 g,每日 1 次,肌肉注射或静脉给药,连续 10 天。

(3) 青霉素过敏患者:多西环素 100 mg,口服,每日 2 次,连服 15 天。

二、成人晚期梅毒

成人晚期梅毒的治疗包括晚期良性梅毒、晚期隐性梅毒、不明病期的隐性梅毒以及 II 期复发梅毒的治疗。

(1) 推荐方案:苄星青霉素 240 万单位,分两侧臀部肌肉注射,每周一次,共 3 次;或普鲁卡因青霉素 80 万单位,肌肉注射,每日 1 次,连续 20 天为一个疗程,也可考虑停药两周后,再给予第二个疗程。

（2）青霉素过敏者：多西环素 100 mg，口服，每日 2 次，连服 30 天。

三、心血管梅毒

（1）推荐方案：

① 第 1 天，水剂青霉素 10 万单位，一日一次，肌肉注射。

② 第 2 天，水剂青霉素 10 万单位，一日两次，肌肉注射。

③ 第 3 天，水剂青霉素 20 万单位，一日两次，肌肉注射。

④ 自第 4 天起，改为普鲁卡因青霉素 80 万单位，每日 1 次，肌肉注射，连续 20 天为一个疗程，停药两周，开始第二个疗程；必要时可给予多个疗程，但疗程间需停药两周。

⑤ 或苄星青霉素 240 万单位，分两侧臀部肌肉注射，每周一次，共 3 次。

（2）青霉素过敏者：多西环素 100 mg，口服，每日 2 次，连服 30 天。

需要注意的是，若患者合并心力衰竭，则应该首先治疗心力衰竭，待心功能可代偿时，再开始抗梅毒治疗。抗梅毒治疗使用水剂青霉素，需从小剂量开始，以避免发生吉海反应而导致心脏症状加剧甚至死亡。所有心血管梅毒均需排除神经梅毒，若合并神经梅毒，则应按神经梅毒治疗方案进行。

四、神经梅毒、眼梅毒、耳梅毒

（1）推荐方案：

① 水剂青霉素 300 万～400 万单位，静脉滴注，每 4 小时一次，每日总量 1 800 万～2 400 万单位，连续 10～14 天；必要时，继以苄星青霉素 240 万单位，分两侧臀部肌肉注射，每周一次，共 3 次。

② 或普鲁卡因青霉素 240 万单位，肌肉注射，每日 1 次，同时给予丙磺舒口服，每次 0.5 g，每日 4 次，共 10～14 天；必要时，继以苄星青霉素 240 万单位，分两侧臀部肌肉注射，每周一次，共 3 次。

（2）替代方案：头孢曲松 2 g，静脉滴注，每日 1 次，连续 10～14 天。

（3）青霉素过敏者：多西环素 100 mg，口服，每日 2 次，连服 30 天。

值得注意的是，在神经梅毒治疗方案中，水剂青霉素疗程较短，故完成水剂青霉素治疗后，继以苄星青霉素 240 万单位，分两侧臀部肌肉注射，每周一次，共 3 次。另外，所有神经梅毒、眼梅毒和耳梅毒的患者都应检测 HIV。

神经梅毒为系统性损害，可累及重要脏器，多数患者临床表现复杂且较为严重，因此需要进行综合性诊疗，建议开展多学科协作治疗（multiple disciplinary treatment，MDT），即联合皮肤性病科、神经科、精神科、眼科、重症医学科、感染科、医学检验科、影像科等多学科专家为患者制定科学、合理、规范、个性化的诊疗方案。

首先，应进行系统性病情评估。神经梅毒早期症状不典型，容易被忽略，可仅有头晕、头痛、失眠、情绪低落、记忆力减退等，需要根据患者的症状、体征完善相关的电生理、神经心理、影像学等检查，才能发现早期临床病灶及亚临床病灶。有症状的神经梅毒需要根据症状、体征完善相关检查，明确病灶部位及神经梅毒分类，以明确预后。若出现癫痫，需要做脑电图检查;若出现头痛、恶心、呕吐、偏瘫、失语、癫痫、痴呆、精神异常等症状,需要做增强头颅磁共振成像;若出现截瘫、感觉障碍、二便障碍等症状,需要根据感觉平面查体的结果做胸椎或腰椎磁共振成像;若出现卒中症状,应考虑梅毒性血管炎,需要做头颈部计算机断层扫描血管造影或数字减影血管造影等;若出现步态不稳、双下肢闪电痛等,需要做双下肢体感诱发电位;若出现认知障碍、情感障碍、人格改变,需要完善神经心理检查;若出现眼梅毒,需完善检眼镜或眼底造影检查等。

神经梅毒的处理涉及临床各科,应加强合作。

① 神经科:病变累及周围神经,可导致麻木等症状,可联合 B 族维生素治疗,如维生素 B_1、维生素 B_{12}。如有病理性疼痛,可予卡马西平、加巴喷丁等药对症处理。病变可累及中枢神经系统,如脑膜、脑实质、颅神经、脊髓膜、脊髓实质,导致头痛、脊髓痨、偏瘫、颅神经麻痹等症状,可在驱梅治疗基础上加用脱水剂消肿、降颅压,同时加用神经节苷脂等药物,进行神经损伤的修复保护治疗。

② 精神科:患者表现为以妄想、幻觉等为主的精神病性症状,可使用抗精神病药物,如奥氮平、喹硫平等;若表现出吵闹、冲动、治疗不合作等行为异常,可使用氟哌啶醇;若出现抑郁、焦虑及躯体化症状时,可使用抗抑郁类药物,如艾斯西酞普兰、舍曲林、帕罗西汀等;若智能、认知功能损害,可使用多奈哌齐等益智类药物;若有精神行为异常,可使用小剂量抗精神病药,如奥氮平等。

③ 眼科:对梅毒性葡萄膜炎,可在进行抗梅毒治疗的基础上加用少量激素,有利于抗炎以及减轻治疗中可能出现的吉海反应。

④ 重症医学科:若出现生命体征不平稳,应行生命支持、脏器保护等支持治疗,包括紧急气道管理和稳定血流动力学;同时,还应积极防治并发症,包括预防深静脉血栓、呼吸机相关肺炎、导管相关血流感染等。

五、胎传梅毒

(一)早期胎传梅毒

(1)推荐方案:

① 脑脊液正常者:苄星青霉素 50 000 U/kg,分两侧臀部肌肉注射,单次;若无条件检查脑脊液,可按脑脊液异常治疗。

② 脑脊液异常者:出生后 7 天以内的新生儿,水剂青霉素 50 000 U/kg,静脉滴注,每 12 小时一次,总疗程 10~14 天;出生后 7 天以上的新生儿,水剂青霉素 50 000 U/kg,静脉滴注,每 8 小时一次,总疗程 10~14 天,或普鲁卡因青霉素 50 000 U/kg,肌肉注射,每日 1 次,总疗程 10~14 天。

(2)对青霉素过敏者:目前尚无最佳替代治疗方案。若无头孢曲松过敏史,可选用头孢曲松。脑脊液正常者,头孢曲松 125 mg;脑脊液异常者,头孢曲松 250 mg,每日 1 次,肌肉注射,连续 10~14 天。但要注意与青霉素可能的交叉过敏反应。

(二)晚期胎传梅毒

(1)推荐方案:普鲁卡因青霉素 50 000 U/kg,每日 1 次,肌肉注射,连续 10 天为一个疗程(较大儿童的青霉素用量不应超过同病期成人患者的治疗量)。

(2)对青霉素过敏者:目前尚无最佳替代治疗方案。若无头孢曲松过敏史,可选用头孢曲松,250 mg,每日 1 次,肌肉注射,连续 10~14 天。但要注意与青霉素可能的交叉过敏反应。8 岁以下的儿童禁用四环素类药物。

第三节　疗效观察及预后

梅毒患者经足量规则治疗后,应定期随访观察,包括全身体检和血清学复查。

一、早期梅毒

随访 2~3 年,第一次治疗后隔 3 个月复查,以后每 3 个月复查一次,一年后每 6 个月复查一次。由于没有生物学治愈的标准,因此目前对疗效的评估都是基于 70 年来治疗梅毒的经验。早期梅毒治疗有效的评估标准:皮肤损害消失,临床症状控制或消失,以及驱梅治疗结束后 3~6 个月,患者的非梅毒螺旋体血清学试验滴度较治疗前下降 4 倍或以上(如从 1∶32 下降到 1∶8)。大多数Ⅰ期梅毒在一年内、Ⅱ期梅毒在两年内非梅毒螺旋体血清学试验滴度可转阴。抗梅毒治疗后 12 个月内非梅毒螺旋体血清学试验滴度未能降低 4 倍(血清学反应不足)可能表明治疗失败。而非梅毒螺旋体血清学试验由阴性转为阳性或滴度较前次升高 4 倍以上,则属血清复发;若临床症状反复,则属临床复发。

Tp 非特异性抗体水平对治疗的反应受到多种因素的影响,主要包括梅毒分期(有更高比例的早期梅毒可在降低 4 倍后不再持续降低,即治疗有效,但无法转阴)、治疗前 Tp 非特异性抗体滴度(滴度<1∶8 更可能出现血清学反应不足)和年龄(老年患者比年轻患者下降 4 倍滴度的可能性小)。

对于抗梅毒治疗后血清学反应不足的患者,目前尚无最佳管理方案。建议此类患者每年进行神经系统检查、更高频率的临床和血清学随访,以及监测 HIV 感染状况。如果出现神经系统症状或体征,建议进行脑脊液检测,以排除神经梅毒。如果无条件进行密集随访,建议进行脑脊液检测,并在排除神经梅毒后给予复治。复治方案:苄星青霉素 240 万单位,分两侧臀部肌肉注射,每周一次,3 次为一个疗程;也可停药两周后,再次给予一个疗程的治疗。若复治后 Tp 非特异性抗体滴度没有降低,鉴于患者的获益不明确,故不再推荐进行再次治疗和重复脑脊液检测,但仍需每年进行临床和血清学的密切随访。

二、晚期梅毒、心血管梅毒、神经梅毒

晚期梅毒需随访 3 年甚至更长时间,第一年每 3 个月一次,以后每 6 个月一次。心血管梅毒和神经梅毒患者除定期做血清学检查外,还应同时与专科医师合作进行终身随访,根据临床症状进行相应处理。早期神经梅毒经过治疗后,部分患者的脑功能可以完全恢复正常。晚期实质性神经梅毒患者大多不能完全恢复正常,部分患者在治疗后症状可有反复,复治后可改善或不改善,其机制不清。

神经梅毒患者在治疗后每 3~6 个月做一次检查,包括血清学及脑脊液检查。脑脊液细胞计数是判断疗效的敏感指标。如果最初的脑脊液检查细胞数升高,则应每隔 3 个月复查一次,直到计数正常;也可复查脑脊液中的蛋白定量和性病研究实验室玻片试验(VDRL)/快速血浆反应素环状卡片试验(RPR)/甲苯胺红不加热血清试验(TRUST)的变化,但是这两项指标的变化都较缓慢,即使持续异常,其意义也不大。如果在治疗后 3 个月脑脊液细胞计数不下降,或者在两年后仍未完全恢复正常,则应该考虑复治。不过即使复治,许多患者的脑脊液蛋白定量和 VDRL 滴度也不一定能恢复正常。梅毒主动脉瓣闭锁不全、冠状动脉口狭窄、梅毒性主动脉瘤、部分有症状的神经梅毒等,虽经充分治疗,其症状和体征也难以完全缓解。

三、吉海(Jarisch-Herxheimer)反应

梅毒治疗后可发生吉海反应,又称疗后剧增反应,1/3~2/3 的梅毒患者在给予首剂抗梅药物后 4~6 h 内发生,24 h 内消退。吉海反应发生前患者可有全身不适,包括畏寒、发热(一般为高热)、头痛、肌肉酸痛、恶心、呕吐等流感样症状。同时,Ⅰ期梅毒的硬下疳可肿胀,Ⅱ期梅毒疹可加重。此反应的发生和抗生素类型或剂量无密切关系,而是 Tp 大量死亡破坏后,释放异种蛋白以及大量脂蛋白诱导促炎细胞因子(包括肿瘤坏死因子 α、白细胞介素 6 和白细胞介素 8)所致。这种反应也可见于其他螺旋体所致的疾病,如莱姆病、回归热和钩端螺旋体病。吉海反应有时会被误诊为青霉素过敏。出现反应时可用布洛芬等非甾体有炎药或泼尼松等糖皮质激素进行治疗。也有专家建议,在抗梅毒治疗前给予泼尼松等糖皮质激素以预防吉海反应,但目前支持证据不足。吉海反应在晚期梅毒中发生率虽不高,但反应较严重,特别是在心血管梅毒和神经梅毒中,尤其是有症状的神经梅毒患者可出现癫痫持续状态等严重的吉海反应。因此,患者必须住院治疗以便及时对可能出现的各种症状做相应治疗。建议对于神经系统受损较重的患者,青霉素治疗初始剂量减少为 200 万~300 万单位/次,48 h 后改为 300 万~400 万单位/次。

四、妊娠梅毒

根据国家《预防艾滋病、梅毒和乙肝母婴传播工作规范(2020 年版)》,所有孕产妇在第一次产前检查时即应进行梅毒检测,以尽可能在孕早期发现和及时干预,及早对孕产妇梅毒患者进行规范的治疗。孕产妇初次接受产前保健时,即采用梅毒螺旋体血清学试验进行初筛。初筛结果呈阳性反应者,应使用非梅毒螺旋体血清学试验进行复检,同时进行定量检测,确定其是否为梅毒现症感染。在有条件的地区,可同时采用梅毒螺旋体血清学试验和非梅毒螺旋体血清学试验两种检测方法进行筛查。如果梅毒螺旋体血清学试验和非梅毒螺旋体血清学试验结果均为阳性,应即刻开始治疗,可选择以下任意一种方案:① 苄星青霉素,240 万单位,分两侧臀部肌肉注射,每周一次,连续 3 次为一个疗程;② 普鲁卡因青霉素,80 万单位,每日 1 次,肌肉注射,连续 15 天为一个疗程。若青霉素过敏,则在无头孢曲松过敏史且头孢曲松皮试阴性的情况下使用头孢曲松,1 克/天,肌肉注射或静脉滴注,连续 10 天

为一个疗程；若青霉素过敏且不能使用头孢曲松，则口服红霉素，每次 500 mg，4 次/天，连服 15 天为一个疗程。

治疗过程中需要注意以下事项：

（1）规范治疗的定义：① 全程、足量使用青霉素治疗；② 治疗应在分娩前一个月完成。

（2）临产时发现感染的孕产妇，应立即启动治疗并完成一个疗程。

（3）梅毒螺旋体血清学试验阳性、非梅毒螺旋体血清学试验阴性的孕产妇应给予一个疗程的治疗。

（4）在苄星青霉素治疗期间，若中断治疗超过一周，或采用其他药物（普鲁卡因青霉素、头孢曲松或红霉素）治疗期间，遗漏治疗一天或超过一天，均应重新开始计算疗程并继续治疗。

（5）治疗结束后应当定期随访。每月进行一次非梅毒螺旋体血清学试验定量检测，若 3～6 个月内非梅毒螺旋体血清学试验滴度未下降 4 倍（2 个稀释度），或滴度上升 4 倍（2 个稀释度），或检测结果由阴转阳，则应当立即再给予一个疗程的梅毒治疗。

（6）感染梅毒的孕产妇禁用四环素和多西环素治疗。

（7）孕期使用红霉素治疗的孕妇，在分娩后应使用多西环素复治（多西环素，100 mg，2 次/天，连服 15 天）；对其所生的婴儿应按照胎传梅毒治疗方案给予相应的治疗。

（8）对于母亲孕期未接受规范治疗，且非梅毒螺旋体血清学试验阳性的儿童，应按照胎传梅毒治疗。

（9）感染梅毒的孕产妇分娩前必须进行非梅毒螺旋体血清学试验定量检测，以便与所生新生儿非梅毒螺旋体血清学试验定量检测结果进行比较，以此作为后续诊治的依据。

（10）如果治疗过程中出现吉海反应，尤其是孕晚期患者，则出现早产或胎儿窘迫的风险增加，严重者会导致死产。治疗时应给予必要的医疗监护和处理，但不应就此不治疗或推迟治疗。在有条件的情况下，治疗当天应住院，以便及时进行对症治疗。为减轻吉海反应，有专家建议在治疗前口服泼尼松，每天 20～30 mg，分两次给药，2～3 天后停用，但没有数据支持糖皮质激素治疗可以降低妊娠期间发生治疗相关并发症的风险。

（11）大多数女性在分娩前滴度不会降低 4 倍，但这并不表示治疗失败。但若治疗后滴度增加 4 倍，则可能预示着治疗失败或再感染。部分孕妇在治疗后会出现暂时的滴度上升，可能与治疗反应有关，需要进行仔细的体格检查，以排除治疗失败和再感染的可能。

五、妊娠梅毒患者所生新生儿的管理

对非梅毒螺旋体血清学试验阳性的孕妇所生的所有新生儿都应进行仔细的体格检查，以发现可能存在的胎传梅毒的证据（如非免疫性水肿、结合或直接高胆红素血症、胆汁淤积性黄疸或胆汁淤积、肝脾肿大、鼻炎、皮疹、假性麻痹等）。新生儿的脐带、胎盘、可疑病变、体液（如大疱性皮疹或鼻涕）等采用镀银染色检查、暗视野显微镜检查、核酸扩增试验等病原学检测方法来寻找 Tp 存在的证据。

参照《预防艾滋病、梅毒和乙肝母婴传播工作规范（2020 年版）》，对非梅毒螺旋体血清学试验阳性的孕妇所生的儿童的评估和管理措施如下所示。

（一）诊断胎传梅毒

非梅毒螺旋体血清学试验阳性的孕妇所生儿童符合下列任何一项，可诊断为胎传梅毒。

（1）儿童的皮肤黏膜损害或组织标本病原学检查阳性。

（2）出生时 Tp IgM 抗体检测阳性。

（3）出生时非梅毒螺旋体血清学试验定量检测结果阳性，滴度大于或等于母亲分娩前滴度的 4 倍（2 个稀释度），且梅毒螺旋体血清学试验结果阳性。

（4）出生时不支持诊断为胎传梅毒的儿童，任何一次随访过程中非梅毒螺旋体血清学试验结果由阴转阳或上升 4 倍滴度（2 个稀释度），且梅毒螺旋体血清学试验阳性。

（5）18 月龄前未能诊断为胎传梅毒的儿童，18 月龄后梅毒螺旋体血清学试验仍阳性。

如果确诊为胎传梅毒，应给予胎传梅毒治疗方案（详见本章第二节）。新生儿期（<30 天）接受胎传梅毒治疗的婴儿应每 3 个月进行一次非梅毒螺旋体血清学检测，直至检测无反应或滴度下降 4 倍。如果治疗后血清学无反应或治疗失败，则应进行仔细的体格检查和脑脊液检测，并进行复治。

（二）胎传梅毒疑似患儿

如果新生儿体格检查正常且非梅毒螺旋体血清学滴度等于或小于分娩时母体滴度的 4 倍，但目前存在以下情形之一的，应诊断为胎传梅毒疑似病例，

（1）母亲未接受治疗或治疗不充分，或没有接受治疗的文件。

（2）母亲接受了红霉素或本指南推荐以外的其他方案（即非青霉素 G 方案）。

（3）母亲接受了推荐的治疗方案，但治疗是从分娩前 30 天开始的。对于胎传梅毒疑似病例，建议进行脑脊液常规检测；若无条件进行脑脊液常规检查，治疗应按脑脊液异常进行治疗。

对胎传梅毒疑似患儿应给予以下治疗方案。

① 出生后 7 天以内的新生儿，水剂青霉素 50 000 U/kg，静脉滴注，每 12 h 一次，总疗程 10～14 天。

② 出生后 7 天以上的新生儿，水剂青霉素 50 000 U/kg，静脉滴注，每 8 h 一次，总疗程 10～14 天；或普鲁卡因青霉素 50 000 U/kg，肌肉注射，每日 1 次，总疗程 10～14 天。

（三）胎传梅毒的风险较小

如果新生儿体格检查正常且非梅毒螺旋体血清学滴度等于或小于分娩时母体滴度的 4 倍，且母亲在分娩前 30 天及 30 天以前开始接受正规抗梅毒治疗，则判断先天梅毒的风险较小，建议 3 个月后进行随访观察；或给予预防性治疗方案：苄星青霉素 G 50 000 U/kg，肌肉注射，单次。

（四）排除胎传梅毒

如果新生儿体格检查正常且非梅毒螺旋体血清学滴度等于或小于分娩时母体滴度的 4 倍，且母亲在孕前接受了正规的抗梅毒治疗，且母亲的非梅毒螺旋体血清学试验滴度在孕前、孕中和分娩时均保持稳定的、较低的滴度，此新生儿可以排除胎传梅毒，也无须接受治

疗。但需要进行血清学随访,直至非梅毒螺旋体血清学试验转阴。

六、性伴的处理

一般认为,梅毒是通过湿性皮损(如硬下疳、扁平湿疣、黏膜斑等)中的 Tp 进行性传播的,但病期一年以上的患者传染性一般较弱。因此,Ⅰ期梅毒患者近 3 个月内的性伴侣、Ⅱ期梅毒患者近 6 个月内的性伴侣、早期隐性梅毒患者近一年内的性伴侣、晚期隐性梅毒患者的长期性伴侣,均被认为有感染梅毒的风险,应通知其进行临床和血清学检查。对于Ⅰ期梅毒、Ⅱ期梅毒、早期隐性梅毒患者近 3 个月内的性伴侣,无论梅毒血清学检查结果如何,均应按早期梅毒治疗和随访。对于Ⅰ期梅毒、Ⅱ期梅毒、早期隐性梅毒患者 3 个月前的性伴侣,如果血清学检测呈阳性,则根据梅毒分期给予正规治疗和随访;如果梅毒血清学检查结果为阴性,则无须治疗,推荐在 4 周后每月复查,连续 3 次。如果不能保证其后的随访检查或性伴侣无法立即做血清学检查,建议立即进行预防性抗梅毒治疗,方案是苄星青霉素 240 万单位,分两侧臀部肌肉注射,共一次。

第四节　梅毒血清固定

目前,对梅毒血清固定的定义尚未达成共识。2014 年,中国中西医结合学会皮肤性病专业委员会性病学组编写的《梅毒血清固定临床处理的专家共识》中归纳了不同国家对梅毒血清固定的几种定义,如下所示。

(1)梅毒患者经抗梅毒治疗后,少数患者非梅毒螺旋体血清学试验(如 RPR)滴度逐渐降低至一定程度后不再下降,长期维持在低滴度,即血清固定现象或称为血清抵抗。其标准一般认为是早期梅毒治疗后 2 年、晚期梅毒治疗后 2 年以上血清反应仍保持阳性者。

(2)梅毒患者在经正规抗梅毒治疗后,在 1~2 年内非梅毒螺旋体血清学试验一直不转阴,或者滴度不下降者。

(3)早期梅毒经抗梅毒治疗后一年或晚期梅毒治疗后 2 年,血清反应素试验一直不转阴,即血清固定。

(4)梅毒患者经正规的抗梅毒治疗和充分的随访(Ⅰ期梅毒随访一年,Ⅱ期随访 2 年,晚期随访 3 年)后,RPR 在长时间内维持低滴度,甚至伴随终身不转阴,可视为血清固定。

(5)早期梅毒患者经规范驱梅治疗后 6 个月,血清反应素抗体滴度至某个水平不再降低持续超过 3 个月,可视为血清固定。

(6)梅毒患者经规范驱梅治疗后临床表现消失,早期梅毒患者治疗 6 个月或晚期梅毒患者治疗 12 个月,其血清反应素试验仍不转阴者,可视为血清固定。

(7)梅毒患者经过规范的抗梅毒治疗和充分随访(一般为 6~12 个月),非梅毒螺旋体血清学试验滴度下降小于 2 个稀释度或持续保持阳性,可视为血清固定。

(8)梅毒患者经过规范的抗梅毒治疗和充分随访(Ⅰ期梅毒随访一年,Ⅱ期梅毒随访 2 年,晚期梅毒随访 3 年),非梅毒螺旋体血清学试验维持在一定滴度超过 3 个月,排除再感染、神经梅毒、心血管梅毒、生物学假阳性等,即梅毒血清固定。

对于血清固定和血清抵抗,目前普遍认为两者概念上可以通用,但血清固定较常用。

目前,对梅毒血清固定的形成机制尚不清楚,可能与以下因素相关:感染 Tp 基因亚型 14i/a 可能更易导致梅毒血清固定;老年患者、女性患者、隐性梅毒、RPR 基线滴度≤1∶8、非青霉素治疗也是导致梅毒血清固定的危险因素。

关于梅毒血清固定患者结局的文献较少。有研究报道,梅毒血清固定的患者约有 35% 可能会复发,但大部分患者可能表现为持续血清固定状态。目前,血清固定的患者是否还有传染性、血清固定的女性能否妊娠、妊娠后胎儿会不会出现胎传梅毒,都是临床医生棘手的问题。尚没有充足的循证医学证据可以评估梅毒血清固定的危害性,也无法确定梅毒血清固定是否会增加复发或有迁延至晚期梅毒的风险,对追加青霉素治疗是否有益也没有定论。梅毒血清固定对患者主要是心理及精神的影响,患者可能会因为担心预后和传染、社会歧视等而产生抑郁、焦虑及其他不良心理状态。

对所有梅毒血清固定患者,建议进行详细的体格检查和实验室检出,包括 HIV 和脑脊液,以排除 HIV 感染和神经梅毒。已经接受过规范、足量抗梅毒治疗和充分随访的梅毒血清固定患者,如无临床症状复发,并经神经系统检查、脑脊液检查及其他相关检查,排除了神经系统和其他内脏系统性损害,且非梅毒螺旋体血清学试验长时间维持在 1∶8 以下低滴度,可不必治疗,定期随访即可,且需随访 3 年以上判断是否终止观察。在随访过程中,如果出现非梅毒螺旋体血清学试验滴度升高 4 倍以上,则提示可能为复发或再感染,需仔细询问病史和进行详细的体格检查,并再次进行规范的抗梅毒治疗。梅毒血清固定患者需权衡利弊,选择是否怀孕,如怀孕需定期随访,必要时可考虑进行预防性治疗,即在妊娠期间按妊娠梅毒规范进行治疗。

第五节　梅毒合并 HIV 感染的管理

HIV 和 Tp 感染存在生物学的协同作用,梅毒可促进 HIV 的传播,反之亦然。在 HIV 感染早期,多克隆 B 细胞被激活,反应性增强,梅毒抗体滴度增高,甚至可出现假阳性反应。在 HIV 感染的晚期,由于机体免疫力已明显降低,梅毒患者的梅毒血清反应可呈阴性,即假阴性。合并 HIV 感染一般不会改变早期梅毒的临床症状,但可增大感染神经梅毒以及治疗失败的风险。此外,同时感染了 HIV 的患者的梅毒血清反应试验(RPR/TRUST)的滴度下降速度可能比较慢,在治疗后 6 个月内滴度不能下降 4 倍以上或阴转,不过这种现象随着世界卫生组织提倡一旦发现 HIV 感染就立即进行抗病毒治疗的策略实施而逐渐减少。

一、早期梅毒合并 HIV 感染

若患者临床症状提示早期梅毒,但梅毒血清学检测不支持梅毒感染,则需要检测 HIV 感染,同时采用其他方法,如暗视野显微镜、病灶组织病理或 PCR 等寻找 Tp 存在的证据。早期梅毒合并 HIV 感染会增大神经系统损害以及抗梅毒治疗后血清学反应不足的风险。大量研究显示,合并 HIV 对早期梅毒患者采用推荐剂量青霉素治疗的效果并没有显著影响。同时,也没有数据支持推荐剂量青霉素以及加大剂量、延长疗程甚至继以多西环素治疗,能够阻止合并 HIV 感染的早期梅毒进展为神经梅毒。但根据 HIV 感染的治疗指南,使用抗反转录病毒疗法可能会改善 HIV 合并梅毒感染者的治疗结果。所有合并 HIV 感染的Ⅰ期和Ⅱ期梅毒患者都需要进行神经系统、眼部和耳部检查。如果出现神经系统检查异常,则需要进行脑脊液实验室检查。

早期梅毒合并 HIV 感染患者经过正规抗梅毒治疗后,需要在治疗后 3 个月、6 个月、9 个月、12 个月和 24 个月时分别进行包括临床症状和血清学检测的随访观察。若临床症状持续存在或消退后复发,或非梅毒螺旋体血清学试验滴度增加 4 倍及以上,则判断为治疗失败,需要进行仔细的神经系统检查及脑脊液检查,并给予复治。对青霉素过敏者的治疗方案同早期梅毒青霉素过敏者,但替代方案的疗效尚缺乏充分的数据支持,需要更加密切地随访观察。

二、隐性梅毒合并 HIV 感染

隐性梅毒合并 HIV 感染者的治疗方案同早期隐性梅毒和晚期隐性梅毒的推荐治疗方案。但所有隐性梅毒合并 HIV 感染者,都要进行神经系统、眼和耳检查,有神经系统症状或体征者,应给予脑脊液检查。若有眼部或耳部症状,应注意排除眼梅毒和耳梅毒。隐性梅毒合并 HIV 感染者经正规抗梅毒治疗后的随访和判愈同早期梅毒合并 HIV 感染患者;若治疗失败,则需要进行仔细的神经系统检查及脑脊液检查,并给予复治,具体方案同隐性梅毒。

三、神经梅毒、眼梅毒和耳梅毒合并 HIV 感染

神经梅毒、眼梅毒和耳梅毒合并 HIV 感染者的治疗方案同神经梅毒、眼梅毒和耳梅毒患者;随访和管理也同神经梅毒、眼梅毒和耳梅毒患者。有数据表明,经治疗后,合并 HIV 感染者的脑脊液改变更慢,尤其是那些免疫功能受损严重的患者,因此,可以依据血清学反应来判断治疗反应。对青霉素过敏者的管理也和未合并 HIV 感染者相同。有数据显示,头孢曲松可作为有效的替代方案用于合并 HIV 感染的神经梅毒、眼梅毒和耳梅毒者的治疗。

四、胎传梅毒合并 HIV 感染或妊娠梅毒合并 HIV 感染

对胎传梅毒合并 HIV 感染者或妊娠梅毒合并 HIV 感染者的管理,与所有未合并 HIV 感染的胎传梅毒或妊娠梅毒患者的管理相同。

(张瑞丽)

参考文献

[1] 王千秋,刘全忠,徐金华,等.性传播疾病临床诊疗与防治指南[M].上海.上海科学技术出版社,2020.

[2] HOLMES K K,SPARLING P F,STAMM W E,et al. Sexually Transmitted Diseases

[M]. fourth edition. McGraw-Hill Education-Europe,2008.

[3] ZHOU P,GU Z,XU J,et al. A study evaluating ceftriaxone as a treatment agent for primary and secondary syphilis in pregnancy[J]. Sex Transm Dis, 2005, 32(8): 495-498.

[4] PILLAY A. Centers for Disease Control and Prevention Syphilis Summit:diagnostics and laboratory issues[J]. Sex Transm Dis,2018,45(9S Suppl 1):S13-S16.

[5] XIAO H,LIU D,LI Z,et al. Comparison of doxycycline and benzathine penicillin G for the treatment of early syphilis[J]. Acta Dermatovenerol Croat,2017,25(2):107-111.

[6] LUKEHART S A,GODORNES C,MOLINI B J,et al. Macrolide resistance in *Treponema pallidum* in the United States and Ireland[J]. N Engl J Med,2004,351(2): 154-158.

[7] DAI T,QU R,LIU J,ZHOU P,et al. Efficacy of doxycycline in the treatment of syphilis[J]. Antimicrob Agents Chemother,2016,61(1):e01092-16.

[8] PASQUINI L,MAGRO-MALOSSO E R,CORDISCO A,et al. Latent syphilis infection in pregnancy:an ultrasound diagnosed case of penicillin treatment failure[J]. Case Rep Obstet Gynecol,2018,20(18):8706738.

[9] SEÑA A C,ZHANG X H,LI T,et al. A systematic review of syphilis serological treatment outcomes in HIV-infected and HIV-uninfected persons:rethinking the significance of serological non-responsiveness and the serofast state after therapy[J]. BMC Infect Dis,2015, 15:479.

[10] PEELING R W,MABEY D,KAMB M L,et al. Syphilis[J]. Nat Rev Dis Primers, 2017,3:17073.

[11] HOBBS E,VERA J H,MARKS M,et al. Neurosyphilis in patients with HIV[J]. Pract Neurol,2018,18(3):211-218.

[12] KWAK J,LAMPRECHT C. A review of the guidelines for the evaluation and treatment of congenital syphilis[J]. Pediatr Ann,2015,44(5):e108-114.

[13] WALKER G J,WALKER D,MOLANO FRANCO D,et al. Antibiotic treatment for newborns with congenital syphilis[J]. Cochrane Database Syst Rev, 2019, 2 (2):CD012071.

[14] CAI S N,LONG J,CHEN C,et al. Incidence of asymptomatic neurosyphilis in serofast Chinese syphilis patients[J]. Sci Rep,2017,7(1):15456.

[15] PASTUSZCZAK M,JAKIELA B,WOJAS-PELC A. Association of interleukin-10 promoter polymorphisms with serofast state after syphilis treatment[J]. Sex Transm Infect,2019,95(3):163-168.

[16] DE FRANCESCO D,WINSTON A,UNDERWOOD J,et al. Cognitive function,depressive symptoms and syphilis in HIV-positive and HIV-negative individuals[J]. Int J STD AIDS,2019,30(5):440-446.

[17] WORKOWSKI K A,BOLAN G A,CENTERS FOR DISEASE CONTROL AND PREVENTION. Sexually transmitted diseases treatment guidelines,2015[J]. MMWR

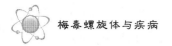

Recomm Rep,2015,64(RR-03):1-137.

[18] ARANDO M,FERNANDEZ-NAVAL C,MOTA-FOIX M,et al. Early syphilis:risk factors and clinical manifestations focusing on HIV-positive patients[J]. BMC Infect Dis,2019,19(1):727.

[19] PAPARIZOS V,TSIMPIDAKIS A,NICOLAIDOU E,et al. Duration of anti-treponemal immunoglobulin M seroreversion after successful syphilis treatment in HIV-positive and negative patients[J]. Int J STD AIDS,2021,32(6):523-527.

[20] COSTA-SILVA M,AZEVEDO C,AZEVEDO F,et al. Early syphilis treatment in HIV-infected patients:single dose vs. three doses of benzathine penicillin G[J]. J Eur Acad Dermatol Venereol,2016,30(10):1805-1809.

第二十二章　抗梅毒螺旋体药物及耐药性

及时诊断和有效治疗是控制梅毒临床进展的关键。若治疗不及时,则多达 1/3 的早期梅毒患者病程将进展到疾病晚期,进一步对心血管和中枢神经系统造成不可逆转的损害,甚至导致死亡。根据梅毒的病期不同,梅毒治疗方案采用不同的抗生素、不同的剂量和疗程。

迄今为止,还未能开发出能对梅毒进行预防性保护的有效疫苗,故而梅毒的控制主要依赖于准确的诊断和有效的治疗。正规、有效的驱梅治疗可避免脏器的损害和后遗症的发生,同时也能防止梅毒的进一步传播。在前抗生素时代,人们一直采用无机汞化合物治疗梅毒,取得了一定的疗效。1909 年,美国医学家埃利希首次将砷凡纳明用于梅毒治疗,临床治疗效果明显,但同时也存在较大的不良反应。

1928 年,英国细菌学家弗莱明发现青霉素;1943 年,美国医师马奥尼证实了使用青霉素治疗梅毒的有效性,从而开辟了梅毒治疗的新纪元。目前,梅毒螺旋体(Tp)感染的治疗主要依赖抗生素,包括 β-内酰胺类、大环内酯类、四环素类等抗生素,其中一线驱梅药物是青霉素,大环内酯类和四环素类抗生素则为替代药物。

近几十年来,梅毒临床治疗失败的病例不断出现,Tp 的耐药现状也日益受到关注。

第一节　β-内酰胺类抗生素

一、作用机制

β-内酰胺类抗生素对 Tp 的作用机制:干扰转肽酶——青霉素结合蛋白(penicillin binding protein,PBP)在生长活跃的细菌细胞壁的交联,从而影响细胞壁的正常形成,导致菌体裂解死亡。β-内酰胺类抗生素与 PBP 的结合不可逆,因此该类药物也属于杀菌性抗生素,主要包括青霉素类和头孢菌素类。

二、治疗方案

青霉素自 1943 年被首次用于治疗梅毒以来,至今仍被推荐为治疗所有病期梅毒的首选药物。青霉素的剂型包括苄星青霉素 G、普鲁卡因青霉素和水剂青霉素。

(1)水剂青霉素:半衰期短,需每天多次给药,主要用于神经梅毒和胎传梅毒的治疗。

(2)普鲁卡因青霉素:比水剂青霉素的半衰期长,可每天给药一次,此药对脑脊液的穿透性较好,在英国被列为第一线治疗药物。

(3)苄星青霉素 G:半衰期长,吸收缓慢,在体内通过水解转变为青霉素而发挥作用,可每周给药一次,因此被推荐为早期梅毒的一线治疗药物。

约10%的个体可能发生青霉素过敏,甚至威胁生命,当梅毒患者对青霉素过敏时,需采用其他替代治疗。头孢曲松是第三代、长效头孢菌素类药物,由于其半衰期长,因此可每日给药一次,但需要一定的疗程以保证其杀灭 Tp 的效果。头孢曲松对血脑屏障的穿透性较好,因此可降低治疗失败率,减少神经梅毒发生的危险性。该类药物和青霉素间存在10%左右的交叉过敏,因此,若患者对青霉素过敏,则需谨慎使用头孢曲松。此外,动物试验发现,新的头孢菌素类药物如头孢美唑、头孢唑肟、头孢他美对 Tp 有杀灭作用,但均无临床试验报道。

β-内酰胺类抗生素对各型梅毒的治疗方案见表22-1。

表22-1 β-内酰胺类抗生素对各型梅毒的治疗方案

病期		推荐方案	替代方案
早期梅毒(包括Ⅰ期、Ⅱ期梅毒及病期在2年以内的隐性梅毒)		①苄星青霉素240万单位,分两侧臀部肌肉注射,每周一次,共1次或2次 ②或普鲁卡因青霉素80万单位/天肌肉注射,连续15天	头孢曲松0.5～1 g,每日1次,肌肉注射或静脉注射,连续10天
晚期梅毒(Ⅲ期皮肤、黏膜、骨骼梅毒,晚期隐性梅毒或不能确定病期的隐性梅毒)及Ⅱ期复发梅毒		①苄星青霉素240万U分为两侧臀部肌肉注射,每周一次,共3次 ②或普鲁卡因青霉素80万单位/天,肌肉注射,连续20天为一个疗程,也可考虑给第2个疗程,疗程间停药2周	
神经梅毒、眼梅毒、耳梅毒		①青霉素1 800万～2 400万单位/天,静脉滴注(300万～400万单位,每4小时1次),连续10～14天;必要时,继以苄星青霉素每周240万单位,肌肉注射,共3次 ②或普鲁卡因青霉素240万单位/天,单次,肌肉注射,同时口服丙磺舒,每次0.5 g,每日4次,共10～14天;必要时,继以苄星青霉素每周240万单位肌肉注射,共3次	头孢曲松2 g,每日1次,静脉给药,连续10～14天
心血管梅毒①		①青霉素第1天10万单位,单次,肌肉注射;第2天每次10万单位,共2次,肌肉注射;第3天每次20万单位,共2次,肌肉注射 ②自第4天起按下列方案治疗:普鲁卡因青霉素80万单位/天,肌肉注射,连续20天为一个疗程,共两个疗程(或更多),疗程间停药2周;或苄星青霉素240万单位,分两侧臀部肌肉注射,每周一次,共3次	
妊娠期梅毒②		苄星青霉素240万单位,分两侧臀部肌肉注射,每周一次,共3次	头孢曲松1 g,每日1次,肌肉注射,持续10～14天
胎传梅毒	早期胎传梅毒③(2岁以内)	①脑脊液异常者,用青霉素每日10万～15万单位/千克,静脉给药 ②出生后7天以内的新生儿,以每次5万单位/千克,静脉给药,每12小时一次 ③出生后7天以上的新生儿以青霉素5万单位/千克,静脉给药,每8小时一次,总疗程10～14天;或普鲁卡因青霉素每日5万单位/千克,肌肉注射,每日1次,疗程10～14天 ④脑脊液正常者,用苄星青霉素5万单位/千克,单次注射(分两侧臀部肌肉注射)	头孢曲松④,剂量为125 mg(脑脊液正常者)至250 mg(脑脊液异常者),每日1次肌肉注射,连续10～14天

续表

病期		推荐方案	替代方案
胎传梅毒	晚期胎传梅毒⑤（2岁以上）	普鲁卡因青霉素每日5万单位/千克,肌肉注射,连续10天为一个疗程	头孢曲松④ 250 mg,每日1次,肌肉注射,连续10～14天

注:① 如有心力衰竭,首先治疗心力衰竭,待心功能可代偿时,可注射青霉素,并从小剂量开始,以避免发生吉海(Jarisch-Herxheimer)反应,造成病情加剧或死亡。所有心血管梅毒均需排除神经梅毒,合并神经梅毒的心血管梅毒必须按神经梅毒治疗。心血管梅毒也可以采用神经梅毒治疗方案。

② 妊娠期梅毒患者只需进行一个疗程的抗梅毒治疗。治疗后每月做一次非梅毒螺旋体血清学定量试验,观察有无复发或再感染。

③ 对无条件检查脑脊液者,可按脑脊液异常者治疗。

④ 对青霉素过敏者,目前尚无最佳替代治疗方案,可在无头孢曲松过敏史的情况下选用,但要注意可能与青霉素存在交叉过敏反应。

⑤ 对较大儿童的青霉素用量不应超过成人同期患者的治疗量。

三、疗效评价

目前,Tp尚不能长期体外培养(只在少数科研机构可培养,但操作复杂,目前尚不适合临床使用),也未有从临床样本直接采用体外培养基获得成功的报道,因此,对正规驱梅后Tp的清除情况难以判断。目前对梅毒疗效评价的方法是,经足量规则治疗后,定期随访观察,包括全身体检和复查非梅毒螺旋体血清学试验滴度。

早期梅毒患者建议随访2～3年,第一次治疗以后每3个月复查一次,一年后每半年复查一次。早期梅毒治疗有效的评估标准:皮肤损害消失,临床症状控制或消失,同时驱梅治疗结束后3～6个月患者的非梅毒螺旋体血清学试验滴度较治疗前下降4倍或以上(如从1：32下降到1：8)。治疗后非梅毒螺旋体血清学试验阴性被认为是治愈的最佳判定。

晚期梅毒需随访3年或更长,第一年每3个月一次,以后每半年一次。神经梅毒治疗后每3～6个月做一次检查,包括血清学及脑脊液检查。脑脊液中白细胞计数是疗效判断的一个敏感指标,应每隔3～6个月复查一次脑脊液细胞计数,直到细胞计数正常。

根据文献报道,青霉素治疗早期梅毒的6个月血清学有效率(非梅毒螺旋体血清学试验转为阴性,或滴度较治疗前下降4倍或以上)在62.2%～97.4%不等,12个月血清学有效率在68.3%～100%不等;晚期隐性梅毒12个月血清学有效率在67%～80%不等。梅毒患者血清治疗有效的中位时间为110天(95%可信区间:100～120天),其中,早期梅毒血清治疗有效的中位时间为99天(95%可信区间:94～104天),晚期梅毒血清治疗有效的中位时间为144天(95%可信区间:69～219天)。

研究发现,头孢曲松可作为青霉素治疗梅毒的非劣效替代药物。一项Meta分析显示,与青霉素治疗早期梅毒的疗效对比,使用头孢曲松治疗梅毒患者6个月和12个月后的血清反应率(非梅毒螺旋体血清学试验转阴性,或滴度较治疗前下降4倍或以上)均无显著差异;一项多中心随机对照试验研究显示,早期梅毒患者治疗6个月后,头孢曲松治疗组的血清反应率达 90.2%,高于青霉素治疗组的 78.0%($P=0.01$);治疗 12 个月后,头孢曲松治疗组血清反应率可达 92.0%,高于青霉素治疗组的 81.4%($P=0.02$)。

最新动物实验研究结果表明,Tp 非特异性抗体水平的变化是个自然过程,治疗与否均能出现下降,甚至转阴,可能与疗效判断无关。临床研究也观察到,免疫功能良好的早期梅毒患者经正规驱梅毒治疗后,在非梅毒螺旋体血清学试验滴度下降 4 倍的情况下,仍有可能进展为神经梅毒。因此,需要更多的循证医学证据支持这种变化。

四、耐药现象

青霉素用于梅毒治疗的 70 多年来,治疗失败的例子屡见不鲜。临床数据表明,15%~20%的早期梅毒患者治疗后 6~12 个月内非梅毒螺旋体血清学试验滴度未达到 4 倍下降,提示治疗失败。虽然尚无证据表明 Tp 对青霉素耐药,而且青霉素耐药的发展可能需要经历多步骤的突变过程,但并不能保证这种耐药性不会出现。细菌对青霉素产生耐药性的机制包括:① 产生使青霉素失活的 β-内酰胺酶;② 获得对青霉素亲和力低的新型青霉素结合蛋白(PBP);③ 通过同源重组改变 PBP;④ 改变孔蛋白的结构和数量,从而降低对青霉素的渗透性;⑤ 通过外排泵降低细胞内的青霉素浓度;⑥ 或这些机制的各种组合。全基因组序列分析显示 Tp 有 3 种可能的 PBP 编码基因,即 $pbp1$(TPANIC_0500)、$pbp2$(TPANIC_0760)和 $mrcA$(TPANIC_0705),但没有典型的 β-内酰胺酶。

研究证实,Tp 膜脂蛋白 Tp47 具有双重功能,不仅具有 β-内酰胺酶活性,还存在与 PBP 类似的功能。X 射线晶体结构分析表明,Tp47 不同于已知的 PBP 和 β-内酰胺酶,Tp47 对 β-内酰胺酶类药物的水解反应和结合反应发生于不同的活性位点,水解反应的速率比结合反应快 2 000 倍,在微摩尔级的水解产物存在下,酶活性即受到抑制。因此,当前 Tp 是否对 β-内酰胺类抗生素产生耐药无法确定,若自然选择压力下形成的 Tp47 变异体能克服水解产物的抑制效应,则 Tp 可对青霉素耐药。

近年来,在中国 Tp 株(TPANIC_0500、TPANIC_0760、TPANIC_0705)和谱系 3 株(TPANIC_0500)的青霉素调节蛋白基因家族中首次发现了非同义单核苷酸多态性(single nucleotide polymorphisms,SNPs),其中一个 SNP($pbp2$ I415F)显示出对结构灵活性和底物稳定性的结合常数产生有害影响,表明 PBP 基因中存在的 SNP 可能会损害梅毒患者对青霉素治疗的反应,因此,该 SNP 可能与 Tp 对青霉素的耐药有关。在此基础上,有学者选择 3 个PBP 基因($pbp1$、$pbp2$、$mrcA$)和 $tpp47$(假定的 β-内酰胺酶编码基因),鉴定出非同义 SNPs,分别是 $pbp1$ P564L、$pbp1$ P564I、$pbp1$ C361R、$pbp1$ P60R、$pbp1$ P119L、$pbp1$ Q449L、$pbp1$ T98M、$pbp2$ A366T、$pbp2$ I415F、$pbp2$ I415M、$pbp2$ G361S、$pbp2$ A483P、$pbp2$ E535D、$pbp2$ A484E、$mrcA$ P44L、$mrcA$ I487L、$mrcA$ A506T、$mrcA$ A506V、$mrcA$ M625V、$mrcA$ G708S 和 $mrcA$ Q737R、$mrcA$ F25C、$mrcA$ A566S、$mrcA$ D281G、$mrcA$ R167H、$mrcA$ Q292R、$mrcA$ V451A、$mrcA$ T631P、$tpp47$ S394R、$tpp47$ R312C、$tpp47$ R107G、$tpp47$ R428C 和 $tpp47$ T27A。

目前,缺乏 Tp 对青霉素耐药或治疗失败的表型或临床证据,对于这种广泛流行的 SNPs 是否介导耐药表型及其与临床之间的关联性,尚待进一步研究。

第二节 四环素类抗生素

四环素类抗生素是一类以四并苯(萘并苯)为母核的抗菌药物,低浓度时表现为抑菌作用,高浓度时具有杀菌作用,根据来源不同,分为天然品和半合成衍生物。天然品主要包括土霉素、金霉素和四环素,而半合成衍生物主要有多西环素、米诺环素、替加环素等。该类抗生素为广谱碱性抗菌药物,对革兰氏阳性菌、革兰氏阴性菌、厌氧菌,多数立克次体属、支原体属、衣原体属、非结核性分枝杆菌属、螺旋体有很好的抑制作用。

一、作用机制

四环素类抗生素作为梅毒的二线用药,其中临床应用较多的是四环素和多西环素。该类抗生素的抑菌机制:通过可逆地与 30S 核糖体亚基上的 16S rRNA 结合,阻断氨基酰-tRNA 结合到 mRNA-核蛋白体复合物上,使细菌蛋白质合成受阻,表现为抑杀细菌的作用。药物进入细胞后,与 16S rRNA 核糖体内的第 892 个核苷酸结合,引起第 891—1 400 左右的核苷酸无法正确折叠,导致氨基酰-tRNA 不能与 A 位相互联结,抑制了肽链的延长和蛋白质的合成,从而达到抑制细菌生长的作用,但不会对细菌 DNA、RNA 及肽聚糖的合成产生显著影响。多西环素除可控制感染外,还具有免疫调节、抑制细胞因子合成、抑制基质金属蛋白酶活性的作用。

二、治疗方案

多西环素以其低成本和口服给药的特点成为青霉素过敏梅毒患者良好的替代选择。但是,多西环素能通过胎盘,对胎儿具有发育毒性作用,哺乳期妇女用药后也可通过乳汁分泌,因此,该类药物禁用于妊娠期和哺乳期梅毒患者;四环素具有牙齿黄染、影响儿童骨骼发育等不良反应,故该类药物禁用于孕妇和 8 岁以下儿童,限制了该类药物的临床应用。米诺环素为半合成四环素类抗生素,在低浓度时有抑制作用,而在高浓度时发挥杀菌作用。在四环素类抗生素中,本品抗菌作用最强。该药物可通过血乳和胎盘屏障,因而禁用于儿童、妊娠期和哺乳期妇女。

四环素类抗生素对各型梅毒的治疗方案见表 22-2。

表 22-2 四环素类抗生素对各型梅毒的治疗方案

病期	推荐方案
早期梅毒(包括 Ⅰ 期、Ⅱ 期梅毒及病期在 2 年以内的隐性梅毒)	多西环素或米诺环素 100 mg,每日 2 次,连服 15 天
晚期梅毒(Ⅲ 期皮肤、黏膜、骨骼梅毒,晚期隐性梅毒或不能确定病期的隐性梅毒)、Ⅱ 期复发梅毒	多西环素或米诺环素 100 mg,每日 2 次,连服 30 天
心血管梅毒	多西环素或米诺环素 100 mg,每日 2 次,连服 30 天
神经梅毒、眼梅毒、耳梅毒	多西环素或米诺环素 100 mg,每日 2 次,连服 30 天

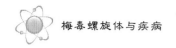

三、疗效评价

有 Meta 分析结果显示,早期梅毒患者治疗 12 个月后,多西环素/四环素治疗组与青霉素治疗组、头孢曲松治疗组相比,血清反应率均无显著差异。另一项在 HIV 阳性梅毒患者中开展的自然实验也表明,多西环素治疗梅毒 6~12 个月后的血清反应率与青霉素相似。

四、耐药现象

四环素主要的耐药机制如下所示。

(1)外排机制:一般编码外排泵蛋白的基因存在于染色体或可遗传的质粒中。

(2)核糖体保护蛋白机制:由耐药基因编码的核糖体保护蛋白将四环素从核糖体 30 S 亚基上解离下来,蛋白质翻译得以正常进行,使细菌在药物存在的情况下仍能继续生长,即产生耐药性。

(3)灭活或钝化四环素的酶机制:tetX 基因能够编码钝化或灭活四环素酶,在有氧和 NADPH 存在时,tet X 基因编码的蛋白能够对四环素进行化学修饰,使四环素失去活性。

(4)16S rRNA 基因位点突变。

(5)其他耐药机制:如 tet U 基因编码的耐药蛋白可以介导细菌对四环素产生低水平耐药。

目前,已发现在幽门螺杆菌和短棒菌苗属中发生了导致四环素耐药的 G1058C 突变和 A965T、G966T、A967C 三联突变。与野生型菌株相比,单、双和三重替换的存在表明对四环素的耐药性增加,并且对四环素的耐药性随着替换次数的增加而增加。多西环素作为四环素的衍生物,可对四环素产生交叉耐药。已有梅毒患者经多西环素/四环素治疗后失败的案例报道。然而,有研究者对梅毒患者的标本进行检测,并未发现 16S rRNA G1058C 突变或 16S rRNA nt 965~967 突变。对 73 例感染梅毒患者的 Tp 标本基因组测序发现,所有 Tp 基因组在 16S rRNA nt 965~967 三联体中均显示出 A965T 单一的替换。

第三节　大环内酯类抗生素

一、作用机制

大环内酯类抗生素是一类具有 14~16 元内酯环这一特有化学结构和相似抗菌作用的抗生素类群,多为碱性亲脂性化合物。目前,最常见的有 14 元环(如红霉素、罗红霉素和克拉霉素)、15 元环(如阿奇霉素)和 16 元环(如泰利霉素、卡波霉素、螺旋霉素、交沙霉素和麦迪霉素)。目前,大环内酯类抗生素的研究已经进入第四代[以索利霉素(solithromycin)为代表的氟酮内酯类抗生素]。由于这类药物抗菌谱广,对革兰氏阳性菌和部分革兰氏阴性菌、部分厌氧菌、耐青霉素的金黄色葡萄球菌、支原体、衣原体、立克次体、螺旋体、胎儿弯曲杆菌、军团菌等均有良好的活性，且由于其组织分布广、不良反应较少、药代动力学性质良好且价格低廉，因此其在感染性疾病中有着广泛的应用。

大环内酯类抗生素通过阻碍细菌蛋白质的合成过程来达到抑菌作用。大环内酯类抗生素通过结合细菌核糖体 50S 亚单位的转肽酶中心与肽输出通道之间的部分，机械性阻塞通道而抑制肽链的延伸，从而抑制细菌蛋白质的合成。

以红霉素为代表的 14 元环大环内酯类抗生素和 15 元环阿奇霉素主要抑制细菌 50S 亚基的形成，因此对核糖体 30S 亚基的组装无抑制作用。16 元环泰利霉素和 ABT-733 能抑制核糖体 50S 和 30S 亚基的组装。

二、治疗方案

20 世纪 50 年代，红霉素首次被证实可用于杀灭 Tp。1965 年，美国疾病预防控制中心性病科对比不同剂量的红霉素疗效，建议红霉素治疗剂量从 20 g 增加至 30 g，可减少治疗失败的概率。阿奇霉素是一种化学结构与红霉素相似的第二代大环内酯类抗生素，单剂量口服易为患者接受，口服后吸收迅速，在组织中分布广泛，且半衰期长，具有广谱抗菌作用，成为迄今唯一能够单剂量口服治疗早期梅毒的抗生素。1994—2000 年，该药物被广泛用于梅毒患者的治疗，并作为梅毒预防性用药。红霉素和阿奇霉素不能通过胎盘，可用于治疗妊娠期梅毒。

然而大量研究显示，我国 Tp 存在大环内酯类耐药相关的 23S rRNA 基因突变，提示我国梅毒患者普遍存在大环内酯类药物耐药的可能，限制了该类药物在我国的应用。因此，我国的国家指南已不推荐将此类药物用于梅毒的治疗。我国临床医务人员应避免使用该药物治疗梅毒，在万不得已时，必须先确保无耐药情况（如对 Tp 耐药相关基因进行检测）才可使用红霉素/阿奇霉素治疗梅毒，且在使用前须告知患者存在梅毒治疗无效的可能，并在治疗后加强临床和血清学随访，其婴儿出生后也须进行评估和治疗。在停止哺乳后，需用多西环素复治。

对于青霉素过敏的妊娠期梅毒，世界卫生组织推荐的治疗方案如下。

（1）早期：红霉素 500 mg，口服，每日 4 次，共 14 天；或阿奇霉素 2 g，口服，一次。

（2）晚期：红霉素 500 mg，口服，每天 4 次，持续 30 天。

虽然可以使用红霉素和阿奇霉素治疗孕妇，但是它们不能完全穿过胎盘屏障，对胎儿没有治疗作用，因此有必要在分娩后尽快对新生儿进行治疗。

三、疗效评价

一项 Meta 分析显示，早期梅毒患者治疗 3 个月、6 个月、9 个月后，阿奇霉素治疗组与青霉素治疗组相比，血清反应率均无显著差异；对研究对象按不同分期进行亚组分析，同样显示血清反应率无差异。

四、耐药现象

1952 年，红霉素作为首个大环内酯类药物用于临床治疗感染性疾病，不久就出现了耐药菌株。1964年,首次报道了红霉素治疗梅毒失败的病例。1977年,从一例红霉素治疗无效的Ⅱ期梅毒患者体内分离出SS14株。研究发现,SS14株对高水平红霉素耐药;同时,该株对第二代大环内酯类药物阿奇霉素、罗红霉素和克拉霉素存在交叉耐药。2002年,在美国旧金山的男男性行为者中首次发现Tp对阿奇霉素的耐药现象,该市的梅毒患者中耐阿奇霉素Tp的流行率从2000年的0上升到2004年的56%。

　　研究显示,Tp对大环内酯类抗生素的耐药可能通过基因突变实现,Tp 23S rRNA基因上的2058位点或2059位点出现碱基A到G的点突变,从而改变了Tp与大环内酯类抗生素的结合位点。Tp对大环内酯类抗生素耐药突变的检出率因地区、检测标本不同而异。在中国,23S rRNA A2058G突变在血液标本中的检出率从0～97.5%不等,在皮损标本中的检出率从0～92.4%不等;23S rRNA A2059G突变在血液标本中的检出率从0～34.2%不等,在皮损标本中的检出率从0～7.6%不等。尽管已在许多国家感染梅毒患者的Tp标本中发现与大环内酯类耐药有关的23S rRNA高突变率,但是一些临床医生仍不愿意放弃将阿奇霉素作为梅毒的治疗方法,原因是这些突变与临床耐药证据之间缺乏因果关系,有关感染携带这种突变的Tp与阿奇霉素治疗失败之间的关联性的直接证据仍然十分有限。因此,世界卫生组织仍然保留建议,在对阿奇霉素敏感的地区可选择将其作为青霉素的替代药物。

　　一项对比阿奇霉素与苄星青霉素G治疗早期梅毒疗效的多中心等效性研究指出,23S rRNA突变是否为导致梅毒患者阿奇霉素治疗失败的原因尚存争议。在该研究纳入标本最多的地区马达加斯加(近150株),未发现23S rRNA突变,而该研究唯一观察到4例阿奇霉素治疗失败的患者均来自马达加斯加,表明23S rRNA突变似乎并不是导致阿奇霉素治疗失败的原因。在中国,一项使用阿奇霉素治疗早期梅毒失败的研究显示,仅在其中3%(4/132)患者感染的Tp上检出23S rRNA A2058G突变。尽管已有动物实验显示,感染23S rDNA突变Tp株的兔模型表现出阿奇霉素耐药,但目前尚无临床研究证实该突变与临床治疗失败之间的关联性。

(肖　瑶)

参考文献

[1] Xiao Y, Tong M L, Liu L L, et al. Novel predictors of neurosyphilis among HIV-negative syphilis patients with neurological symptoms: an observational study[J]. BMC Infect Dis, 2017, 17(1): 310.

[2] Geneva: World Health Organization. WHO Guidelines for the Treatment of *Treponema pallidum* (Syphilis). [DB/OL]. [2016-01-30] http://apps.who.int/iris/rest/bitstreams/1060649/retrieve. accessed.

[3] 王千秋. 梅毒治疗的现状[J]. 中国医学文摘(皮肤科学), 2015, 32(04): 396-401.

[4] 中国疾病预防控制中心性病控制中心, 中华医学会皮肤性病学分会性病学组和中国医师协会皮肤科医师分会性病亚专业委员会. 梅毒、淋病和生殖道沙眼衣原体感染诊疗指南[J]. 中华皮肤科杂志, 2020(03): 168-179.

[5] Janier M, Unemo M, Dupin N, et al. 2020 European guideline on the management of

syphilis[J]. J Eur Acad Dermatol Venereol,2021,35(3):574-588.

[6] Atsawawaranunt K,Kittiyaowamarn R,Phonrat B,et al. Time to serological cure and associated factors among syphilis patients with and without HIV in a sexually transmitted infections center,Thailand[J]. Sex Transm Dis,2020,47(5):283-289.

[7] Liang Z,Chen Y P,Yang C S,et al. Meta-analysis of ceftriaxone compared with penicillin for the treatment of syphilis[J]. Int J Antimicrob Agents,2016,47(1):6-11.

[8] Cao Y,Su X,Wang Q,et al. A multicenter study evaluating ceftriaxone and benzathine penicillin G as treatment agents for early syphilis in Jiangsu,China[J]. Clin Infect Dis, 2017,65(10):1683-1688.

[9] Stamm L V. Global challenge of antibiotic-resistant *Treponema pallidum*[J]. Antimicrob Agents Chemother,2010,54(2):583-589.

[10] Fraser C M,Norris S J,Weinstock G M,et al. Complete genome sequence of *Treponema pallidum*,the syphilis spirochete[J]. Science. 1998,281(5375):375-388.

[11] Sun J,Meng Z,Wu K,et al. Tracing the origin of *Treponema pallidum* in China using next-generation sequencing[J]. Oncotarget,2016,7(28):42904-42918.

[12] Beale M A,Marks M,Sahi S K,et al. Genomic epidemiology of syphilis reveals independent emergence of macrolide resistance across multiple circulating lineages[J]. Nat Commun,2019,10(1):3255.

[13] Antonio M B,Cuba G T,Vasconcelos R P,et al. Natural experiment of syphilis treatment with doxycycline or benzathine penicillin in HIV-infected patients[J]. AIDS, 2019,33(1):77-81.

[14] Grillova L,Noda A A,Lienhard R,et al. Multilocus sequence typing of *Treponema pallidum* subsp. *pallidum* in Cuba from 2012 to 2017[J]. J Infect Dis,2019,219(7): 1138-1145.

[15] Xiao Y,Liu S,Liu Z,et al. Molecular subtyping and surveillance of resistance genes in treponema pallidum DNA from patients with secondary and latent syphilis in Hunan, China[J]. Sex Transm Dis,2016,43(5):310-316.

[16] Mitchell S J,Engelman J,Kent C K,et al. Azithromycin-resistant syphilis infection: San Francisco,California,2000—2004[J]. Clin Infect Dis,2006,42(3):337-345.

[17] Bai Z G,Wang B,Yang K,et al. Azithromycin versus penicillin G benzathine for early syphilis[J]. Cochrane Database Syst Rev,2012,6:CD007270.

[18] Lukehart S A,Godornes C,Molini B J,et al. Macrolide resistance in *Treponema pallidum* in the United States and Ireland[J]. N Engl J Med,2004,351(2):154-158.

[19] Wu H,Chang S Y,Lee N Y,et al. Evaluation of macrolide resistance and enhanced molecular typing of *Treponema pallidum* in patients with syphilis in Taiwan:a prospective multicenter study[J]. J Clin Microbiol,2012,50(7):2299-2304.

[20] Li Z,Hou J,Zheng R,et al. Two mutations associated with macrolide resistance in *Treponema pallidum* in Shandong,China[J]. J Clin Microbiol,2013,51(12):4270-1.

[21] Li Y,Li J,Hu W,et al. Gene subtype analysis of *Treponema pallidum* for drug resist-

ance to azithromycin[J]. Exp Ther Med,2018,16(2):1009-1013.

[22] Hook E W,Behets F,Van Damme K,et al. A phase Ⅲ equivalence trial of azithromy-
cin versus benzathine penicillin for treatment of early syphilis[J]. J Infect Dis,2010,
201(11):1729-1735.

[23] Zhou P,Li K,Lu H,et al. Azithromycin treatment failure among primary and seconda-
ry syphilis patients in Shanghai[J]. Sex Transm Dis,2010,37(11):726-729.

[24] Molini B J,Tantalo L C,Sahi S K,et al. Macrolide resistance in *Treponema pallidum*
correlates with 23S rDNA mutations in recently isolated clinical strains[J]. Sex
Transm Dis,2016,43(9):579-583.